メイラード反応の機構・制御・利用

Mechanism, Control and Use of the Mailard Reaction

監修：宮澤陽夫
Supervisor : Teruo Miyazawa

シーエムシー出版

刊行にあたって

　昨年9月に東京大学伊藤記念国際センターで，第12回国際メイラード反応シンポジウムを，理化学研究所の谷口直之先生を名誉組織委員長にお迎えして開催した。シンポジウムの組織委員は，メイラード反応に関し1990年に設立され世界で最も歴史のある日本メイラード学会（JMARS）のメンバーが務め，海外100名，国内200名の参加者で成功裏に開催することができた。本書の刊行には，本シンポジウムで討議された最先端の研究成果を整理する目論見もあった。

　メイラード反応の研究は，我が国では，食品のアミノ・カルボニル反応に代表される褐変やフレーバーに関する有機化学や分析化学系の研究者と，生体内でのメイラード反応産物の生理作用に関する医薬系研究者により進められてきた。メイラード氏は，1900年代に料理の過熱による褐変現象を最初に科学的に研究したフランスの科学者である。食品領域では，加工によってその付加価値を高めるために，菓子類，飲料，発酵・醸造食品などでこの反応の重要性が古くから注目され，我が国の研究者はこの領域で世界をリードしてきた。食品産業界では，油脂の酸化劣化の防止と並んで大変に重要な反応である。一方，近年，生体においてはいまだ十分には解明しきれていないが，高血糖環境における非酵素的なメイラード反応（グリケーション）による生体成分の修飾が注目されてきている。1975年に糖尿病マーカーであるHemoglobin A1cが発見され，最近では膜アミノリン脂質のグリケーションも明らかにされている。これが本当に生理的に意味のある現象であるのか，加齢・老化による正常な反応なのか，検出精度の高い選択的な分析法の開発が求められるとともに，糖尿病，動脈硬化，神経変性疾患，腎臓病など，医薬の研究者からも興味が持たれている。

　我が国，そして世界の健康長寿を支える食品・医薬産業の発展のためにもメイラード反応のより高次な理解が求められている。本書は，これに応えられる，ヒントの詰まった内容になっている。本書を一読することにより，メイラード反応の現在が理解でき，この反応に関心のある研究者，医師，栄養士の方々のお役に立ち得ると信ずる。ご多忙の中を熱心にご執筆いただいた先生方には心からお礼を申し上げる。

　なお，本書は株式会社シーエムシー出版の多大のご協力を得て出来上がったものであり感謝の意を表したい。

2016年4月8日

東北大学
宮澤陽夫

執筆者一覧（執筆順）

宮澤 陽夫	東北大学 未来科学技術共同研究センター／大学院農学研究科 機能分子解析学分野 教授・名誉教授	
早瀬 文孝	明治大学 農学部 農芸化学科 教授	
渡辺 寛人	明治大学 農学部 生命科学科 教授	
村田 容常	お茶の水女子大学 基幹研究院 自然科学系（生活科学部 食物栄養学科） 教授	
永井 竜児	東海大学大学院 生物科学研究科 食品生体調節学研究室 准教授	
大野 礼一	東海大学大学院 生物科学研究科 食品生体調節学研究室	
荒川 翔太郎	東京慈恵会医科大学 整形外科	
白河 潤一	東海大学大学院 生物科学研究科 食品生体調節学研究室	
永井 美芽	東海大学大学院 生物科学研究科 食品生体調節学研究室	
城 愛理	東京大学 大学院医学系研究科 登録研究医	
稲城 玲子	東京大学 大学院医学系研究科 特任准教授	
棟居 聖一	金沢大学 医薬保健研究域 医学系 血管分子生物学 助教	
原島 愛	金沢大学 医薬保健研究域 医学系 血管分子生物学 助教	
山本 靖彦	金沢大学 医薬保健研究域 医学系 血管分子生物学 教授	
山中 幹宏	シャープ㈱ BSカンパニー メディカル・ヘルスケア事業推進センター ヘルスケア第一事業開発部；東海大学大学院 生物科学研究科	
斎藤 充	東京慈恵会医科大学 整形外科 准教授	
有原 圭三	北里大学 獣医学部 食品機能安全学研究室 教授	
戸田 雅子	ドイツ連邦 ポール・エーリッヒ研究所 分子アレルギー学	
能見 祐理	新潟薬科大学 応用生命科学部 応用生命科学科 食品分析学研究室 助教	

伊藤 隼哉	東北大学　大学院農学研究科　機能分子解析学分野
仲川 清隆	東北大学　大学院農学研究科　機能分子解析学分野　准教授
大畑 素子	北里大学　獣医学部　動物資源科学科　食品機能安全学研究室　助教
周　蘭西	北里大学大学院　獣医学系研究科
木村 ふみ子	東北大学　大学院農学研究科　機能分子解析学分野　助教
本城　勝	東北大学　大学院医学系研究科　分子病態治療学分野　非常勤講師
宮田 敏男	東北大学　大学院医学系研究科　分子病態治療学分野　教授
柴本 崇行	University of California, Davis, Department of Environmental Toxicology　Distinguished Professor
菅原 悦子	岩手大学　理事・副学長
孟　琦	岩手大学　教育学部　学術研究員
早川 茂	香川大学名誉教授；農学部　特命教授
松石 昌典	日本獣医生命科学大学　応用生命科学部　食品科学科　食品化学教室　教授
島村 智子	高知大学　農学部　准教授
菅原 達也	京都大学　大学院農学研究科　応用生物科学専攻　海洋生物生産利用学分野　教授
藤原 章雄	熊本大学　大学院生命科学研究部　細胞病理学分野　講師
池田　剛	崇城大学　薬学部　教授
勝又 忠与次	MCフードスペシャリティーズ㈱　研究開発統括本部　食品開発研究所　製品開発センター　リアクショングループ
島田 裕司	岡村製油㈱　技術部

目次

【第Ⅰ編 総論・科学】

第1章 メイラード反応の概要　　宮澤陽夫

1 食品のメイラード反応 …………… 3
2 生体内のメイラード反応 …………… 4

第2章 メイラード反応の化学　　早瀬文孝，渡辺寛人

1 はじめに ………………………………… 6
2 メイラード反応に関与する化合物 …… 6
　2.1 アミノ化合物 ……………………… 6
　2.2 カルボニル化合物 ………………… 6
3 初期段階生成物 ………………………… 7
4 アルドース由来のカルボニル化合物の生成 ………………………………………… 9
4.1 オソンとデオキシオソンの生成 …… 9
4.2 3-デオキシオソンの分解生成物 …… 10
4.3 ストレッカー分解生成物 …………… 11
5 ケトースによる反応 …………………… 12
6 酸素の関与と活性酸素の生成 ………… 13
7 メイラード反応に影響する諸因子 …… 14
8 メイラード反応国際会議 ……………… 14

第3章 食品とメイラード反応　　村田容常

1 メイラード反応の食品学的意義 ……… 16
2 反応条件 ………………………………… 21
3 グルコースとキシロースの比較 ……… 24

第4章 生体内のメイラード反応　　永井竜児，大野礼一，荒川翔太郎，白河潤一，永井美芽

1 はじめに ………………………………… 27
2 生体におけるAGEsの生成経路 ……… 28
3 AGEs生成と中間体カルボニル化合物について ……………………………… 30
4 生体AGEsの検出法 …………………… 31
5 ミトコンドリアの代謝異常から生成する構造 …………………………………… 35
6 AGEs研究の今後と注意点について … 37

第5章 疾病とメイラード反応　　城　愛理, 稲城玲子

1　総論 …………………………………… 39
2　メイラード反応が細胞機能に与える影響 ……………………………………… 39
3　メイラード反応が関与する疾患 ……… 40
　3.1　糖尿病 ……………………………… 40
　3.2　動脈硬化・高血圧 ………………… 41
　　3.2.1　プラーク破裂について ……… 41
　3.3　慢性腎臓病 ………………………… 41
　　3.3.1　AGEs によって促進されるシグナル伝達経路 ………………… 42
　　3.3.2　細胞外基質タンパクの糖化 … 42
　　3.3.3　腎不全における食事中 AGEs の影響 …………………………… 42
　3.4　肝疾患 ……………………………… 42
　3.5　骨粗鬆症 …………………………… 42
　3.6　神経疾患 …………………………… 43
　3.7　眼疾患（白内障）………………… 43
　3.8　悪性腫瘍（癌）…………………… 44
　3.9　酸化ストレスや加齢による臓器障害における糖化抑制酵素 GLO1 の役割 …………………………………… 44
　　3.9.1　GLO1 は虚血による腎障害を抑制する ………………………… 44
　　3.9.2　GLO1 は腎臓の老化を抑制する …………………………………… 44
　　3.9.3　GLO1 は血管の老化を抑制する …………………………………… 44
4　治療法 ………………………………… 45
5　まとめ ………………………………… 46

第6章 AGE 受容体 RAGE　　棟居聖一, 原島　愛, 山本靖彦

1　はじめに ……………………………… 48
2　RAGE の発現と機能, 細胞内シグナリング ……………………………………… 50
3　RAGE の分子多様性とデコイ受容体 … 50
4　RAGE を標的とした RAGE 関連疾患治療の可能性 ……………………………… 51
5　おわりに ……………………………… 52

第7章 AGEs の非侵襲的検出　　山中幹宏, 永井竜児

1　簡便な AGEs 測定の必要性 …………… 54
2　腎症患者血清における蛍光スペクトルの測定 ……………………………………… 55
3　液体クロマトグラフィータンデム質量分析（LC-MS/MS）による血清中の N'-(5-hydro-5-methyl-4-imidazolone-2-yl)-ornithine（MG-H1）の測定 …… 56
4　経皮蛍光測定装置について …………… 56
　4.1　ファイバー型測定装置 …………… 56
　4.2　肌メラニン測定 …………………… 57
　4.3　ヒト臨床試験 ……………………… 57
　4.4　統計分析 …………………………… 58
　4.5　実験結果 …………………………… 58
　　4.5.1　透析患者血清の蛍光測定結果 … 58
　4.6　経皮蛍光測定に適した部位の検討 … 60
　4.7　指尖における経皮蛍光強度と糖尿病

合併症の進行……………………… 62　5　考察……………………………………… 64

第8章　マーカー　　斎藤　充

1　はじめに ……………………………… 66
2　AGEs をバイオマーカーとして臨床研究がすすむ疾患とは ………………… 67
3　骨粗鬆症における AGEs の関与とガイドライン掲載への道のり …………… 68
4　骨質マーカーとしての AGEs の位置付け ……………………………………… 70
5　加齢に伴うヒト骨・血・尿中ペントシジンの相関性 ………………………… 70
6　骨質マーカー：ペントシジンとカルボキシルメチルリジン ………………… 71
7　骨密度と骨質マーカーによる治療薬使い分けの可能性 ……………………… 73
8　糖尿病および腎機能低下に伴う骨コラーゲンの AGE 化 …………………… 74
9　おわりに ……………………………… 74

第9章　メイラード反応と特許　　有原圭三

1　はじめに ……………………………… 78
2　特許情報プラットフォームによる特許情報の検索 …………………………… 78
3　メイラード反応に関わる特許の状況 … 80
4　メイラード反応に関する特許出願事例 ………………………………………… 82
5　おわりに ……………………………… 84

【第Ⅱ編　現象・制御】

第10章　アミノ酸・ペプチド・タンパク質　　戸田雅子

1　はじめに ……………………………… 89
2　アミノ酸 ……………………………… 89
　2.1　香気と呈味成分の生成 …………… 89
　2.2　抗酸化作用の誘導 ………………… 90
　2.3　その他の機能について …………… 90
3　ペプチド ……………………………… 91
　3.1　ペプチドだけが生成する香気成分 ………………………………………… 91
　3.2　呈色物質の生成 …………………… 91
　3.3　小腸における消化吸収 …………… 92
　3.4　機能性ペプチド創出への応用 …… 92
4　タンパク質 …………………………… 93
　4.1　分子間架橋の形成とその影響 …… 94
　4.2　低アレルゲン化食品への応用 …… 94
　4.3　タンパク質の機能性向上への応用 … 95

第11章　糖質（還元糖）　　　能見祐理

1　はじめに ……………………… 96
2　糖の種類の違いが反応に及ぼす影響 … 96
3　糖由来のジカルボニル化合物 ……… 98
4　ジカルボニル化合物の開裂機構 ……… 101
5　食品中に含まれる糖由来分解生成物 … 103
6　おわりに ……………………… 104

第12章　脂質　　　伊藤隼哉, 仲川清隆

1　食品や生体におけるタンパク質・脂質のメイラード反応，およびその制御 … 105
2　脂質メイラード産物の測定，食品や生体における糖化脂質の濃度 ……… 108
3　脂質メイラード産物の新しい測定法 … 111

第13章　メイラード反応と色調　　　渡辺寛人, 早瀬文孝

1　はじめに ……………………… 114
2　オリゴマー型色素化合物 ………… 114
3　メラノイジンの生成 …………… 116
4　メラノイジン前駆体 …………… 119
5　カラメル化反応（caramerization）…… 123

第14章　メイラード反応と香り　　　大畑素子, 周　蘭西

1　はじめに ……………………… 126
2　ペプチド由来のメイラード反応で生成する香気 ……………………… 127
3　メイラード反応により生成する香気の生理作用 ……………………… 128
  3.1　メイラード反応で生成する香気の生理作用〜血圧への作用〜………… 128
    3.1.1　食肉タンパク質分解物由来の香気成分の血圧低下作用 ……… 129
    3.1.2　血圧低下に関与する香気成分の検索 ……………………… 130
  3.2　メイラード反応で生成する香気の生理作用〜脳波への作用〜 ……… 131
    3.2.1　グリシン・グルコース系メイラード反応生成香気成分の脳波への影響 ……………………… 131
    3.2.2　脳波に影響する香気成分の検索 ……………………… 132
4　おわりに ……………………… 135

第15章　メイラード反応と保健的機能性　　　木村ふみ子, 宮澤陽夫

1　はじめに ……………………… 137
2　食品のメイラード産物 ………… 137
  2.1　原料によるメイラード産物の違い … 138
  2.2　食品中の含量と日常摂取量 ……… 139

2.3　メイラード産物の吸収 …………… 139
3　消化管におけるメラノイジンの保健機能 …………………………………… 140
　3.1　抗酸化作用 ………………………… 140
　3.2　食物繊維様作用とプレバイオティック機能 ……………………………… 140
　3.3　抗菌作用 …………………………… 141
　3.4　抗変異原性作用 …………………… 141
4　おわりに ………………………………… 142

第16章　糖化と老化　　本城　勝，宮田敏男

1　はじめに ………………………………… 143
2　老化と糖化ストレス …………………… 144
3　加齢性疾患とAGEsとの関連 ………… 145
4　糖化ストレス抑制による病態の制御 … 147
5　おわりに―糖化制御とアンチエイジング― …………………………………… 148

第17章　有害物質の生成　　柴本崇行

1　はじめに ………………………………… 150
2　多環芳香族炭化水素［Polycyclic Aromatic Hydrocarbons (PAHs)］…… 151
3　複素環アミン化合物［Hetero Cyclic Amines (HCAs)］……………………… 152
4　アクリルアミド ………………………… 153
5　4(5)-メチルイミダゾール ……………… 155
6　結論 ……………………………………… 157

第18章　メイラード反応の阻害（抗糖化）　　白河潤一，永井竜児

1　はじめに ………………………………… 160
2　AGEs阻害化合物の探索 ……………… 160
3　おわりに ………………………………… 165

【第Ⅲ編　食品】

第19章　味噌・醤油の特有香気成分の生成とメイラード反応
菅原悦子，孟　琦

1　味噌・醤油のおいしさはメイラード反応と微生物によってつくられる ……… 169
2　味噌・醤油に共通する特有香気成分の生成とメイラード反応 ……………… 170
3　HEMFは酵母がメイラード反応物から生成する …………………………… 171
4　味噌・醤油の香気に寄与するチオール化合物の生成とメイラード反応 …… 173
5　2FMの生成にもメイラード反応と酵母が関与する …………………………… 174

第 20 章　鶏卵とメイラード反応　　早川　茂

1　はじめに …………………………… 176
2　卵白タンパク質の機能特性におけるメイラード反応の影響 ………………… 176
3　溶解性 ……………………………… 177
4　加熱ゲル形成性 …………………… 177
5　乳化性 ……………………………… 178
6　起泡性 ……………………………… 179
7　抗菌性 ……………………………… 179
8　免疫原性 …………………………… 180
9　おわりに …………………………… 181

第 21 章　食肉とメイラード反応　　松石昌典

1　はじめに …………………………… 183
2　香気成分 …………………………… 183
3　コク味物質 ………………………… 186
4　タンパク質と糖の反応物 ………… 187

第 22 章　牛乳のメイラード反応　　島村智子

1　牛乳の加熱殺菌 …………………… 189
2　メイラード反応と牛乳の品質 …… 189
 2.1　風味への影響 ………………… 189
 2.2　タンパク質への影響 ………… 190
3　牛乳のメイラード反応のモニタリング ……………………………………… 190
 3.1　従来法 ………………………… 190
 3.2　XTT 法 ……………………… 191
4　牛乳中の溶存酸素とメイラード反応 … 193

第 23 章　水産食品とメイラード反応　　菅原達也

1　はじめに …………………………… 196
2　魚介肉 ……………………………… 196
3　ねり製品 …………………………… 198
4　魚介類乾燥品 ……………………… 199

第 24 章　希少糖とメイラード反応　　早川　茂

1　希少糖の特徴 ……………………… 202
2　食品タンパク質の希少糖による糖化 … 202
3　希少糖による糖化タンパク質の抗酸化性 …………………………………… 204
4　希少糖による糖化タンパク質の加工特性 …………………………………… 205
5　食品加工における希少糖とメイラード反応 ………………………………… 207

第 25 章　抗糖化作用を有する天然物由来成分や食品について
藤原章雄，池田 剛，永井竜児

1　はじめに …………………………… 209	4　CMA の生成を阻害する物質 ………… 212
2　CML の生成を抑制する物質 ………… 210	5　おわりに …………………………… 216
3　Pentosidine の生成を抑制する物質 …… 211	

第 26 章　メイラードペプタイド
勝又忠与次

1　はじめに …………………………… 219	2.2　結果 ……………………………… 220
2　MRPs による塩味修飾効果の評価（動物試験とヒト官能評価） ………… 219	3　MRPs の作用する塩味レセプターについて ………………………………… 222
2.1　方法 …………………………… 219	4　おわりに …………………………… 223

第 27 章　D-キシロースとのメイラード反応を利用した食品加工
島田裕司

1　はじめに …………………………… 224	とした利用 ……………………… 226
2　キシロースの製造 ………………… 224	4.3　食品以外の染色に利用 ………… 227
3　メイラード反応を利用する際の注意点 ………………………………… 225	4.4　抗菌活性の付与に利用 ………… 227
4　キシロースの利用用途 ……………… 226	4.5　キシリトールの原料として利用 …… 228
4.1　甘味料として利用 ……………… 226	5　キシロースとのメイラード反応を利用した調理例 ……………………… 228
4.2　焼き色改善，フレーバー改善を目的	6　おわりに …………………………… 228

第Ⅰ編　総論・科学

第1章　メイラード反応の概要

宮澤陽夫*

1　食品のメイラード反応

　食品のメイラード反応は，調理・加工や貯蔵中の着色現象であり，この茶色の色調を味噌や醬油などは利用している。褐色を呈するので褐変反応 browning といい，食品に適度な好ましい色調を付与すると共に，無色の食品に起こると商品価値は低下する場合がある。食品の褐変反応は非酵素的なので，非酵素的褐変反応 nonenzymatic browning といわれ，また，最初の研究者である Maillard にちなみ，メイラード反応 Maillard reaction という[1]。

　メイラード反応はアミノ・カルボニル反応 amino-carbonyl reaction ともいわれ，アミノ基を持つアミン，アミノ酸，アンモニアなどのアミノ化合物と，糖，アルデヒド，ケトンなどのカルボニル化合物との反応であり，褐色に着色する。

　メイラード反応は，初期反応（窒素配糖体の生成，アマドリ転移，リン脂質の糖化），中期反応（エノール化），後期反応（重合，ストレッカー分解）の3段階から成る。初期反応で，還元糖はアミノ酸などアミノ化合物と反応し窒素配糖体をつくる。これはアミノ化合物のアミノ基と糖の還元基であるアノマー性水酸基が，脱水縮合してつくられる。塩基性アミノ酸であるリジンはアミノ酸の中でも高い反応性を示す。できた窒素配糖体は，アルドシルアミン aldosylamine といわれ還元性を示さない。この窒素配糖体は異性化してアミノ糖になるが，この反応をアマドリ転移 amadori rearrangement という。つまり，シッフ塩基 shiff base とよばれる不安定な開環化合物（アミノレダクトン）を経て，アマドリ転移生成物をつくる。アミノ基を持つリン脂質であるホスファチジルエタノールアミン phosphatidylethanolamine（PE）と糖のメイラード反応も知られる。粉ミルクでは，PE とグルコースやラクトースとのアマドリ転移生成物（糖化 PE）であるデオキシフルクトシル PE やデオキシラクツオシル PE が検出される。これらの糖化 PE は母乳には検出されず，加工時に生成する。糖化 PE はラットの加齢に伴い血中に増えることも確認されている[2〜4]。メイラード反応の後期段階では，生成した反応中間体が重合や分解を繰り返し，高分子量の色素であるメラノイジン melanoidin をつくる。構造が複雑であり，まだ完全な構造解析はなされていない。褐変の後期段階では，ストレッカー分解 Strecker degradation により二酸化炭素が生じる時がある。

　メイラード反応で生じた褐変色素は，油脂の自動酸化に対して抗酸化作用を示す。例えば，栄

---

* Teruo Miyazawa　東北大学　未来科学技術共同研究センター／大学院農学研究科　機能分子解析学分野　教授・名誉教授

養強化で味噌に添加したレチノールは非常に安定で，褐変反応が進んだ味噌ではほとんど分解されない。また，味噌に含まれる大豆由来のリノール酸も酸化されない[5~9]。高血圧モデルラットに食塩を与えると血圧は上がるが，等量の食塩を含む醤油の摂取ではこの血圧上昇は緩和される。醤油に含まれるメイラード反応産物が，血圧増加の緩和因子であると考えられている。食品のメイラード反応産物には，多様な健康機能性が見出されている。

2　生体内のメイラード反応

　生体内のメイラード反応に関し，注目されている AGE/RAGE axis について，現状理解を整理してみたい。AGE 化したタンパク質が生体内で検出可能な濃度で存在し，老化や糖尿病で蓄積することはほぼ確実と思われる。この AGE 変性が生体でどれだけ病態生理学的なインパクトを与えているのかについて，これまでに膨大な研究が行われている。その中で，AGE の生理作用の説明によく知られるのが，レセプター（RAGE for AGEs）を介したシグナル経路（AGE/RAGE axis）である[10~12]。すなわち，AGE（advanced glycation endproduct）が RAGE（receptor of advanced glycation endproduct）のリガンドとなり，細胞内で様々なシグナル経路を活性化し，NF-kB を介した炎症反応などを誘導するとする考えである。RAGE は当初，AGE のレセプターとして報告されたが，その後，AGE 以外にも多岐にわたる分子が RAGE リガンドとなり，シグナル誘導することがわかってきている（non-AGE ligands）。なぜ，RAGE のリガンドがこれほど多岐にわたるのかは，今でも完全にはわかっていない。RAGE は Toll-like receptors（TLRs）などと同様に，Pattern recognition receptor（PRR）の一種ではないかと考えられている。TLRs をはじめとする PRR は，リガンド特異性が低く，広範囲の分子がリガンドとなるので，とくに自然免疫系（innate immune system）で重要な役割を担っていることが知られる。RAGE の免疫系への関与もいくつかの研究で示唆されている。RAGE を介したシグナルが生体で何らかの生理学的機能を示すことは動物実験レベルでほぼ確実視されている。例えば，RAGE 欠損マウスでは，想定される表現型の変化が多くの研究で認められている。また，可溶性 RAGE（sRAGE；デコイとして働く）や，抗 RAGE 抗体の投与効果も動物実験で認められている。ヒトでは，内因性の血中 sRAGE レベルの高い方が細胞表面 RAGE と競合的に働くため，種々の疾患に対して防御的ではないかという報告もある。したがって，sRAGE は，慢性炎症性疾患などの新たな治療薬の候補になっているが，ヒトでの治験データはまだ発表されていない[13~16]。

　このように，RAGE シグナルはおそらく人でも生理機能を持つと考えられ，まだ検証例は少ないものの，創薬ターゲットにもなっている。しかし，その RAGE の生体内での主要なリガンドが本当に AGE なのかは謎である。とはいえ，動物実験レベルでは，AGE の生成阻害剤や架橋阻害剤が糖尿病合併症に有効であるという報告もあるので，高血糖状態では AGE 自体が RAGE を介し作用している可能性も考えられるヒト体内での検証が必要である。

第1章　メイラード反応の概要

文　　献

1) 宮澤陽夫, 五十嵐 脩, 食品の機能化学, p.116 (2010)
2) J. H. Oak *et al.*, *J. Lipid Res.*, **43**, 523 (2002)
3) N. Shoji *et al.*, *J. Lipid Res.*, **51**, 2445 (2010)
4) T. Miyazawa *et al.*, *Amino Acids*, **42**, 1163 (2012)
5) T. Miyazawa *et al.*, *Free Radic. Biol. Med.*, **7**, 209 (1989)
6) T. Miyazawa *et al.*, *J. Lipid Res.*, **33**, 1051 (1992)
7) T. Miyazawa *et al.*, *Methods Enzymol.*, **233**, 324 (1994)
8) S. Kato *et al.*, *Anal. Biochem.*, **471**, 51 (2015)
9) J. Ito *et al.*, *J. Chromatogr. A*, 1386 (2015)
10) P. Libby *et al.*, *Nature*, **473**, 317 (2011)
11) G. Fritz, *Trends Biochem. Sci.*, **36**, 586 (2011)
12) K. Jandeleit-Dham *et al.*, *Clin. Exp. Pharmacol. Physiol.*, **35**, 329 (2008)
13) J. Xie *et al.*, *Cell. Signal.*, **25**, 2185 (2013)
14) K. Kierdorf, G. Fritz, *J. Leukocyte Biol.*, DOI：10. 1189/jlb. 1012519 (2013)
15) A. Bierhaus *et al.*, *J. Mol. Med.*, **83**, 876 (2005)
16) S. F. Yan *et al.*, *Circ. Res.*, **106**, 842 (2010)

第2章　メイラード反応の化学

早瀬文孝[*1]，渡辺寛人[*2]

1　はじめに

アミノ酸，ペプチドやタンパク質と還元糖とを加熱，反応させるとメラノイジン（melanoidin）とよばれる褐色の物質が生成する。この反応は，1912年にMaillardが発見したことからMaillard反応（メイラード反応，マイヤー反応，マイヤール反応）とよばれている。メイラード反応は食品の保存，加工，調理中に起きる褐色化をともなう反応であるので褐変反応とも呼ばれる。メイラード反応はアマドリ転位生成物までの初期段階と，それ以降の後期段階とからなる[1]。

2　メイラード反応に関与する化合物

2.1　アミノ化合物

多くの食品に含まれているアミノ酸，ペプチド，タンパク質や，リン脂質，核酸関連化合物，魚貝類などに含まれているアミン類，アミノ糖などのアミノ化合物はメイラード反応に関与しうる。

アミノ化合物の中では，1級，2級のアミノ化合物がカルボニル化合物との褐変に関与するが，1級アミノ化合物の方が褐変速度は速い。アンモニアも同様に褐変する。α-アミノ酸よりも1級脂肪族アミンの方が速く褐変する。これはアミノ酸のアミノ基が（NH_3^+）の形で存在するために，カルボニル基と反応しにくいと考えられている。アミノ酸の中ではグリシン，β-アラニン，リジンのε-アミノ基は反応性が高い。オリゴペプチドのN末端のアミノ基の反応はα-アミノ酸よりも反応が速い。

2.2　カルボニル化合物

アルドースやケトースなどの還元糖，脂質の自動酸化などで生じるアルデヒド化合物やケトン化合物，アスコルビン酸などのレダクトン類，ステロール類，植物体に存在するポリフェノール類などがメイラード反応に関与する。

各種カルボニル化合物をグリシンと反応させた場合の着色度（褐変度）を比較すると，最も褐変速度の速いカルボニル化合物は2-hexenal，crotonaldehydeなどの2-enalである[2]。フルフ

[*1]　Fumitaka Hayase　明治大学　農学部　農芸化学科　教授
[*2]　Hirohito Watanabe　明治大学　農学部　生命科学科　教授

ラールや5-hydroxymethylfurfural（HMF）は2-enalより遅い。2-enalの2位に置換基が存在すると，褐変速度は遅くなり，飽和アルデヒドの褐変速度と同等になる。一方，ケトン類は最も反応速度は遅く，不飽和ケトンであっても褐変速度は遅い。これに対してα-dicarbonyl類は褐変しやすい。

還元糖は溶液中では一部が開環してアルデヒド型またはケトン型で存在するが，これらが褐変反応に寄与する。ヘキソースよりペントースの方が開環型の割合が多く，アミノ酸との反応で褐変しやすい。グルコースとフルクトースを比較すると，フルクトースの方がやや褐変速度は速い。

アスコルビン酸などのレダクトン類はエンジオール構造（—C(OH)＝C(OH)—）を有しているが，レダクトンによる褐変反応は，酸化されて酸化型（—C(＝O)-C(＝O)—）になってから進行する。したがって，酸化褐変とも呼ばれる。エンジオール類に類似の構造体としてレダクトナート（—CH(OH)-C(＝O)—），アミノレダクトン（—C(OH)＝C(NHR)—）などが知られている。

3 初期段階生成物

カルボニル化合物とアミノ化合物は図1のように，カルボニル基は電気陰性度の大きな酸素が炭素とπ結合しているため，π結合電子は酸素に強く引き付けられており，酸素がδ-，炭素がδ+に分極している。この炭素の電子密度が低いため，1級アミノ化合物のような電子の豊富な求核試薬と反応し，脱水反応をともなってイミン（シッフ塩基）が生成する。

メイラード反応初期段階では，還元糖（アルドース）とアミノ酸の中性ないし酸性での反応によって一分子脱水し，シッフ塩基を経て窒素配糖体（glucosylamine）を生じる（図2）[3]。窒素配糖体は不安定な化合物であり，容易に加水分解する。この反応は平衡状態にある。窒素配糖体は酸の触媒作用を受けるとアマドリ転位をひきおこす。アミノ化合物がアミノ酸の場合にはアミノ酸のカルボキシル基がプロトン供与をするために酸を添加する必要はない。アマドリ転位反応は図2のように窒素配糖体がイミンを経由して進行する。このイミンのpKaは5-7であり，中

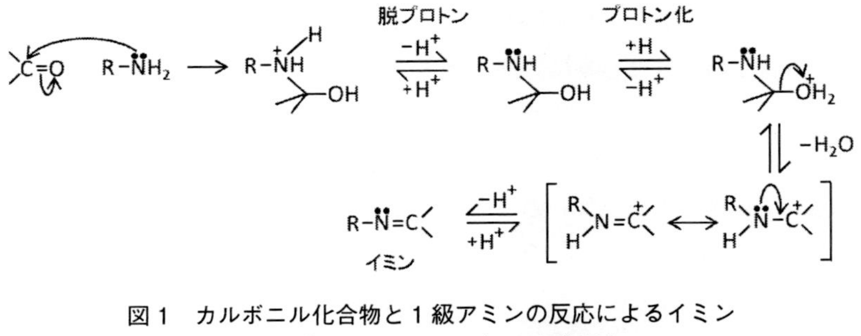

図1 カルボニル化合物と1級アミンの反応によるイミン（シッフ塩基，Schiff's base）の生成反応

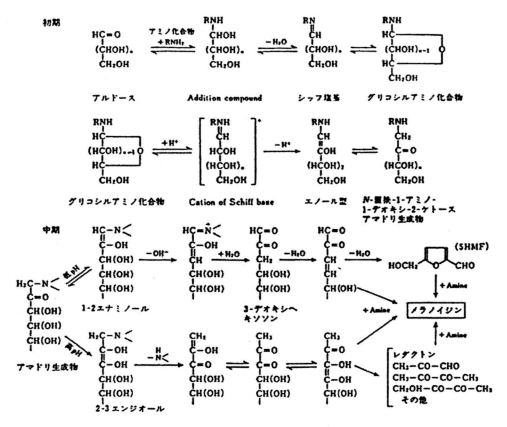

図2 メイラード反応主要経路[3]

性付近では容易にプロトン化され，プロトン化イミンとなる。プロトン化されたイミンはさらにエノール型（エナミノール）を経て，安定なアマドリ転位生成物（アマドリ化合物）を生成する。グルコースとアミノ酸の反応の場合は（モノ）フラクトースアミノ酸（フラクトシルアミノ酸）と称する。エナミノールは中間体であるが，アミノレダクトンであり，不安定で分解反応を起こす。アマドリ化合物は弱アルカリ性で強い還元性を示すが，これはエナミノールを生成することによる。アマドリ化合物にもう一分子のグルコースがアマドリ転位型に結合したジフルクトースアミンも生成する。この物質は容易に分解される。また，モノフラクトースアミンはもう一分子のアミノ化合物と結合し，エンジアミンを生成する。

　メイラード反応の初期には逆アルドール反応により，炭素鎖の開裂をともなう。とくにアルカリ性の反応において起きやすい。図3のように，フリーラジカルの生成を生じるこれら開裂反応をNamiki Pathwayと称する。この経路に伴い，ジアルキルピラジンラジカルやグリオキサール，メチルグリオキサールなどのジカルボニルが生成する[4]。

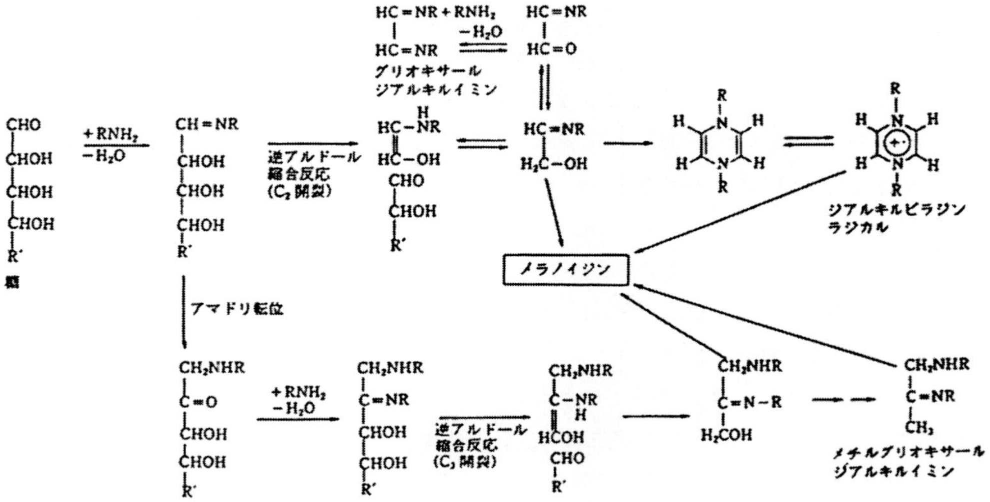

第2章 メイラード反応の化学

図3 糖とアミノ化合物によるフリーラジカルの生成と糖の開裂生成物の生成経路（Namiki Pathway）[4]

4 アルドース由来のカルボニル化合物の生成

4.1 オソンとデオキシオソンの生成

アマドリ化合物は比較的安定であるが，エナミノール（RNH-CH=C(OH)-CH(OH)-R'）とエンジアミン（RNH-CH=C(NHR)-CH(OH)-R'）およびジフラクトースアミンの1,2-enol型（図4）からのα-ジカルボニル化合物の生成が起きる。

エナミノールとエンジアミンはアミノレダクトンであるので，酸素と反応して容易に酸化される。さらに加水分解を受け，オソン（CHO-C(=O)-CH(OH)-R）が生成する。グルコースの場合はグルコソン（glucosone）が生成する。

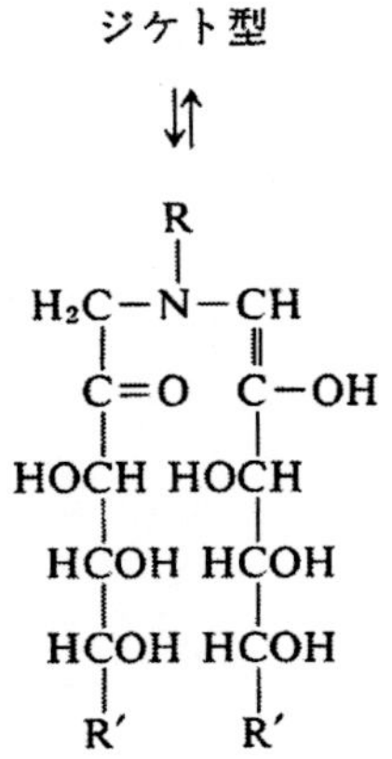

酸素が関与しなくても褐変は進行する。エナミノールが脱水反応，脱アミノ反応を起こし，3-デオキシオソンのエノール型（CHO-C(OH)=CH-CH(OH)-R）が生成する。これは容易にケト型（CHO-C(=O)-CH$_2$-CH(OH)-R）となる。グルコースの場合は3-デオキシグルコソン（3-deoxyglucosone；3DG）である。この3-デオキシオソンはオソンより多く生成する。食品においては，反応の主体は脱水反応で，一部に酸素が関与するオソンの生成と考えられる。この3-デオキシオソンはエンジアミンからも生成する。

一方，ジフラクトースアミンの1,2-エノール型からは容易に

図4 ジフラクトースアミンの1,2-エノール型

3-デオキシオソンとモノフラクトースアミン（アマドリ化合物）が生成する。このモノフラクトースアミンはアルドースと反応し、再びジフラクトースアミンを生成する。この反応が繰り返されることによって、3-デオキシオソンが多く生成することになる。

4.2　3-デオキシオソンの分解生成物

3-デオキシオソンのエノール型（CHO-C(OH)=CH-CH(OH)-R）からは脱水反応により3,4-ジデオキシ不飽和オソンが生成する（図2）。これらの不飽和オソンは最も褐変しやすい中間体である。不飽和オソンの脱水によりフルフラールまたはHMFが生成するが、酸性になるほど多く生成する。3-デオキシオソンがアミノ化合物と反応すると、N-置換ピロール-2-アルデヒド（ピラリン，pyrraline）が生成する。たとえば3-デオキシグルコソンからは5-ヒドロキシメチル-N-置換ピロール-2-アルデヒドが生成し、3-デオキシペントソンからはN-置換ピロール-2-アルデヒドが生成する（図5）。アミノ酸のα-アミノ基と3-デオキシグルコソンの反応では、5-ヒドロキシメチル誘導体から加熱条件下でピロールアルデヒドのラクトンが生成する（図5）。

アマドリ化合物の2,3-エノール化を経由した反応では、2,3-エンジオール（HN(R)-CH$_2$-C(OH)=C(OH)-CH$_2$-CH(OH)-R'）が生成し、アミノ化合物が脱離すると1-デオキシオソンが生成する。グルコースの場合は1-デオキシグルコソンが生成し、さらに環化して4-ピラノン化合物（図6）が生成する。この化合物は揮発性成分の中間体として重要である。一方、2-3-エンジオールの脱水反応で4-デオキシオソンのアミノ誘導体が生成する。

糖はアルカリ条件下で容易に開裂し、結果としてさまざまなカルボニル化合物が生成する。この開裂反応は中性、酸性下でも起こり得る。2炭糖のグリコールアルデヒド、3炭糖のグリセルアルデヒド、ジカルボニルのグリオキサール、メチルグリオキサール、ジアセチル、ケトンのア

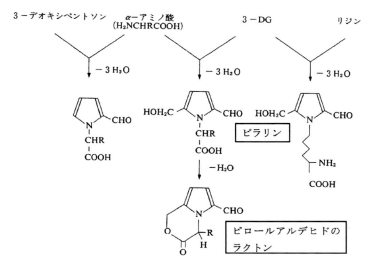

図5　ピロールアルデヒド誘導体の生成[1]

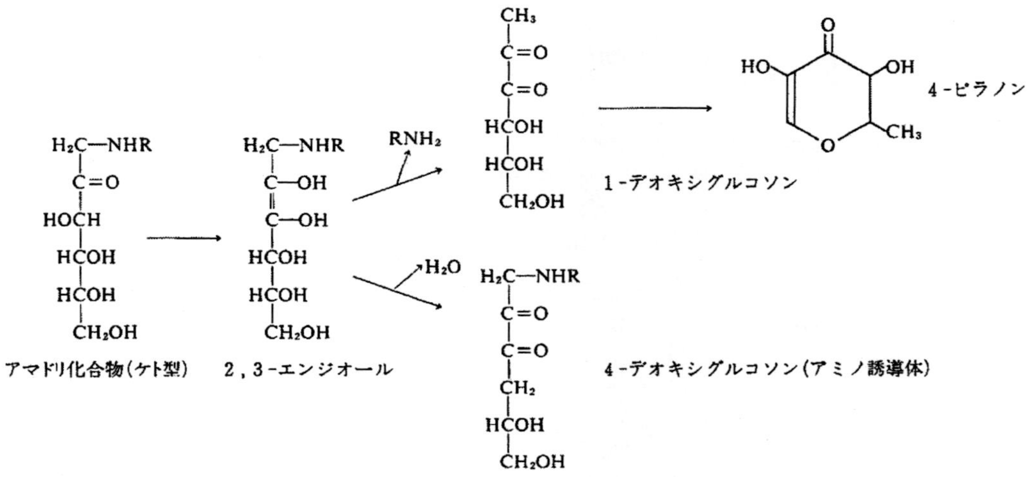

第2章　メイラード反応の化学

図6　2,3-エノール化を経由する反応[1)]

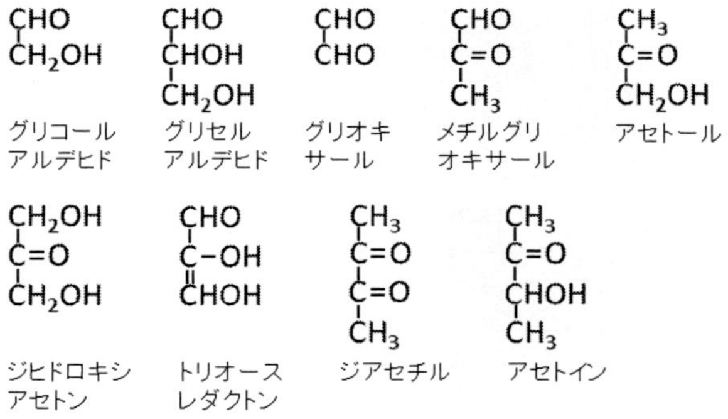

図7　糖の開裂生成物

セトール，ジヒドロキシアセトン，アセトイン，レダクトンのトリオースレダクトンなどが生成する（図7）。

4.3　ストレッカー分解生成物

　ストレッカー分解（Strecker degradation）はメイラード反応で生じたα-ジカルボニル化合物とα-アミノ酸との反応で，アミノ酸の脱アミノ，脱炭酸によって炭素鎖の一つ短いアルデヒド（ストレッカーアルデヒド）が生じる反応である。その機構を図8に示す。最近の研究ではそれ以外の経路として，銅イオンとアミノ酸の複合体からメイラード反応によりストレッカーアルデヒドが生成することが報告されている[5)]。

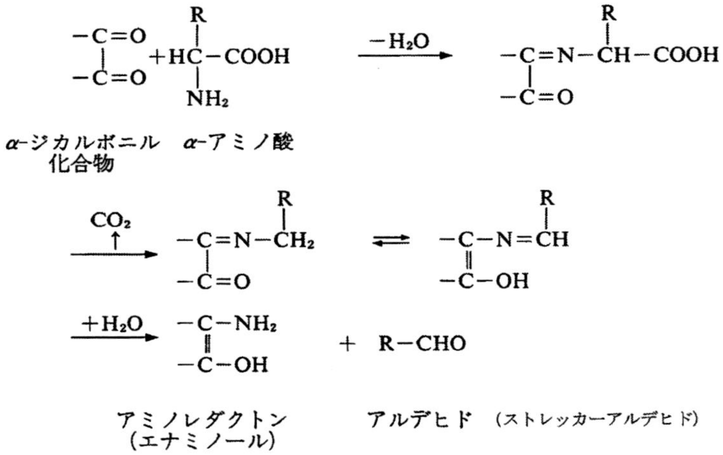

図8 ストレッカー分解の機構[1]

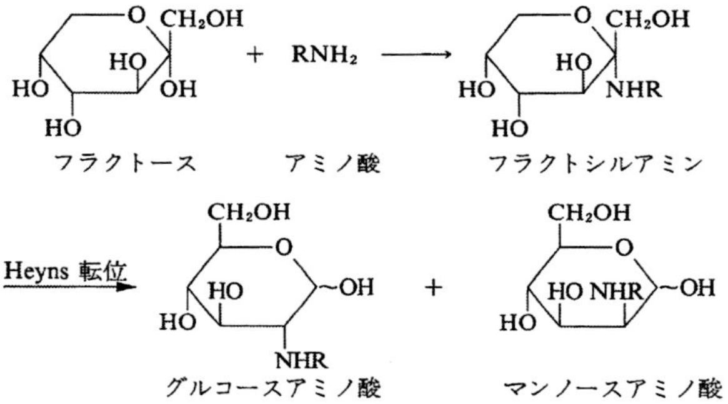

図9 ケトースによるメイラード反応[1]

5 ケトースによる反応

　ケトースもアルドースと同様に窒素配糖体を生成する。フラクトースからはフラクトシルアミンを生成する。フラクトシルアミンはアマドリ転位と同様な反応を起こすが，これをハインス転位（Heyns rearrangement）という（図9）。この転位で生じたハインス化合物からさらに反応が進行し，3-デオキシオソン，HMFなどが生成する。フルクトースはさまざまな果物に存在しているほか，ショ糖を含む食品の加工，貯蔵において，ショ糖が加水分解し，生成する。一般的にアミノ酸存在下，フルクトースの方がグルコースより褐変速度が速いといわれている。これはケトースがアルドースより不安定であり，ケトースの分解によりカルボニル化合物が生成し，これがアミノ化合物と反応して褐変するためであると考えられている。

第2章 メイラード反応の化学

6 酸素の関与と活性酸素の生成

上述したように，アマドリ化合物生成以降の反応として，酸素が関与する反応と関与しない反応が同時進行的に起きる．還元糖がグルコースの場合，酸素が関与する反応により，グリオキサール，グルコソン，メチルグリオキサールなどのα-ジカルボニル化合物が生成する．また，グルコソンの生成にともなって酸素が還元され，活性酸素の1つであるスーパーオキシドが生成する．酸素が関与しない反応では，1-デオキシグルコソン，3-デオキシグルコソン，1,4-ジデオキシグルコソンなどのα-ジカルボニル化合物が生成する．これらのα-ジカルボニル化合物は反

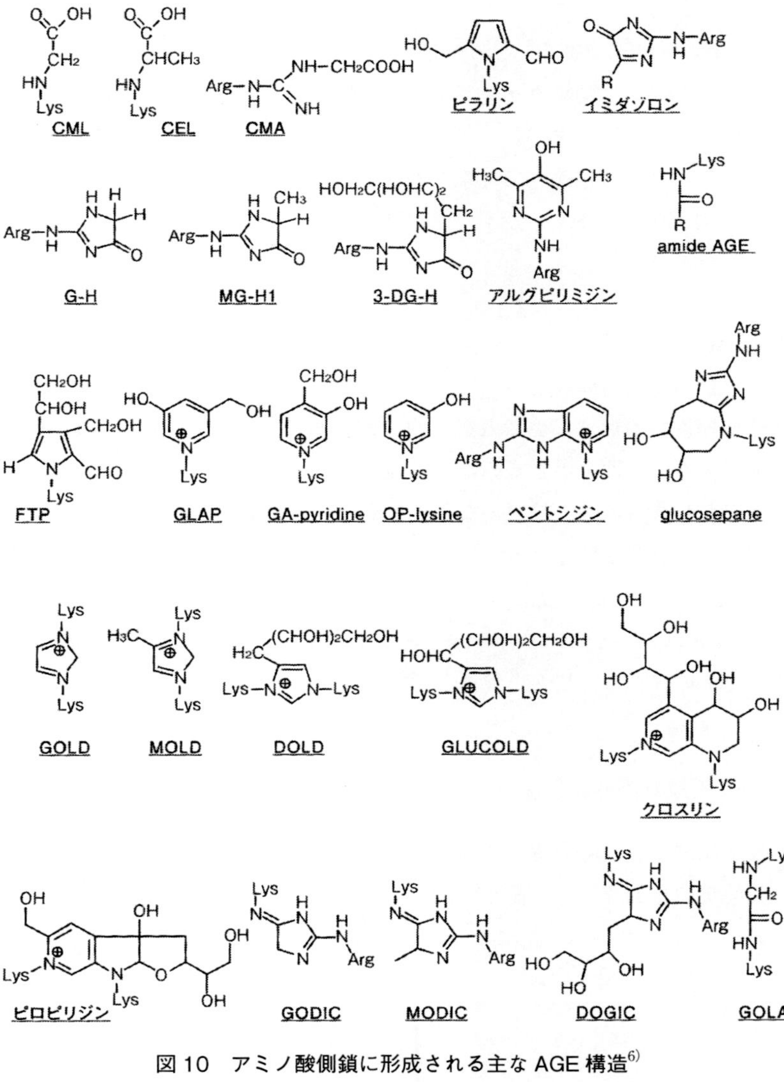

図10 アミノ酸側鎖に形成される主なAGE構造[6]

応性が高く，アミノ化合物と反応してメイラード反応の後期段階へと進み，極めて複雑な反応を経て褐色高分子のメラノイジンをはじめ多くの後期段階生成物（AGEs：advanced glycation endproducts）を形成する。図10にアミノ酸側鎖に形成される多様なAGEs構造の一部を示す。そのほかにも，糖の開裂のない脱水生成物，アミノ酸のストレッカー分解によって生成した化合物，縮合生成物，開裂反応生成物などがAGEsとして生成し，食品の香気などに重要である。メラノイジンについては第Ⅱ編第14章に詳述する。

7　メイラード反応に影響する諸因子

メイラード反応に影響を及ぼす因子としては，還元糖やアミノ化合物の種類，反応温度，時間，pH，水分活性，酸素の有無，金属などのさまざまなものが挙げられる。還元糖の場合，褐変の速度は，水溶液中における開環型のカルボニル基の存在割合が高いほど速くなると考えられている。したがってアルドースのなかでは，一般的にペントースの方がヘキソースより褐変しやすい。また，アルドースはケトースに比べて褐変しやすいが，フルクトースの場合，pHの低いときにはグルコースより褐変速度が速い。低分子のグリセルアルデヒドやグリコールアルデヒドなどは，非常に褐変しやすい。

褐変反応におけるpHの影響は大きい。一般的に酸性領域では褐変速度は遅いが，中性からアルカリ性になるにしたがい速くなる。中性からアルカリ性では，上記の反応の他に，糖の開裂が起き，ラジカル化合物や炭素鎖の短いカルボニルの生成を経由し，メラノイジンが蓄積する。

非酵素的褐変は室温でも起きる。これは，生体内でも還元糖とタンパク質の間でアミノ-カルボニル反応が進行する可能性を示している。事実，生体内の多くのタンパク質において非酵素的にメイラード反応が起きること，糖尿病などの生活習慣病や老化によってメイラード反応の程度が増大していることが証明されている（第4章参照）。

反応温度が10℃上昇すれば一般的に3-5倍反応速度が速くなる。水分の影響も著しく，水分活性が高い場合（0.8以上）と低い場合（0.4以下）に褐変速度は遅く，中間の水分活性では速い。鉄イオンや銅イオンの存在は，褐変を促進させる。

8　メイラード反応国際会議

メイラード反応に関する国際会議がこれまで各国で開催されている。参考のためそれぞれの会議の論文集，要旨集の刊名を末尾に記した。

第2章 メイラード反応の化学

文　　献

1) 加藤博通,「非酵素的褐変現象の化学」食品の変色の化学, 木村進, 中林敏郎, 加藤博通　編著, 光琳, p.291〜368 (1995)
2) Burton, H. S., McWeeny, D. J., and Biltcliffe, D. O., *J. Sci. Food Agric.*, **14**, 911-920 (1963)
3) Hodge, J. E., *J. Agric. Food Cem.*, **1**, 928-943 (1953)
4) 並木満男, 林建樹, 化学と生物, **21**, 368-380 (1983)
5) Nashalian, O., and Yaylayan A., *J. Agric. Food Chem.*, **63**, 4353-4360 (2015)
6) 渡辺寛人, 早瀬文孝,「AGEs の化学構造」AGEs と老化, 太田博明監, 山岸昌一編, メディカルレビュー社, p.55〜61 (2013)

メイラード反応国際会議論文集；番号は会議番号に対応

1. C. Eriksson, ed., "Maillard Reaction in Food", *Prog. in Food and Nutri. Sci.*, **5**, (1981), Pergamon Press.
2. G. R. Waller & M. S. Feather, eds., "The Maillard Reaction in Foods and Nutrition", ACS Symposium Series 215 (1983)
3. M. Fujimaki, M. Namiki & H. Kato, eds., "Amino-Carbonyl Reaction in Food and Biological Systems", *Dev. in Food Sci.*, **13** (1986), Elsevier.
4. P. A. Finot, H. V. Aeschbacher, R. F. Hurell & R. Liardon, eds., "The Maillard Reaction in Food Processing, Human Nutrition and Physiology", *Adv. Life. Sci.*, (1990)
5. T. P. Labuza, G. A. Reineccius, V. M. Monnier, J. O'Brien & J. W. Baynes, eds., "Maillard Reaction in Chemistry, Food, and Health" (1994), The Royal Society of Chemistry.
6. J. O'Brien, H. E. Nursten, M. James, C. Crabbe & J. M. Ames, eds, "The Maillard Reaction in Foods and Medicine" (1998), The Royal Society of Chemistry.
7. S. Horiuchi, N. Taniguchi, F. Hayase, T. Kurata & T. Osawa, eds., "The Maillard Reaction in Food Chemistry and Medical Science : Update for the Postgenomic Era", Excerpta Medica, International Congress Series 1245, (2002), Elsevier.
8. J. W. Baynes, V. M. Monnier, J. M. Ames, S. R. Thorpe, eds., "The Maillard Reaction-Chemistry at the interface of nutrition, aging, and disease", *Ann. New York Acad. Sci.*, **1043** (2005)
9. E. Schleicher, V. Somoza, & P. Schieberle, "The Maillard Reaction-Recent Advances in Food and Biomedical Sciences", *Ann. New York Acad. Sci.*, **1126** (2008)
10. M. C. Thomas & J. Forbes, "The Maillard reaction : Interface between aging, nutrition and metabolism", Royal Society of Chemistry, 256 (2011)
11. "Abstracts of 11th International Symposium on the Maillard Reaction" France, Nancy (2012)
12. "Abstracts of 12th International Symposium on the Maillard Reaction" Japan, Tokyo (2015)

第3章　食品とメイラード反応

村田容常[*]

1　メイラード反応の食品学的意義

　ほとんどの食品は還元糖とアミノ酸やタンパク質を含んでいるので食品の加工，製造，調理，保存，熟成中にメイラード反応は普遍的に起こり，食品の品質に大きな影響を及ぼす。特に加熱調理と長期熟成の影響が大きい。パンの焼き色や醤油の色の形成はメイラード反応の典型例である。このようにメイラード反応によりおこる食品の変化で，最も分かりやすいのは着色ないし変色である。糖もアミノ酸も無色であるが両者が反応すると黄色から茶色系統の色（褐色）を呈するようになる。そのためメイラード反応を褐変反応と呼ぶこともある。食品の褐変反応には表1に示したように，メイラード反応以外の反応も寄与するが，最も普遍的に起きる反応はメイラード反応である。酵素が関与しない反応のため非酵素的褐変という場合もある。メイラード反応により形成される色素には，褐色を呈する高分子色素メラノイジンと様々な色（黄色，赤，青など）を呈する低分子色素とに大別できる（図1）。後者については化学構造が特定できるが，全体の色調に対する寄与は少ない。しかし，色は積算的であるので可視波長における化合物一つ一つの吸光度が小さくても多数の成分があれば強い色を示す。また，それらの低分子化合物が重合して褐色を示すこともある。メラノイジンは糖およびそれらの分解物（種々のカルボニル化合物）とアミノ酸，ペプチド，タンパク質（種々のアミノ基を有する化合物）から形成される不均一な含窒素ポリマーで，分子的には混合物群というべきものである。構造は不詳であるが，一般に酸性

表1　様々な食品の褐変反応

褐変の種類	原理	食品例
メイラード反応	糖などのカルボニル基とアミノ酸，ペプチド，タンパク質などのアミノ基との反応	多くの加熱食品，ビール，味噌，醤油，パンのクラス，熟成チーズ
酵素的褐変	ポリフェノール類のポリフェノールオキシダーゼによる酵素的な酸化	リンゴジュース，カットレタス
ミオグロビンの酸化	Fe^{++} の Fe^{+++} への酸化と加熱によるミオグロビンの加熱変性	焼肉，煮込み肉など加熱した肉
クロロフィルの分解	Mg^{++} のポルフィリン環からの脱離，ポルフィリン環の分解	漬物
カラメル化	糖の分解，重合，縮合	カラメル

---

[*]　Masatsune Murata　お茶の水女子大学　基幹研究院　自然科学系（生活科学部食物栄養学科）教授

第3章 食品とメイラード反応

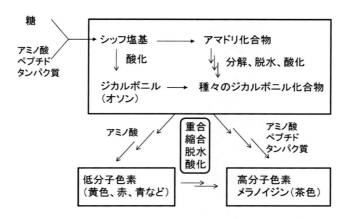

図1 メイラード反応による色素の形成（褐変）

表2 メイラード反応の食品学的意義，意味

食品学的意義，意味	内容や例
着色，褐変	トースト，ビール，コーヒーなどの色の形成
香気形成	加熱香気成分の形成，Strecker分解反応，
味への影響	呈味成分や味を強める成分の形成
抗酸化性の付与	レダクトン類やメラノイジンなど抗酸化性を示す物質の形成
加工特性への影響	タンパク質の性状改良。ビールやエスプレッソコーヒーの泡など。
抗変異原性物質形成	レダクトン類やメラノイジンなど抗変異原性を示す物質の形成
アミノ酸の損失	リシンなどのアミノ酸の損失
変異原性物質の形成	アクリルアミドやヘテロサイクリックアミン類の形成

で，還元力を示す。詳細は第14章を参照していただきたい。

　メイラード反応は褐変以外にも食品の性質に多くの影響を与える。表2にメイラード反応の食品学的意義や重要性をまとめた。色以外では，香りに大きな影響を与える。加熱した肉の色は主にミオグロビンのヘムの酸化と加熱変性によるものであるが，焼き肉の香ばしい香りは主に，メイラード反応による。パンをトーストした時の香りやきな粉の香りなどもメイラード反応により形成される。この時起こる主要な反応の一つにStrecker分解（図2）という反応がある。メイラード反応で生じたカルボニル化合物がさらにアミノ酸と反応し，ピラジン類やアルデヒド類が形成される。詳細は第15章を参照していただきたい。

　無色の食品や食品素材を加熱すると，黄色，赤，茶色，こげ茶色などの濃い色になり，つまり褐変し，同時に香ばしい香りが生じる。この変化は，火を利用することで食に加熱法を取り入れた唯一の生物である我々人間の嗜好性に大きな影響を与えている。図3に食情報という観点から見た色，味，香りの関係を比較して示した。糖やアミノ酸の摂取は栄養学的には必須であり，味情報はその直接的なシグナルとなる[1]。味覚により糖は甘味で，アミノ酸はうま味で検出できる。香りや色には直接的には栄養学的もしくは生理学的意味合いはない。しかし香りは，味成分に比

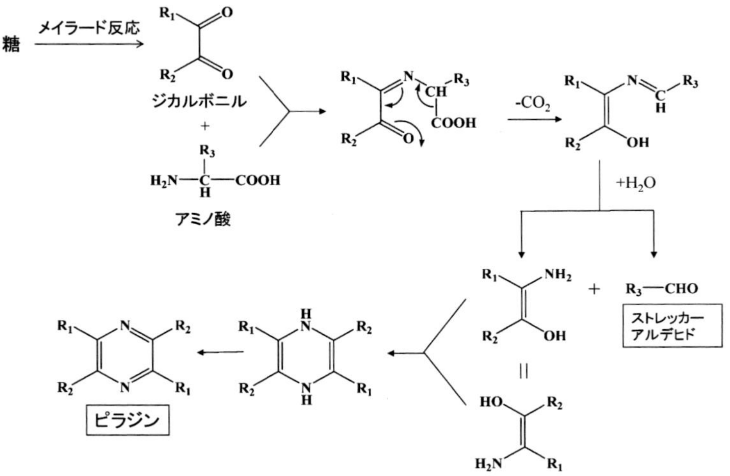

図２　Strecker 分解によるピラジン類とアルデヒド類の生成

情報の流れ（食品からヒトへ）	色 ⇨	香り ⇨	味 ➡ 栄養生理
感覚器官	視覚	臭覚	味覚
生理学的 栄養学的 意味	なし	少ない	実質
生体の摂取量	なし	微量	通常量
摂取に伴う安全性	懸念なし	一部考える必要あり	考える必要あり
加熱による反応 メイラード反応	色素形成（褐変）	加熱香気成分の形成	呈味、味修飾物質の形成

図３　色，香り，味の食情報としての比較，関係

べてはるかに低濃度で我々は検知できる。また，色などの色覚情報は，物質を介さず受容でき，物質レベルの安全性を考えると極めて安全と言える。糖やアミノ酸が豊富な食品は我々にとって栄養学的に重要な食であり，それを味でなく視覚情報や嗅覚情報で知ることは生物学的には重要な意味があると考えられる。つまり，メイラード反応を起こしている食品は，間接的に糖やアミノ酸が豊富な食品であることを意味しているため，その香りや色を好ましく思うことないしは学習することは生物学的に理にかなっているとも言える（図 4）。

最近ではメイラード反応などの食品成分間反応の生成物に味があること，また味を増強したり，修飾したりする作用があることが報告されている（図 5）。例えば，グルタミン酸のメイラー

第3章　食品とメイラード反応

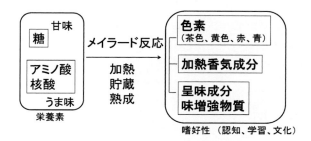

図4　メイラード反応と嗜好性

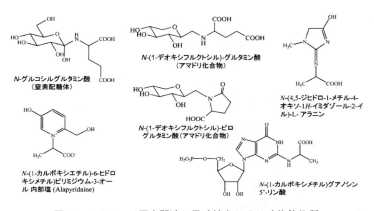

図5　メイラード反応関連の呈味性もしくは味修飾物質

ド反応初期生成物である N-グルコシル-グルタミン酸と N-(1-デオキシフルクトシル)-グルタミン酸には呈味性がある[2]。前者は窒素配糖体で，後者はアマドリ化合物であり，いずれもうま味様の味を呈する。その閾値は 1-2 mmol/L 程度であり，グルタミン酸ナトリウムと同程度である。N-(1-デオキシフルクトシル)-グルタミン酸（アマドリ化合物）は，乾燥トマト中に 1.5 g/100 程度[3]，麦芽中に 13-33 mg/100 g 程度存在する[4]。また，N-(1-デオキシフルクトシル)-ピログルタミン酸などのアマドリ化合物がしょう油のうま味増強物質として同定されている[5]。ビーフブイヨンやビーフブロースからは，N-(4,5-ジヒドロ-1-メチル-4-オキソ-1H-イミダゾール-2-イル)-L-アラニン[6] や N-(1-カルボキシエチル)-6-ヒドロキシメチル）ピリミジウム-3-オール内部塩（alapyridaine）[7]が味修飾物質や味増強物質として報告されている。前者はクレアチンとグルコースから生成される[8]。閾値は 209 μmol/L で，ビーフシチュージュース中に 411 μmol/L 存在している。Alapyridine は，甘味を増強する成分としてビーフブロースから見いだされ，うま味も増強する。アラニンとグルコースのメイラード反応により生じる[7]。核酸系化合物としては，酵母エキスより N-(1-カルボキシエチル) グアノシン 5'-リン酸がうま味増強物質として同定されている[9]。本物質は 5'-GMP とジヒドロキシアセトンやグリセルアルデヒドとの

19

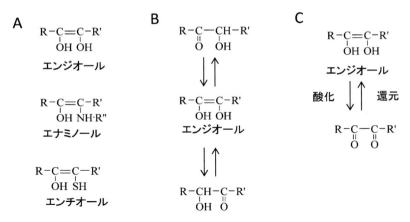

図6 レダクトンの構造（A），互変異性（B）及び酸化還元（C）

メイラード反応により形成される。5'-IMP の 6-7 倍のうま味増強効果を示した[10]。

　嗜好性以外の望ましい点としては，メイラード反応により抗酸化性が付与されることがよく知られている。還元糖に比べ，メイラード反応の初期段階の生成物であるアマドリ化合物ははるかに強い還元性を示す。また，後期段階の生成物であるメラノイジンもその構造中にエナミノールやエンジオールなどのレダクトン構造（図6）を有するため抗酸化性を示す。一般にメイラード反応が進行し褐変が進むにつれて食品の持つ抗酸化性は向上する[11]。また，メラノイジンなどは抗変異原性を持つことも知られている[12]。

　タンパク質がメイラード反応を起こすことでその加工特性が変化することも知られている。メイラード反応により，親水性の糖や多糖がタンパク質に結合したり，またタンパク質間の架橋，重合が起こったりすることで，タンパク質の溶解性，親水性，保水性，ゲル形成性，乳化性，レオロジー特性などが変化する[13]。例えばビールの泡形成や泡持ちには大麦タンパク質のメイラード反応が寄与している[14]。

　一方，メイラード反応には負の側面もある。リシンはメイラード反応を起こしやすいが，リシンは必須アミノ酸であるため，メイラード反応は栄養学的にはリシンの損失に関与する。メイラード反応によるリシンの損失が通常の食生活で問題なることはないが，乳児用の粉ミルク中のリシンに関しては考慮する必要がある。

　また，焼き魚や焼き肉の表面の焦げ部分に，変異原性物質であるヘテロサイクリックアミン類が形成されること（図7，図8）[15,16]が分かっている。しかし，その量はごく微量であり通常の食生活では問題にならないと考えられる。また，ポテトチップスやコーヒーなど高温加熱する食品では，アスパラギンと還元糖からアクリルアミド（図9）[17,18]が微量形成されることが知られている。アクリルアミドも変異原性を示す発がん物質である。食品中のアクリルアミド量を減少させる方策が各国でとられている。詳細は第18章を参照していただきたい。

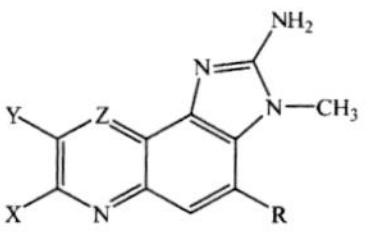

第3章　食品とメイラード反応

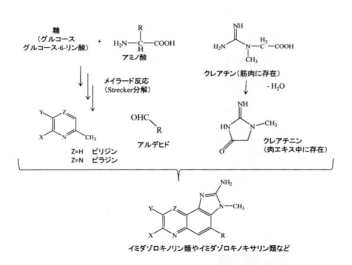

	X	Y	Z	R
IQ	H	H	CH	H
MeIQ	H	H	CH	Me
MeIQx	H	Me	N	H
7,8-DiMeIQx	H	Me	N	H
4,8-DiMeIQx	H	Me	N	H

IQ, 2-アミノ-3-メチル-イミダゾロ(4,5-*f*)-キノリン
MeIQx, 2-アミノ-3,4-ジメチル-イミダゾロ(4,5-*f*)-キノキサリン

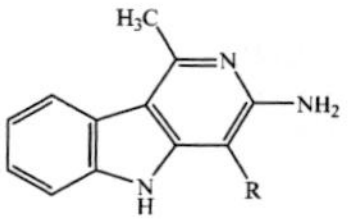

Trp-P-1　Me
Trp-P-2　H

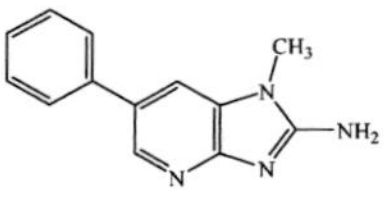

PhIP
2-アミノ-1-メチル-6-フェニルイミダゾロ(4,5-*b*)-ピリジン

IQ (Group 2A)
MeIQ, MeIQx, PhIP, AαC, MeAαC
Trp-P-1, Trp-P-2, Glu-P1 (Group 2B)

Group 2A　ヒトに対しておそらく発がん性がある
Group 2B　ヒトに対して発がん性の可能性がある

図7　ヘテロサイクリックアミン類の構造と発がん性

図8　ヘテロサイクリックアミン類の予想生成経路
文献15), 16) を参考に作成

2　反応条件

　食品のメイラード反応による反応生成物の種類や量，褐変の程度は，反応の温度，pH，基質であるアミノ基とカルボニル基を供給するアミノ酸や糖の種類，アミノ酸や糖の濃度，水分活性などが影響する。一般の化学反応と同様で，温度が高いほうが反応は進行しやすく褐変しやすい。一般に食品は多くの水分を含んでいるため，100℃をこえないが，高温加熱した場合は食品の表面が100℃を超え，また，水分がなくなってくると内部も100℃を超える。そのような部位，条

メイラード反応の機構・制御・利用

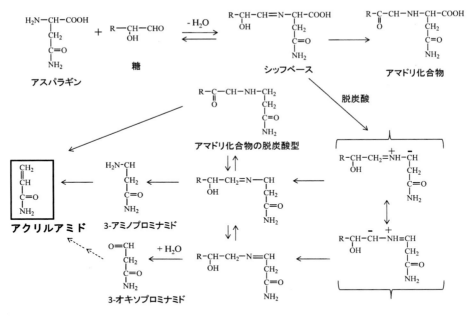

図9 アクリルアミドの主要予想生成経路
文献17), 18) を参考に作成

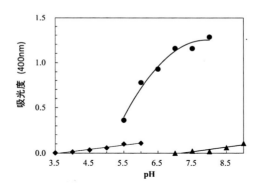

図10 メイラード反応による褐変に対するpHと緩衝液の影響
反応液，13.3 mM キシロース，34 mM リジン；緩衝液，0.2 M 酢酸，0.2 M リン酸，0.2 M トリス；加熱条件，100℃，60分。文献19) を改編

件では反応が急速に進行する。パンのクラスト，フライドポテトの表面，焙煎したコーヒー豆などがその例である。温度が低くても反応時間が長ければ反応は進行する。醤油のような熟成食品の色がこれにあたる。

pHについてはpH 3-8の通常の食品の範囲で考えると，褐変の程度は中性からアルカリ側に向かうにつれて強くなり，酸性になるにつれて褐変しにくくなる（図10)[19]。これはアルカリ側では糖が分解しやすく，種々のカルボニル化合物が生じやすいためである。糖から生じたカルボ

第3章 食品とメイラード反応

表3 糖の開環型の割合[20]

糖（ヘキソース）	カルボニルの割合（％）	糖（ペントース）	カルボニルの割合（％）
グルコース	0.002	リボース	0.05
マンノース	0.005	キシロース	0.02
ガラクトース	0.02		
フラクトース	0.7		

ニル化合物がアミノ酸と反応し，褐変する。また，モデル反応系では実験に用いる緩衝液の影響も大きい。リン酸緩衝液も用いると褐変が著しく進む。リン酸イオンが褐変を促進する。また，pH 3以下ではフルクトースなどのケトースが分解してジカルボニル化合物を生じ，褐変する。pHの低いジュースなどでは考慮する必要がある。

カルボニル化合物の主な供給源は還元糖であるが，食品によってはアスコルビン酸や脂質の酸化分解物もカルボニルの供給源として重要な場合もある。また，スクロースは非還元糖であるが，酸性溶液中ではグルコースとフルクトースに加水分解されメイラード反応に関与する。

糖の種類としては，キシロースなどのペントースのほうがグルコースなどのヘキソースより褐変しやすい。これはペントースのほうがヘキソースより開環型（アルデヒド型）が多いためである。表3に開環型の割合[20]を示した。グルコースに比べキシロースは10倍もカルボニル型が多い。ガラクトースはヘキソースの中でも褐変しやすいが，アルデヒド型が多いためと考えられる。ガラクトースではキシロースと同程度のカルボニル型が存在する。また，フラクトースはグルコースより褐変しやすいが，これもカルボニル型が多いためと考えられる。ただし，ケトンはアルデヒドよりかなり反応性が劣るため，カルボニルの割合ほどには大きな差はない。

オレンジジュースなどアスコルビン酸を多く含む食品では，アスコルビン酸由来の褐変が問題となる。アスコルビン酸が酸化的にもしくは非酸化的に分解し，種々のカルボニル化合物が生じアミノ酸と反応して褐変する[21]。

脂質酸化分解物もカルボニルの供給源となる。肉の加熱香気の中には，脂質の酸化分解により生じたアルデヒド類がメイラード反応を起こすことで形成されたと考えられるアルキルチアゾリン，アルキルチアゾール，アルキルピリジンなどの複素環化合物も多く存在している[22]。また，フライ油を長時間使用した時の褐変は，油自体の熱酸化による分解・重合と油分解物と食品から溶出してきたアミノ酸とのメイラード反応によると考えられている[23]。

アミノ基の主な供給源としてはアミノ酸，ペプチド，タンパク質があげられる。アミノ酸の種類では塩基性アミノ酸であるリシン，アルギニンが褐変しやすい。これらのアミノ酸は反応できるアミノ基が他のアミノ酸と比べ多い。プロリンのイミノ基も褐変に関与する。グリシンは側鎖がないため立体障害が少なく，反応しやすい。ペプチドでは末端のアミノ基が反応する。タンパク質の場合は末端アミノ基の割合が低いので，タンパク質中のリシン残基のε-アミノ基が最も反応に関与し，次いでアルギニン残基のグアニジル基が関与しやすい。

メイラード反応は一般の化学反応と同様に溶液で起こりやすく，基質であるアミノ酸や糖の濃

度が高いほうが反応しやすい。食品を考えると褐変は水分活性 0.65-0.75（相対湿度 65-75％）あたりが最も褐変しやすい。つまり中間水分活性食品は褐変しやすい[24]。

　酸素は褐変に影響する。糖とアミノ酸を 100℃で加熱した場合は空気下でも窒素下でも褐変に差はない。しかし，一般に食品を室温貯蔵したときは酸素があるときのほうが褐変しやすい。メイラード反応ではレダクトン類（図6）が形成されるが，それらは還元性が強く酸化されやすい。酸化されるとカルボニル量が増えるので褐変反応は促進される。醬油を開封し，放置すると褐変が進むが，これなどは褐変に酸化がはっきり関与する例である。このように酸化が関与する褐変を酸化褐変と呼ぶ。

　鉄や銅などの遷移金属も褐変に影響する。鉄イオンや銅イオンは酸化還元反応に関与するため，レダクトンの酸化を促進する。その結果，褐変を促進する。また鉄イオンがキレートすることで色調が変化し，より濃色になる。モデル系では金属補足剤を添加することで褐変が抑制される[25,26]。

3　グルコースとキシロースの比較[19]

　メイラード反応による褐変もしくは色素形成の観点からペントースのグルコースとヘソースのキシロースを比較してみる。図 11 に示したように褐変を 400 nm ないし 500 nm で見るといずれの場合もキシロースのほうがグルコースより強く褐変している。また，この傾向は pH 5.5-8.0 の範囲で同じである。しかし，400 nm での吸光度と 500 nm での吸光度の比（A400/A500）を見てみると，その値や pH 変化に対する挙動がキシロース系とグルコース系では異なっている。褐

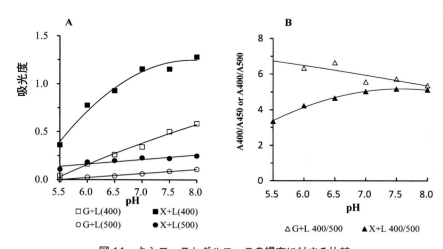

図11　キシロースとグルコースの褐変に対する比較
13.3 mM キシロース（X）もしくはグルコース（G）と 34 mM リシン（L）の 0.2 M リン酸緩衝液（pH 5.5-8.0）を 100℃，60 分間加熱し，400 および 500 nm で吸光度（A400, A500）を測定。A は吸光度を，B は A400/A500 をプロット。文献 19）を改編。

第3章　食品とメイラード反応

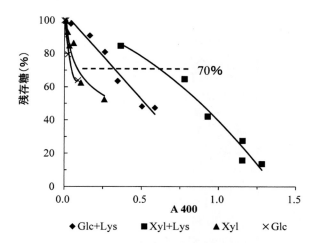

図12　糖の分解と褐変度の関係に対するキシロースとグルコースの比較
13.3 mM キシロース（Xyl）もしくはグルコース（Glc）と 34 mM もしくは 0 mM リシン（Lys）の 0.2 M リン酸緩衝液（pH 5.5-8.0）を 100 ℃，60 分間加熱し，残糖量と褐変度（A400）を測定。反応系ごとに A400 と残糖量をプロット。文献 19）を改編。

変の質が違い，グルコース系がより黄色系，キシロース系はよりオレンジ系ということになる。また，その違いは酸性領域で大きく，微アルカリ性ではほとんどない。また，同じだけ糖が分解したとき，例えば糖の残存率が 70 %のときの褐変度をキシロースとグルコースで比較すると，糖だけの場合よりもアミノ酸が共存する方がはるかに強く褐変している（図 12）。糖の分解の促進にアミノ酸が必要なだけでなく，色素形成そのものにアミノ酸が重要な役割をはたしていることが分かる。また，キシロースとグルコースを比べると同じ減少率ではキシロースのほうが強く褐変している。つまり，ペントースはヘキソースより開環の割合が大きいだけでなく，その後の分解や反応も進みやすい。糖の性質や pH はメイラード反応に大きな影響を与えている。

文　　献

1) 村田容常, 日本味と匂学会誌, **18**, 75 (2011)
2) E. Beksan *et al.*, *J. Agric. Food Chem.*, **51**, 5428 (2003)
3) T. Davidek *et al.*, *Anal. Chem.*, **77**, 140 (2005)
4) R. Wittman R. and K. Eichner, K. *Z. Lebensm. Unters. Forsh.*, **188**, 212 (1989)
5) S. Kaneko *et al.*, *Biosci. Biotechnol. Biochem.*, **75**, 1275 (2011)
6) K. Shima *et al.*, *J. Agric. Food Chem.*, **46**, 1465 (1998)
7) H. Ottinger, H and T. Hofmann. I *J. Agric. Food Chem.*, **51**, 6791 (2003)
8) T. Sonntag *et al.*, *J. Agric. Food Chem.*, **58**, 6341 (2010)

9) D. Festring, D. and T. Hofmann *et al.*, *J. Agric. Food Chem.*, **58**, 10614 (2010)
10) D. Festring, D. and T. Hofmann *et al.*, *J. Agric. Food Chem.*, **59**, 665 (2011)
11) L. Manzocco *et al.*, *Trends Food Sci. Technol.*, **11**, 340 (2001)
12) S. B. Kim *et al.*, "Developments in Food Science, 13 ; Amino-Carbonyl Reactions in Food and Biological Systems", p383, Elsevier (1986)
13) C. M. Oliver *et al.*, *Crit. Rev. Food Sci. Nutr.*, **48**, 337 (2007)
14) L. Perrocheau *et al.*, *Proteomics*, **5**, 2849 (2005)
15) K. Skog, *Fd. Chem. Toxic.*, **31**, 655 (1993)
16) K. -W. Cheng *et al.*, *Mol. Nutr. Food Res.*, **50**, 1150 (2006)
17) D. Zyzak *et al.*, *J. Agric. Food Chem.*, **51**, 4782 (2003)
18) R. Stadler and A. Studer, "Acrylamide in Food", p1, Elsevier (2016)
19) Y. Mikami and M. Murata, *Food Sci. Technol. Res.*, **21**, 813 (2015)
20) H. Bunn and P. Higgins, *Science*, **213**, 222 (1981)
21) Y. Shinoda *et al.*, *Biosci. Biotechnol. Biochem.*, **69**, 2129 (2005)
22) D. S. Mottram, *Food Chem.*, **62**, 415 (1998)
23) N. Totani *et al.*, *J. Oleo Sci.*, **55**, 441 (2006)
24) H. C. Warmbier *et al.*, *J. Food Sci.*, **41**, 528 (1976)
25) F. Hayase *et al.*, *Biosci. Biotechnol. Biochem.*, **60**, 1820 (1996)
26) Y. Shinoda *et al.*, *Biosci. Biotechnol. Biochem.*, **68**, 2129 (2004)

第4章　生体内のメイラード反応

永井竜児[*1]，大野礼一[*2]，荒川翔太郎[*3]，
白河潤一[*4]，永井美芽[*5]

1　はじめに

　カルボニル基を有する還元糖は非酵素的に蛋白やアミノ酸のアミノ基，あるいはシステインのチオール基と反応し，縮合反応が進行する。本反応は1912年にフランスのL. C. Maillardが見いだしたことから「メイラード反応」，もしくは蛋白と糖の反応であることを簡略して「糖化」「グリケーション」とも言われている。本反応は大まかにアマドリ転位物が生成するまでの前期反応と，その後，酸化・脱水・縮合反応などによって後期生成物であるAdvanced Glycation Endproducts（AGEs）が生成する後期反応に分けられる（図1）。当初，メイラード反応は食品の加熱調理に伴う褐変反応として注目されてきたが，糖尿病の血糖コントロールマーカーとして世界的に測定されているヘモグロビンA1c（HbA1c）が，ヘモグロビン由来のアマドリ転位物であることが確認されたなど，本反応が生体でも進行することが明らかとなった。その後，AGEsの特徴の1つである蛍光性を利用して生体組織が解析された所，AGEsが加齢に伴って脳硬膜に蓄積し，さらにその蓄積は糖尿病の発症に伴って増加することなどが明らかとなった[1]。しかし，本反応が見いだされて100年が過ぎているが，依然として生体におけるAGEsの測定は困難な点が多い。それはAGEs生成に伴って蛋白が縮合して可溶性が低下したり，様々な経路から多種AGEsが生成したり，それぞれのAGEs測定法が異なることがあげられる。それにも関わらず，AGEsが加齢に伴って蓄積が増加すること，さらに加齢関連疾患の中でも特にメタボリックシンドロームの発症によって蓄積が促進することから，生体におけるAGEsの関心が高まりつつある。本稿では，生体におけるAGEsの生成経路，AGEs研究の活用法，注意点について解説したい。

---

*1　Ryoji Nagai　東海大学大学院　生物科学研究科　食品生体調節学研究室　准教授
*2　Rei-ichi Ohno　東海大学大学院　生物科学研究科　食品生体調節学研究室
*3　Shoutaro Arakawa　東京慈恵会医科大学　整形外科
*4　Jun-ichi Shirakawa　東海大学大学院　生物科学研究科　食品生体調節学研究室
*5　Mime Nagai　東海大学大学院　生物科学研究科　食品生体調節学研究室

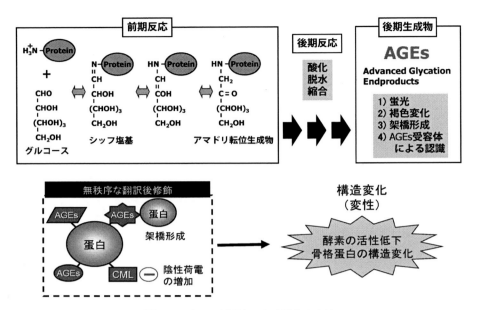

図1　メイラード反応による蛋白の変性

2　生体における AGEs の生成経路

　先に述べた通り，カルボニル基を有するグルコース，リボース，フルクトース，グリセルアルデヒドなどの還元糖はアミノ基やチオール基と非酵素的に反応し，アマドリ転位物を経て AGEs が生成する。蛋白は AGEs 化に伴って，自家蛍光，褐変化などの変化が現れ，これら色調変化を利用して定性的な検出がなされてきた。また AGEs には架橋を形成する構造体も存在するため，蛋白の分子内あるいは分子間に架橋を形成させ，蛋白の立体構造を変化させる。さらに本反応の基質となるリジン，アルギニンなどの塩基性アミノ酸は，溶液中では側鎖が陽性荷電を帯びているが，AGEs 化によって荷電が消失する場合や，さらに後に詳述する N^ε-(carboxymethyl)lysine(CML) などの構造は先端のカルボキシル基が溶液中で解離して陰性荷電を示す。したがって，蛋白1分子に1つでも CML が生成すると，側鎖の荷電が陽性から陰性に変化して，立体構造は大幅に変化する（図1）。つまり，生体において構造蛋白が AGEs 化すればその構造が変化し，酵素蛋白が AGEs 化すればその活性が変化することが考えられる。さらに，血管内皮細胞やマクロファージ等に AGEs 化蛋白を認識する受容体が存在し，生体蛋白が AGEs 化することによって受容体を介して炎症性サイトカインの産生増大など，生体に対してさらなる負の影響が出る機序も報告されている（「第6章　AGE 受容体 RAGE」を参照）。

　HbA1c は，ヘモグロビン β 鎖の N 末端バリン残基にグルコースが結合したアマドリ転位物であるが，過去1-2ヶ月の血糖マーカーとして利用されていることからも推測される通り，グルコースからの生体メイラード反応の進行は比較的長期間を要する。しかし，一度アマドリ転位物

第4章 生体内のメイラード反応

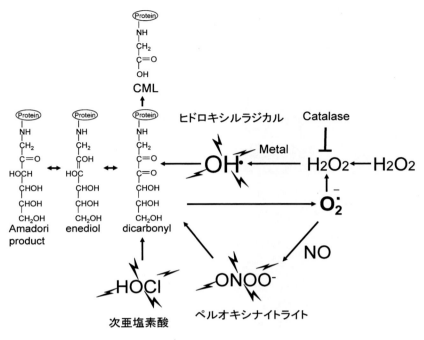

図2　CML生成経路

が生成すると、炎症反応などでおこる酸化ストレスの亢進によって迅速にCMLが生成することが確認されている。例えば、血管弛緩因子として知られる一酸化窒素（NO）とスーパーオキシドアニオンラジカル（O_2^-・）との反応から産生されるペルオキシナイトライト（図2）（$ONOO^-$）を介して、グルコソンやグリオキサールなどのカルボニル化合物（図3）が生成する経路も存在する[2]。また、活性化された好中球やマクロファージなど炎症細胞が発現するミエロペルオキシダーゼが次亜塩素酸を産生し、そこからCMLが生成する経路も明らかとなっている[3]。さらに遷移金属によるフェントン反応からわずか数分でアマドリ転位物からCMLが生成する[4]。つまり生体で検出されたCMLは、いずれの活性酸素種が産生の因子となったかは明らかではないが、いずれの経路においても酸化反応が必須であることから、生体酸化ストレスのマーカーと捉えられている。生体に還元糖は至る所に存在し、健常者でもメイラード反応はアマドリ転位物まで進行している。CML生成経路の解析から、アマドリ転位物までの生成には時間がかかるが、アマドリ転位物からCMLの生成には酸化ストレスによって短期的に進行する。つまりAGEs化に伴う蛋白の変性・修飾は炎症反応において短時間に進行することが明らかとなった。

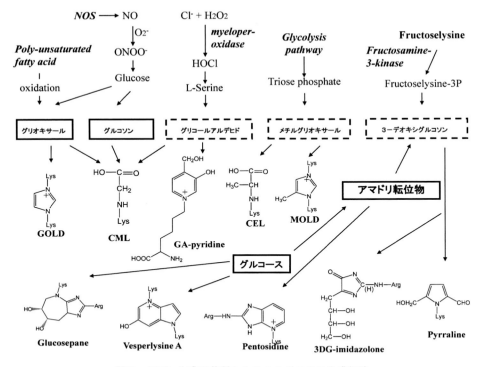

図3 AGEs生成の基質となるカルボニルの生成経路
点線四角は酵素的な産生経路を示す。

3 AGEs生成と中間体カルボニル化合物について

　以前は生体のAGEs生成は主にグルコースから長時間かけて生成すると考えられてきた。In vitro試験のみの報告ではあるが，グルコース及び不飽和脂肪酸の酸化的分解によってグリオキサールが生成する[5]。同様にグルコースの自己酸化からグルコソンも生成する[6]。また生体においてカルボニル化合物は酵素反応を経由して生成する経路も知られている。例えば活性化された好中球やマクロファージ等の炎症細胞が発現するミエロペルオキシダーゼが次亜塩素酸を産生し，それがセリンと反応してグリコールアルデヒドを生成する経路が存在する[7]（図3）。実際，グリコールアルデヒド由来のAGEsとしてGA-pyridineが同定され，本構造体は動脈硬化巣に顕著に蓄積していることが明らかとなり[8]，今後，炎症や動脈硬化のマーカーとしての利用が期待される。また，解糖系よりトリオースリン酸の分解からメチルグリオキサール（MG）が生成する経路，フルクトースリジン（アマドリ転位物）とフルクトサミン-3-キナーゼを解して3-デオキシグルコソンが生成する経路などが存在する。例えば，1型糖尿病患者の血中MG含量は正常者の6倍，硝子体では2倍程度増加していることが報告されている[9]。これらカルボニル化合物はグルコースに比較して数千倍蛋白との反応性が高いことから，持続する高血糖状態は酸化ス

第4章 生体内のメイラード反応

トレス,炎症,糖及び脂質代謝の異常などから上述した反応性の高いカルボニル化合物の産生が亢進し,結果的に蛋白の AGEs 化が短期間に進行している可能性が考えられる。したがって,これまで生体における AGEs の影響はグルコースを中心に検討されてきたが,これらグルコース以外のカルボニル化合物による影響も考慮すべきであろう。

4 生体 AGEs の検出法

当初,AGEs の検出法として AGEs 化蛋白が有する蛍光性や褐色が利用されてきたが,1990年代になり多検体分析の簡便さ及び,組織における AGEs の局在を評価できる方法として免疫学的検出法が用いられるようになってきた。しかし,これまでに多く報告がなされている抗 AGEs 抗体は,AGEs 化蛋白を免疫して得られた抗体であり,如何なる AGEs 構造を認識しているか不明なものが多く存在する。また,エピトープが明らかとなった抗 AGEs 抗体についても,類似構造であるが生体における存在意義が全く異なる CML と N^ε-(carboxyethyl)lysine(CEL) を識別できないなど,特異性に問題があった(図4)。しかし合成された単一の AGEs 構造をハプテンとしてキャリアー蛋白に結合させて免疫すると,特異性の高いモノクローナル抗体が得られる。図5に示す通り,CML をキャリアー蛋白に結合させて得られた抗体,あるいは CEL をキャリアー蛋白に結合させて得られた抗体はそれぞれの AGEs 構造を特異的に認識することから,作製法を工夫すれば抗体はメチル基1つの差異も検出できることが確認されている。実際,CEL 特異抗体を用いた解析から,ケトン体代謝物であるアセトールからも CEL が生成し,その生成量は既知 CEL 生成前駆体と報告されている MG と同様であることが確認されている(図6)。さらに本発見は,糖尿病ラットにおいてクエン酸の摂取がケトン体を改善し,生体 CEL 蓄

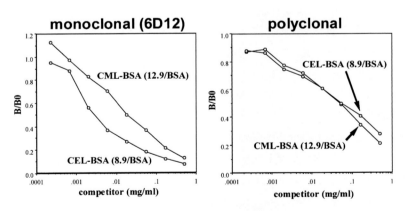

図4 既知抗 CML 抗体の特異性
競合 ELISA によるモノクローナル抗 CML 抗体(6D12)とポリクローナル抗 CML 抗体の反応性を示す。両抗体共に CML 化ウシ血清アルブミン(CML-BSA)および CEL 化ウシ血清アルブミン(CEL-BSA)と顕著な反応性を示す。

メイラード反応の機構・制御・利用

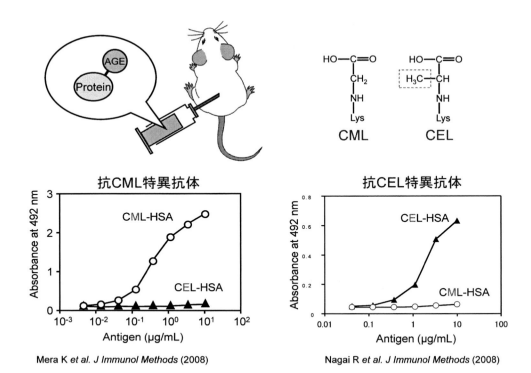

図5　特異抗体の作製
これまでの抗AGEs抗体は様々なAGEs構造が生成しているAGEs化蛋白を免疫して得られていた。各種AGEs構造に特異的な抗体を得るには，単離・精製されたAGEsをBSA等のキャリア蛋白に結合させた後に免疫する必要がある。本手法によってメチル基1つの違いも区別する抗体が得られている。

積低下のみならず，白内障および腎症の発症を抑制する発見にもつながっている[10]。したがって，エピトープ既知の特異抗体を用いることによって，①如何なる病態でどのようなAGEsが蓄積するのか，②AGEs生成経路の解析，③迅速なAGEs生成阻害化合物の探索が可能となる（図7）。

免疫化学的手法の開発によって生体AGEsの研究は飛躍的に進展したが，生体にはAGEsに対する自己抗体[11,12]が存在し，競合ELISAによる血中AGEs測定を妨害する可能性や，感度的にも問題があった。近年質量分析装置の発達によって，生体AGEsの精密な定量が可能となってきた。具体的には，液体クロマトグラフィー質量分析装置（LC-MS/MS）を用いて，①生体成分を液体クロマトグラフィー（LC）で分離する。しかし偶然溶出時間が同じ物質はいくつも存在するため，次に②LCで分離された各物質の分子量を測定することによって，その中に含まれるターゲットとなる物質の分子量（ペアレントイオン）を測定する。しかし，同じ分子量の物質も生体に数多く存在することから，更に③目的物質の分子を不活性ガスで破壊し，その破壊によって生成した断片の分子量（フラグメントイオン）のパターンとフラグメントイオンの定量か

第4章 生体内のメイラード反応

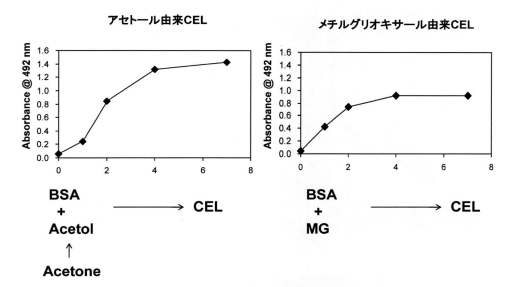

図6 ケトン体代謝物からの CEL の生成
図5のモノクローナル抗 CEL 抗体を用いて，ケトン体代謝物であるアセトールから CEL が生成する経路が見いだされた。

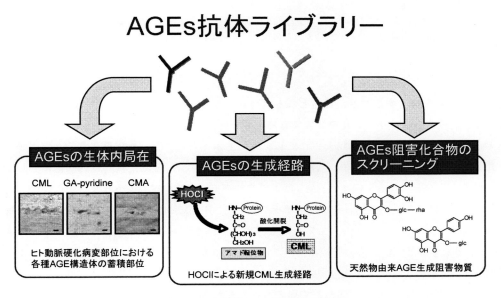

図7 AGEs 抗体ライブラリーの利点
各種 AGEs 構造体に特異的なモノクローナル抗体を用いて，AGEs の生体局在の差異，AGEs 生成経路の解析，効率的な AGEs 阻害化合物の探索が可能となる。

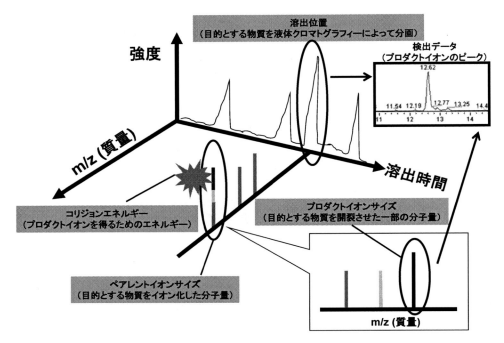

図8　LC-MS/MSによる測定の原理と測定時に必要な条件
　試料中AGEsの測定には，①生体成分を液体クロマトグラフィーで分離した後，②各物質の分子量を測定することによって，その中に含まれるターゲットとなる物質のペアレントイオンを測定する。さらに，③目的物質の分子を不活性ガスで破壊し，その破壊によって生成した断片のフラグメントイオンのパターンとフラグメントイオンの定量から，目的物質を定量することが可能となる。

ら，目的物質を定量することが可能となる（図8）。さらに，生体試料をLC-MS/MSを用いてAGEsを定量するにはイオン化を妨害する物質等を除去するために様々な前処理が必須となる。その前処理によってAGEsも除去されてしまい，生体本来のAGEsを定量することが困難となるため，④前処理の前に13Cあるいは2Hで標識されたAGEsを測定試料に内部標準として加えておく手法がとられる。例えばCMLはポジティブモードでペアレントイオン205（m/z），フラグメントイオン130（m/z），その内部標準に用いる2H-CMLはペアレントイオン207（m/z），フラグメントイオン130（m/z）で定量がなされる（図9）[13]。本手法を用いてラットの血清中CMLを定量すると，糖尿病の発症によってCMLが顕著に上昇することが確認される。本測定系は，AGEs生成を抑制する化合物の探索にも用いることが可能である。このように，これまで食品の加熱調理で進行する反応として捉えられてきたAGEsが加齢に伴って生体に蓄積し，さらに糖尿病をはじめとする生活習慣病の発症によって顕著に蓄積が増加することが明らかとなってきた。そのため，世界各国でAGEs生成を抑制する食品成分あるいは薬剤の開発が行われている（図10）。

第4章　生体内のメイラード反応

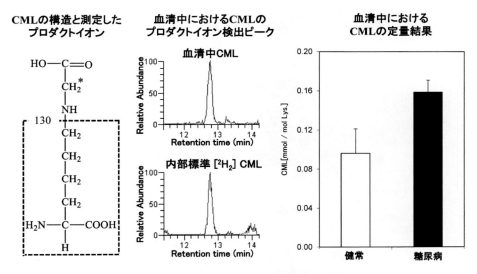

図9　生体中 CML の検出結果

前処理操作によってロスした AGEs を補正する目的で，前処理の前に 13C あるいは 2H で標識された AGEs を測定試料に内部標準として加えて定量がなされる。CML はポジティブモードでペアレントイオン 205（m/z），フラグメントイオン 130（m/z），その内部標準に用いる 2H-CML はペアレントイオン 207（m/z），フラグメントイオン 130（m/z）で定量がなされる。CML 構造中の※印は 2H の位置を示す。

5　ミトコンドリアの代謝異常から生成する構造

　我々はこれまでに生活習慣病の予防を目的として，糖・脂質代謝異常から生成し，生体蛋白変性の原因となる AGEs の正確な測定系を確立し，AGEs 生成を阻害する食品成分の探索について研究を進めてきた。その過程でフマル酸から生成する 2SC が脂肪細胞で顕著に蓄積し，アディポネクチンをはじめ様々な細胞内蛋白を修飾することで脂肪細胞の機能障害を誘発している[14]ことを発見し，さらに本現象が結果的に生活習慣病の増悪に関与することを明らかにした[15]（図11）。その後，生体蛋白の 2SC 化は糖代謝に必須な GAPDH[16]，酸化ストレス防御機構の制御因子である KEAP1[17]にも進行することが他のグループからも報告されている。これまでのガスクロマトグラフィー（GC）質量分析装置による 2SC の定量では，2SC の電荷消去に数日にわたる誘導体化処理を必要とした[14]。一方で LC-MS/MS による定量は 2SC のもつ陰性荷電のため困難とされていたが，我々は前処理条件を検討し，既に 2SC の定量法を確立している。さらに本定量法により簡便なミトコンドリア機能評価が可能となった。つまり，2SC は NAD の低下に伴って生成することが抗 2SC 抗体を用いた実験で確認されていることから[18]，血清中 2SC を正確に測定することによって『細胞内の NAD/NADH 比からミトコンドリアの機能を評価』することが可能となる。2SC は糖質由来の生成物ではないことから AGEs とは言えないが，糖質代謝由来のフマル酸から生成する翻訳後修飾物質であることから，今後の研究の進展が期待される。

メイラード反応の機構・制御・利用

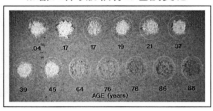

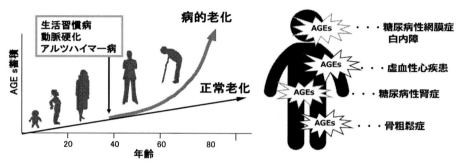

図10 メイラード反応に伴う食品および生体成分の変性

食品の加熱調理，保存に伴って褐変化が進行するのと同様，生体でも加齢に伴って褐変化が進行する。例えば骨の体積の5割はコラーゲンからなるが，骨コラーゲンには加齢に伴ってAGEsが蓄積し，骨強度の低下につながる。

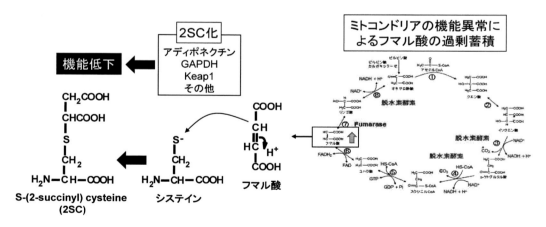

図11 ミトコンドリア機能異常と2SCの生成

ミトコンドリアの機能に伴ってフマル酸濃度が上昇し，システインのチオール基と反応し，2SCが生成する。

6 AGEs 研究の今後と注意点について

これまで述べてきた通り，①加齢に伴って蓄積が増加，②加齢関連疾患の発症で蓄積が促進，③ AGEs 生成阻害化合物で加齢関連疾患の発症が抑制される報告から，「AGEs は加齢関連疾患の体内時計？」という推測もなされている。本推測は今後さらに各種 AGEs 構造ごとの精密な測定がなされるにつれ，より明確になっていくものと思われる。しかし，現在臨床検査で行われている血中 AGEs の測定法として，血清または血漿を蛋白分解酵素で処理した後，酵素活性を不活化するために，100 ℃，15 分の加熱処理が施されている[19]。しかし，アマドリタンパクや血漿を用いた先行研究において，加熱によるペントシジンや CML の増加が報告されている[20, 21]。したがって，現在の加熱処理[1]を伴う ELISA によるペントシジン測定は，血清中のペントシジン値を過剰に見積もる可能性が考えられる。

今後，AGEs 研究を効率的に進めるには，①人工産物の AGEs を測定している可能性はないか，②何という AGEs 構造を測定しているかを念頭において進める必要があろう。各種 AGEs の正確な定量ができることによって体力低下，生活習慣病，家畜の健康状態も評価が可能となり，それらを改善する食品成分，薬剤の開発が期待される（図12）。

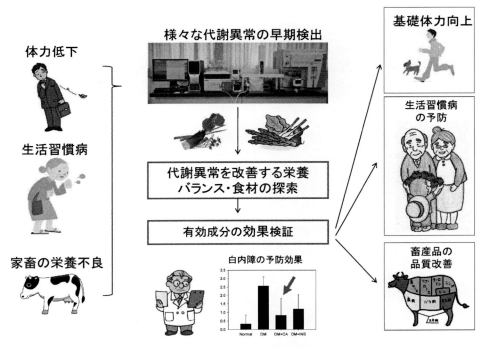

図12　各種 AGEs 測定による代謝異常の早期検出と AGEs 生成阻害食材の探索
ペットや家畜等も含め動物の生体 AGEs を正確に定量することによって代謝異常を早期に検出し，その異常を是正する食材の開発が可能となる。

文　　献

1) V. M. Monnier *et al., Proc Natl Acad Sci U S A.,* **81 (2)**, 583 (1984)
2) R. Nagai *et al., Diabetes,* **51 (9)**, 2833 (2002)
3) K. Mera *et al., Free Radic. Res.,* **41 (6)**, 713 (2007)
4) R. Nagai *et al., Biophys. Res. Commun.,* **234 (1)**, 167 (1997)
5) M. X. Fu *et al., J Biol Chem.,* **271 (17)**, 9982 (1996)
6) R. Nagai *et al., Diabetes,* **51 (9)**, 2833 (2002)
7) M. M. Anderson *et al., J Clin Invest.,* **104 (1)**, 103 (1999)
8) R. Nagai *et al., J Biol Chem.,* **277 (50)**, 48905 (2002)
9) A. C. McLellan *et al., Clin Sci (Lond).,* **87 (1)**, 21 (1994)
10) R. Nagai *et al., Biochem. Biophys. Res. Commun.,* **393 (1)**, 118 (2010).
11) K. Mera *et al., Biochem. Biophys. Res. Commun.,* **407 (2)**, 420 (2011)
12) R. Shibayama *et al., Diabetes,* **48 (9)**, 1842 (1999)
13) M. Yamanaka *et al., J Clin Biochem Nutr.,* **57 (1)**, 1 (2016)
14) R. Nagai *et al., J Biol Chem.,* **282 (47)**, 34219 (2007)
15) N. Frizzell *et al., J Biol Chem.,* **284 (38)**, 25772 (2009)
16) M. Blatnik *et al., Diabetes,* **57 (1)**, 41 (2008)
17) J. Adam *et al., Cancer Cell,* **20 (4)**, 524 (2011)
18) N. Frizzell *et al., Biochem J.,* **445 (2)**, 247 (2012)
19) T. Sanaka *et al., Nephron,* **91 (1)**, 64 (2002)
20) M. Nakano *et al., Amino Acids.,* **44 (6)**, 1451 (2013)
21) C. Miki Hayashi *et al., Lab Invest.,* **82 (6)**, 795 (2002)

第5章　疾病とメイラード反応

城　愛理[*1], 稲城玲子[*2]

1　総論

　メイラード反応（糖化反応）とは，糖とアミノ酸・タンパク質や脂質，核酸のアミノ基との非酵素的な反応である。生体内の還元糖のアルデヒド基がタンパク質のアミノ残基と反応することで「シッフ塩基」と呼ばれる可逆的な産物が形成され，さらにシッフ塩基はより安定な「アマドリ産物」となる。アマドリ産物は不可逆的な酸化・脱水・縮合反応を経て非常に安定な「最終糖化産物（advanced glycation end-products：AGEs）となる。AGEsはタンパク質を架橋し，タンパク質の変性・機能障害を引き起こすとともに，細胞膜上にある最終糖化産物受容体（receptor for Advanced Glycation End Product，RAGE）に結合し，活性酸素種の産生やNF-kBやMAPKを介したシグナル経路を活性化させる[1,2]。さらに，このシグナルは炎症反応や内皮機能障害を引き起こし，心血管疾患の発症へとつながると考えられる。本章では，疾患とメイラード反応との関連を，主にAGEsが疾患を引き起こす機序に焦点を当てて解説する。

2　メイラード反応が細胞機能に与える影響

　メイラード反応が生体内で起こる場合，病的な活性化によって主に二つの機序で細胞の機能障害を引き起こす。一つ目は，メイラード反応によるタンパク質自身の構造変化・機能変化である。糖化により，そのタンパクの機能低下を引き起こし，結果として細胞の機能障害を引き起こす。もう一つの機序は，AGE-RAGEシグナルを介した炎症性シグナル伝達の亢進・炎症関連遺伝子の発現上昇である。AGEsはその細胞膜受容体RAGEに結合して活性化し，NFkBやMAPKを介したシグナル伝達を引き起こす。その結果，接着因子の発現上昇や炎症性サイトカインの産生亢進，酸化ストレスの亢進といった炎症の活性化が起こる。AGE-RAGEシグナルの持続的な活性化により，慢性炎症からの組織障害が引き起こされる。AGEsによるシグナル伝達については，炎症性に働くRAGEに加え，抗炎症性に働く受容体であるAGER1も関与している。AGE含有量の低い餌（低AGE食）で飼育されたマウスでは，AGER1の発現上昇とRAGEの発現低下，生体内AGEs蓄積量の減少，寿命延長が認められており[3]，AGER1とRAGEの発現バランスも重要と考えられる。

[*1] Airi Jo　東京大学　大学院医学系研究科　登録研究医
[*2] Reiko Inagi　東京大学　大学院医学系研究科　特任准教授

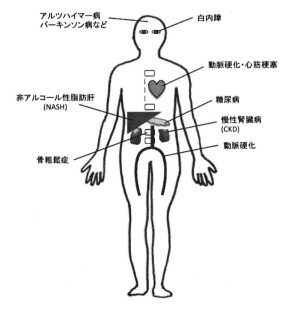

図1 メイラード反応・AGEs が関与する疾患

3 メイラード反応が関与する疾患

AGEs は，糖尿病や動脈硬化性疾患，腎不全，女性生殖機能，肝疾患，神経変性疾患，眼疾患，癌などの様々な疾患に関与している（図1）[4]。本項では，これらの疾患におけるメイラード反応の病態生理学的作用機構について述べる。

3.1 糖尿病

メイラード反応（糖化反応）は，糖とタンパク質や脂質，核酸との非酵素的な反応であることから，高血糖が持続する糖尿病では血中のメイラード反応は亢進している。例えば，糖尿病の診断や管理に用いられる検査項目である HbA1c やグリコアルブミンは，血中のヘモグロビンやアルブミンがメイラード反応を受けて生成された糖化産物である。血中に多く存在する糖によってメイラード反応が亢進するほど HbA1c やグリコアルブミンも上昇することから，血糖コントロールの指標として重要である。

また，高血糖下で加速するメイラード反応は最終的に AGEs を生成するが，反対に，この AGEs もまた糖尿病やその合併症の進行に関与する。動物実験では，AGE を多く含む餌で長期間飼育されたマウスではインスリン抵抗性と2型糖尿病が引き起こされることが報告されている[5,6]。また，糖尿病患者において経口 AGEs 摂取量を制限することにより，炎症マーカーの低下や[7]，インスリン抵抗性の改善[8]が報告されている。また，糖尿病患者，特に糖尿病性心筋症患者の血中 AGE 濃度は，血中レプチン値とは正に，そして血中アディポネクチン値とは負に相

関すると報告されている[9]。すなわち，血中AGE濃度の上昇はレプチンの増加とアディポネクチンの低下を引き起こし，更にインスリン抵抗性が増す可能性が示唆される。

3.2 動脈硬化・高血圧

糖化タンパクは糖尿病の病因となるのみならず，高血圧や動脈硬化，心臓の拡張障害といった糖尿病の心血管合併症を引き起こす。

血管組織へのAGEsの蓄積は，コラーゲンやエラスチンなどの細胞外基質を変性させ，血管壁の弾性低下をもたらす。特にコラーゲンはほかのタンパク質に比べてタンパク質の寿命が長いためにメイラード反応を受けやすく，収縮期血圧や脈圧の上昇の原因となる。

LDLのアポBタンパクの糖化も動脈硬化の原因となる。糖化を受けたLDLはLDL受容体と結合できず，血中LDLレベルが上昇する。これらの糖化LDLは更なる酸化を経て，マクロファージのスカベンジャー受容体（SR-A）を介して取り込まれ，マクロファージの泡沫化，動脈硬化の進行を引き起こす。一方，主にHDL受容体として機能してコレステロール逆輸送系において重要な役割を果たすSR-BIはAGEsの受容体でもある。HDLは糖化を受けやすく，糖化HDLはその結果機能を消失する[10]。例えば心血管病の高リスク患者では，HDLの糖化により血中HDLの量的低下および機能不全が起こることが報告されている[11]。

3.2.1 プラーク破裂について

心筋梗塞や脳卒中は死因の上位を占める重篤な疾患である。これらの心血管病は動脈硬化性疾患と呼ばれるように，その素地となっているのは動脈硬化である。動脈硬化巣における限局性の血管内膜肥厚はプラークと呼ばれ，プラークが破綻することでその血管の支配領域の梗塞を引き起こす。破綻しにくい安定化プラークは，平滑筋細胞やコラーゲン線維などから成る厚い被膜で覆われているが，破綻しやすい不安定プラークは薄い線維性被膜の中に巨大な脂質コアを含み，炎症性マクロファージが多く集積している。被膜への炎症性マクロファージの浸潤や内皮細胞における炎症活性化はプラークの破綻を引き起こす。不安定化プラークにはAGEsが蓄積しているという報告があり[12]，また，多くのAGEsを含むプラークほど破綻しやすい。破綻プラークでは生体内の主なAGE前駆体であるメチルグリオキサールの解毒酵素 glyoxalase I（GLO1）の発現や活性が低下しているという報告があることから[13]，GLO1の活性低下を介したメイラード反応の亢進・AGEsの蓄積がプラークの不安定化に寄与している可能性が考えられる。しかしながら，GLO1活性の上昇を認めるGLO1トランスジェニックマウスで動脈硬化が抑制されなかったという報告もあり[14]，今後の研究が期待される。

3.3 慢性腎臓病

慢性腎臓病では，酸化ストレスやカルボニルストレスの亢進下でAGEsが産生され，それがさらに慢性腎臓病を悪化させるという悪循環を形成している[15]。

生体内では，糖化タンパクはAGE付加物と呼ばれる小分子に分解され，腎臓から排泄される

が，末期腎不全患者ではAGEsの尿中排泄が低下するため血中AGEsが上昇し[16]，それがさらに腎機能障害を進行させる。このように，AGEsは腎不全によって生体内に蓄積する尿毒素のひとつとしてもとらえられている。

このAGEsによる腎機能障害の機序としては，前述のようなAGE-RAGEシグナルの亢進やAGEsの蓄積，生体内タンパクの糖化が報告されている。本項では，特に腎臓の生理機能や腎疾患におけるメイラード反応の関与について解説する[17,18]。

3.3.1 AGEsによって促進されるシグナル伝達経路

AGEsの関与する主たる細胞内シグナルは，ほかの臓器と同様にAGE-RAGE経路であり，PKCやMAPK，NFkBなどが関与している。例えば，糸球体足細胞におけるAGE-RAGEシグナルの亢進により，MCP-1の発現誘導や，酸化ストレスの誘導が報告されている[19]。一方，腎臓に置けるAGEsが関与するもう一つのシグナル経路として，AGEsがSmad3シグナルを介して尿細管でのCTGFの発現を誘導することが報告されている[18]。

3.3.2 細胞外基質タンパクの糖化

メイラード反応によってコラーゲンなどの細胞外基質が架橋されることにより，組織の硬化（線維化）が引き起こされる[20,21]。

3.3.3 腎不全における食事中AGEsの影響

生理的な細胞代謝や高血糖によって生体内で生成されるAGEsのほかに，食事中のAGEsも腎臓病を進行させる。腎不全患者では腎排泄機能が低下しているため，摂取したAGEsは尿中に排泄されず血中AGE濃度が上昇する[22]。したがって，AGEsの経口摂取量を制限すること（低AGE食）により，酸化ストレスや炎症が軽減し，AGEsによる腎障害や腎臓病合併症が軽減する可能性がある。

3.4 肝疾患

ヒトでは，単純性脂肪肝から肝硬変まで，種々の重症度の肝疾患とAGEsとの関連が報告されている。例えば，非アルコール性脂肪肝（nonalcoholic steatohepatitis：NASH）の患者では，肝臓にAGEsが蓄積しており，血中AGEレベルが肝不全の程度と相関することが報告されている[23]。

In vivoの研究でも，AGEsの肝疾患への関与が示唆されている。ラットにAGEsを投与した研究では，肝臓へのAGEsの蓄積が増加するとともに，肝臓でのRAGEやVEGFの発現が亢進し，肝線維化が進行した[24]。また，長期にわたって低AGE食を与えたマウスの肝臓では，通常食マウスと比較してAGEの分解・除去に関与するAGE-R1の発現が上昇するとともにRAGEの発現が低下し，酸化ストレスが改善することが報告されている[3]。

3.5 骨粗鬆症

骨粗鬆症とは，「低骨量と骨組織の微細構造の異常を特徴とし，骨の脆弱性が増大して骨折の

第5章 疾病とメイラード反応

危険性が増大する疾患」と定義されており，高齢者に多い疾患である。メイラード反応は骨粗鬆症の病因としても重要である。加齢とともに亢進する酸化ストレスや高齢者に多い高血糖状態はAGEsの産生を促進する。AGEsは骨芽細胞の減少や機能不全を引き起こして骨石灰化を抑制するとともに[25]，破骨細胞を活性化させる[26]。この変化は骨代謝回転異常を引き起こし，結果として骨脆弱化をもたらす。また，加齢とともにAGEsが骨基質に蓄積し生理的な骨代謝を阻害する[27]。

骨においてもメイラード反応による組織障害の機序は大きく分けて2つあり，糖化修飾を受けたタンパク質自体の変性と，AGEsによるRAGEシグナルの活性化による炎症反応の亢進がある。骨芽細胞や破骨細胞にもRAGEが発現しており，RAGEシグナルの活性化から炎症性サイトカインの亢進や細胞機能障害，ひいては骨リモデリングの障害が引き起こされる[28]。

骨においてメイラード反応を受けやすいのは，寿命が長く発現量の多い細胞外基質タンパクであるコラーゲンである。メイラード反応により，コラーゲンIの分子内架橋や側鎖の糖化修飾が起こり，溶解性や可動性の低下から，結果的に骨脆弱性が増す[29]。そのほかには，コラーゲンIの糖化によって骨芽細胞の分化や機能が抑制されるという報告や[30]，AGEsが骨芽細胞のアポトーシスを促進するという報告がある[31]。

上記のように，メイラード反応による骨芽細胞の障害については複数の報告からある程度の知見が蓄積されてきている。一方，破骨細胞がメイラード反応によって受ける影響については，加齢やAGEsの増加が破骨細胞機能を亢進させるという報告[27]，メイラード反応が破骨細胞生成を抑制するという報告など相反する報告があり[32]，今後の研究が待たれるところである。

3.6 神経疾患

AGEsはアルツハイマー病やパーキンソン病，筋萎縮性側索硬化症などの神経変性疾患や，糖尿病性末梢神経障害などの全身性疾患の神経系合併症に関与している[33]。例えばアルツハイマー病では，原因となる不溶性タンパクβアミロイドの蓄積が糖化によって促進され，さらに併存する酸化ストレスが神経毒性をもたらすことが報告されている。

食事中のAGEsが認知機能に及ぼす影響に関する研究では，AGE前駆体メチルグリオキサールを長期間にわたって摂取したマウスは，長寿遺伝子であるSIRT1が抑制され，アルツハイマー病類似の脳病理変化，認知機能低下とメタボリック症候群を呈することが報告されている[34]。ヒトにおいても，血清AGE濃度とSIRT1遺伝子発現量，認知機能，およびインスリン抵抗性の相関が報告されている。血清AGEレベルは食事中に含まれるAGE量を反映することから，低AGE食によってこれらの認知機能障害やインスリン抵抗性が抑制できる可能性がある。

3.7 眼疾患（白内障）

AGEsは黄斑変性や白内障，糖尿病性網膜症，緑内障などの眼疾患にも関与している[35]。これらの疾患の病因として，AGEsが眼組織へ沈着し，細胞外基質タンパクを架橋することで，細胞

透過性の低下や血管新生を引き起こすことが考えられている。また，糖化に伴う酸化ストレスの亢進により，血管新生や炎症に抑制性に働く遺伝子の発現が低下する。

　AGE 含有量の多い餌で飼育されたラットでは，網膜やブドウ膜における RAGE の発現上昇と AGEs の蓄積，網膜における VEGF の発現上昇が認められた[36]。これらの変化はラットの週齢数に関係なく認められたことから，経口摂取した AGEs は加齢とは無関係に眼組織に悪影響を及ぼすと考えられる。

3.8 悪性腫瘍（癌）

　癌のリスク因子や発症・進行への AGEs の関与については，現時点でも不明な点が多い。癌細胞株を用いた *in vitro* の実験では，AGEs が癌細胞の増殖や浸潤，転移などに関与する可能性が示唆されている。一方，ヒトに関する研究では，糖化と癌との関連が複数報告されてきている。前立腺癌では悪性度が高いほど，AGEs の蓄積と RAGE の発現増加が認められるという報告や[37]，デコイ受容体である sRAGE が膵癌や大腸癌のリスクと負に相関するという報告[38]がある。メイラード反応が癌の発症・進行に関与する機序としては，糖化が持続的な酸化ストレスの亢進を伴う炎症状態を引き起こし，癌の進行に適した環境を形成することが示唆されている。今後の研究が更なる待たれるところである。

3.9　酸化ストレスや加齢による臓器障害における糖化抑制酵素 GLO1 の役割

　筆者らは，糖化前駆体であるメチルグリオキサール（MG）の解毒酵素である glyoxalase I（GLO1）に着目し，酸化ストレスや加齢に伴うメイラード反応が臓器に病的老化をもたらすこと，GLO1 が糖化を抑制することで生理的あるいは病的な加齢性変化を軽減することを明らかにしてきた。

3.9.1　GLO1 は虚血による腎障害を抑制する

　腎臓の虚血再灌流障害においては，酸化ストレスの亢進が組織障害（尿細管間質障害）に関与すると考えられる。筆者らは，この虚血再灌流障害モデルを用い，急性腎障害における糖化ストレスおよび酸化ストレスの関与を明らかにしている。腎虚血再灌流モデルラットの腎臓では MG が蓄積すること，さらに GLO1 トランスジェニックラットでは，腎虚血再灌流による MG の蓄積が軽減し，腎尿細管間質障害も軽減することを報告している[39]。

3.9.2　GLO1 は腎臓の老化を抑制する

　筆者らは GLO1 が腎臓の加齢性変化を抑制することも見いだしている。GLO1 トランスジェニックラットでは，加齢に伴う腎臓の組織学的変化である間質肥厚が軽減し，senescence-associated β-galactosidase（SABG）や，p53，p21（WAF1/CIP1），p16（INK4A）といった老化マーカーが低下していた（図2）[40]。

3.9.3　GLO1 は血管の老化を抑制する

　加齢に伴い，血管は機能的にも形態的にも変化（老化）する。高血圧や動脈硬化は加齢に伴っ

第 5 章　疾病とメイラード反応

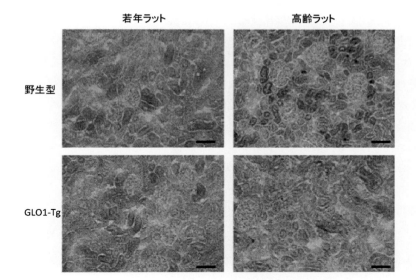

図2　GLO1 トランスジェニックラットの腎臓では老化が抑制されている
　青（本図はモノクロのため，灰色部分）は老化マーカー（SABG 染色）陽性を示す。GLO1-トランスジェニックラット（GLO1-Tg）の腎臓では老化マーカーの発現が低下している。　*文献 40 より引用・一部改変
※弊社 Web サイト（http://www.cmcbooks.co.jp/）の本書籍紹介ページにて，カラー版の図がご覧いただけます。

て増加する心血管病であるが，これらの変化に先立って認められ，動脈硬化を促進するのが内皮機能障害である。筆者らは，GLO1 トランスジェニックラットの大動脈を用い，血管の生理的加齢性変化である内皮機能障害が GLO1 トランスジェニックラットで軽減していることも見いだしている[41]。

4　治療法

　前述のように，生体内で起こるメイラード反応は様々な疾患の病態生理に関わっており，治療ターゲットとして期待されている。薬理的に体内の AGEs を減少させる方法として，アミノグアニジンなどによる AGE 産生阻害や[42]，ALT-711 などのクロスリンクブレーカー[43]，sRAGE やスタチンなどによる RAGE シグナル抑制[44]などが有望視されている。これらの薬剤の多くは，その効果について研究段階であり臨床応用には至っていないが，腎不全患者に用いられる活性炭（クレメジン）による AGEs の減少など[45]，他の疾患で既に臨床使用されている薬剤に糖化抑制作用があることも分かってきている。また，食事由来の AGEs が病態の進行・軽減に関わっているという報告があることから，生体内でのメイラード反応や AGEs 蓄積の制御に加え，食事含有 AGE 量のコントロールが疾患の予防や治療に結びつく可能性がある。従って，AGEs や

RAGEへの抑制作用を持つ薬剤の臨床使用と，AGEs経口摂取量のコントロールという二つの側面から治療方法を検討していく必要がある。

一方，「体に良い」と言われるAGEsも存在する。食品中のメイラード反応によって，メラノイジンと呼ばれる褐色色素をもつ高分子化合物が生じる。メラノイジン自体はメイラード反応の結果生じる糖化産物であるが，生体内では抗酸化作用や消化管保護作用を持ち，変異原性や遺伝毒性は少ないとされる[46,47]。脂肪性肝炎モデルマウスを用いた研究では，メラノイジンを多く含むコーヒーの投与により，酸化ストレスや炎症の抑制を介して肝障害が軽減することが報告されている[48]。また，ピロリ菌感染の抑制作用[49]や腸炎の抑制作用[50]も報告されている。従って，少なくとも一部のメイラード反応産物やメラノイジンは生体に良い作用をもたらす可能性があり，今後の研究によって詳細が解明されることが期待される。

5　まとめ

メイラード反応は，多くの疾患の発症や進行の病態生理に関わっている。高血糖からメイラード反応が亢進する糖尿病は近年増加傾向にある。また，加齢とともにAGEsが蓄積することから，高齢化に伴って，疾患の病態生理におけるメイラード反応の重要性はさらに増すことが予想される。メイラード反応をターゲットとした治療法については，すでに臨床で用いられている薬剤に加えて複数の薬剤が研究段階にある。また，調理方法等の工夫によりAGEsの経口摂取量を減らすことも有用である。

しかしながら，抗酸化作用を持ち疾患に抑制性に働くAGEsの存在も明らかになってきており，全てのAGEsが生体に悪影響を及ぼすわけではないようである。今後さらに，メイラード反応に着目して病態生理を理解し，治療ターゲットとしてメイラード研究が積み重ねられることが期待される。

文　献

1) Peng Y, *et al.*, *Sci Rep.*, **6**, 18822 (2016)
2) Sadik NA, *et al.*, *Mol Cell Biochem.*, **359** (1-2), 73 (2012)
3) Cai W, *et al.*, *Am J Pathol.*, **170** (6), 1893 (2007)
4) Palimeri S, *et al.*, *Diabetes Metab Syndr Obes.*, **8**：415 (2015)
5) Sandu O, *et al.*, *Diabetes.*, **54** (8), 2314 (2005)
6) Cai W, *et al.*, *Proc Natl Acad Sci USA.*, **109** (39), 15888 (2012)
7) Vlassara H, *et al.*, *Proc Natl Acad Sci USA.*, **99** (24), 15596 (2002)
8) Uribarri J, *et al.*, *Diabetes Care.*, **34** (7), 1610 (2011)
9) Guo Z, *et al.*, *Bosn J Basic Med Sci.*, **15** (4), 15 (2015)
10) Ferretti G, *et al.*, *Atherosclerosis*, **184**, 1 (2006)

第5章 疾病とメイラード反応

11) Godfrey L, et al., *Nutr Diabetes*, **4**, e134 (2014)
12) Baidoshvili A, et al., *Atherosclerosis*, **174**, 287 (2004)
13) Hanssen NM, et al., *Eur Heart J.*, **35** (17), 1137 (2014)
14) Hanssen NM, et al., *Cardiovasc Res.*, **104** (1), 160 (2014)
15) Miyata T, et al., *Kidney Int Suppl.*, **76**, S120 (2000)
16) Rabbani N, et al., *Kidney Int.*, **72**, 1113 (2007)
17) Tan AL, et al., *Semin Nephrol.*, **27** (2), 130 (2007)
18) Chung AC, et al., *J Am Soc Nephrol.*, **21** (2), 249 (2010)
19) Gu L, et al., *Nephrol Dial Transplant.*, **21** (2), 299 (2006)
20) Tanaka S, et al., *J Mol Biol.*, **203** (2), 495 (1988)
21) Haitoglou CS, et al., *J Biol Chem.*, **267** (18), 12404 (1992)
22) Uribarri J, et al., *Am J Kidney Dis.*, **42** (3), 532 (2003)
23) Hyogo H, et al., *J Gastroenterol Hepatol.*, **22** (7), 1112 (2007)
24) Sato T, et al., *Eur J Nutr.*, **48** (1), 6 (2009)
25) Ogawa N, et al., *Horm Metab Res.*, **39** (12), 871 (2007)
26) Miyata T, et al., *J Am Soc Nephrol.*, **8** (2), 260 (1997)
27) Dong XN, et al., *Bone.*, **49**, 174 (2011)
28) Willett TL, et al., *Curr Osteoporos Rep.*, **12** (3), 329 (2014)
29) Wang X, et al., *Bone.*, **31**, 1 (2002)
30) Katayama Y, et al., *J Bone Miner Res.*, **11**, 931 (1996)
31) Alikhani M, et al., *Bone.*, **40**, 345 (2007)
32) Valcourt U, et al., *J Biol Chem.*, **282**, 5691 (2007)
33) Salahuddin P, et al., *Cell Mol Biol Lett.*, **19** (3), 407 (2014)
34) Cai W, et al., *Proc Natl Acad Sci USA.*, **111** (13), 4940 (2014)
35) Kandarakis SA, et al., *Prog Retin Eye Res.*, **42**, 85 (2014)
36) Kandarakis SA, et al., *Exp Eye Res.*, **137**, 1 (2015)
37) Foster D, et al., *Cancer Epidemiol Biomarkers Prev.*, **23** (10), 2186 (2014)
38) Jiao L, et al., *Cancer Res.*, **71** (10), 3582 (2011)
39) Kumagai T, et al., *Am J Physiol Renal Physiol.*, **296** (4), F912 (2009)
40) Ikeda Y, et al., *Am J Pathol.*, **179** (6), 2810 (2011)
41) Jo-Watanabe A, et al., *Aging Cell.*, **13** (3), 519 (2014)
42) Brownlee M, et al., *Science.*, **232** (4758), 1629 (1986)
43) Coughlan MT, et al., *Kidney Int Suppl.*, **72**, S54 (2007)
44) Kaji Y, et al., *Invest Ophthalmol Vis Sci.*, **48** (2), 858 (2007)
45) Ueda S, et al., *Mol Med.*, **12** (7-8), 180 (2006)
46) Lindenmeier M, et al., *J Agric Food Chem.*, **50** (24), 6997 (2002)
47) Somoza V., *Mol Nutr Food Res.*, **49** (7), 663 (2005)
48) Vitaglione P, et al., *Hepatology.*, **52** (5), 1652 (2010)
49) Hiramoto S, et al., *Helicobacter.*, **9** (5), 429 (2004)
50) Anton PM, et al., *Food Funct.*, **3** (9), 941 (2012)

第6章　AGE受容体RAGE

棟居聖一[*1], 原島　愛[*2], 山本靖彦[*3]

1　はじめに

　RAGE（Receptor for Advanced Glycation End-products）は，メイラード反応により生成される Advanced Glycation End-products（AGE）の細胞表面受容体の1つであり，1992年にウシの肺から分離同定された[1,2]。ヒトRAGEはN末端側を細胞外にもつ分子量55 kDaの1回膜貫通型の1型膜蛋白で，細胞外領域に3つの免疫グロブリン様ドメインを持ち，免疫グロブリンスーパーファミリーに属する。RAGEのリガンド結合部位は主に最もN末端側にある免疫グロブリン様Vドメインであり，リガンドの結合とともにRAGEは二量体あるいはそれ以上の多量体形成をするといわれている（図1）。また，その他にAGEを認識するRAGE以外の受容体の存在も知られている。酸化LDL（low density lipoprotein）をリガンドとするマクロファージタイプⅠ・ⅡクラスAスカベンジャー受容体（SR-A）[3]，脂肪酸，コラーゲン，酸化LDLと結合し，酸化LDLのマクロファージ内への取り込みや脂肪酸を脂肪細胞に運搬する作用があるクラスBスカベンジャー受容体CD36[4]，肝臓におけるHDL（high density lipoprotein）のコレステロールの取り込みに関与しているSR-B1（scavenger receptor class B type 1）[5]，血管内皮細胞における酸化LDL受容体 lectin-like oxidized low density lipoprotein receptor-1（LOX-1）[6]，マクロファージの表面抗原あるいはIgE結合タンパクである Galectin-3複合体[7]，アセチル化LDLの受容体 FEEL-1, 2（fasciclin, EGF-like, laminin-type EGF-like and link domain-containing scavenger receptor-1, 2）[8]など，多くのAGE受容体が同定されている。これらのRAGE以外の受容体は総じてAGEの細胞内への取り込み，分解に関与していると報告されている。最近，受容体とは異なるがAGEおよびRAGEに結合するタンパク質として補体C1qが明らかにされその結合により補体の古典経路を活性化しファゴサイトーシスを促進することも報告された[9,10]。以上のような受容体のうち，リガンド結合後の細胞内シグナルと細胞応答を経て細胞傷害を引き起こすことが明らかなのはRAGEのみである。本項ではAGE-RAGE相互作用を中心に受容体としてのRAGEの機能について概観する。

　[*1]　Seiichi Munesue　金沢大学　医薬保健研究域　医学系　血管分子生物学　助教
　[*2]　Ai Harashima　金沢大学　医薬保健研究域　医学系　血管分子生物学　助教
　[*3]　Yasuhiko Yamamoto　金沢大学　医薬保健研究域　医学系　血管分子生物学　教授

第6章 AGE受容体RAGE

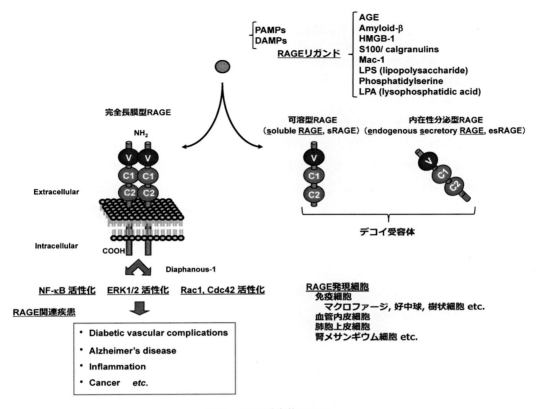

図1 AGE受容体RAGE

　RAGEは，AGE，アルツハイマー病において脳に蓄積するアミロイド-β蛋白質，癌転移や炎症との関連が明らかにされているHMGB-1，免疫細胞から分泌される炎症仲介分子S100/ calgranulins，白血球の細胞表面にあるβ2インテグリンMac-1，グラム陰性菌外膜の構成物質であるLPS，アポトーシス細胞上のphosphatidylserine，LPAなどのリガンドを認識し細胞内にNF-κBの活性化などを誘導し，さまざまな疾患，自然免疫，炎症，組織の再生などを引き起こす。また，細胞の運動性にかかわるRhoファミリー低分子量GTPaseのRac1およびCdc42を活性化し，細胞の運動性を制御する。RAGEは血管内皮細胞，肺胞上皮細胞，マクロファージ，好中球，樹状細胞などでその発現が確認されている。また，RAGEにはスプライシングバリアントが存在し，その1つである内在性分泌型RAGE (endogenous secretory RAGE, esRAGE) は，プロテアーゼにより細胞膜上でsheddingされることで産生される可溶型RAGE (soluble RAGE, sRAGE) と区別される。これら可溶性のRAGEは細胞膜上に存在する細胞膜型RAGEからリガンドを競合的に奪い取り，デコイ受容体として細胞保護的な役割を果たしていると考えられる。V，C1およびC2は免疫グロブリン様ドメインを示す。RAGE, Receptor for Advanced Glycation End-products；AGE, Advanced Glycation End-products；HMGB-1, High Mobility Group Box 1；LPS, lipopolysaccharide；LPA, lysophosphatidic acid, PAMPs, Pathogen-Associated Molecular Patterns；DAMPs, Damage-Associated Molecular Patterns

2 RAGE の発現と機能,細胞内シグナリング

　RAGE の発現は血管内皮細胞,腎臓メサンジウム細胞,マクロファージなど広範囲の細胞種でその発現が確認されているが,一般的な生理的条件下では肺胞上皮細胞を除いてその発現は非常に低い。しかし,病態が悪化するにつれてその発現レベルが亢進するとされている。例えば,動脈硬化の病巣部位においてその発現の増強が認められる。Yamamoto らは,血管内皮細胞にRAGE を過剰発現するマウスに糖尿病を誘導すると糖尿病腎症が増悪し,RAGE 欠損マウスに糖尿病を誘発しても腎症は発症しないことを示した[11,12]。これらの結果は AGE と RAGE との相互作用が糖尿病腎症の発症の一因になっていることを示している。さらに最近では,RAGE は AGE のみならずアルツハイマー病において脳に蓄積するアミロイド-β蛋白質,癌転移や炎症との関連が明らかにされている HMGB-1,炎症仲介分子 S100/ calgranulins,白血球の細胞表面にあるβ2インテグリン Mac-1,グラム陰性菌外膜の構成物質である lipopolysaccharide（LPS),アポトーシス細胞上の phosphatidylserine, lysophosphatidic acid（LPA）など様々なリガンドと結合することが明らかにされた。つまり,RAGE は Toll 様受容体などと同様にパターン認識受容体（Pattern recognition receptors, PRRs）として自然免疫,炎症,組織の再生などに関わることがわかってきた（図1）。

　AGE-RAGE 相互作用の結果,誘導される細胞内シグナル伝達経路は,細胞内の酸化ストレスの増強とそれに続く ras/ MAP キナーゼ経路を介した転写因子 NF-κB の活性化および様々な分子の発現誘導につながる。また,血管内皮細胞において AGE-RAGE 相互作用は ERK1/2 のリン酸化を介した vascular endothelial growth factor（VEGF）の発現誘導を示す。さらに,AGE-RAGE 相互作用は,血管細胞接着分子（vascular cell adhesion molecule-1, VCAM-1）を誘導し,白血球との接着をしやすくする。また,RAGE 遺伝子自身も,RAGE シグナリングの下流にあるエフェクター遺伝子群に属し,AGE リガンド刺激と RAGE 活性化はポジティブなフィードバックループを形成している[13]。最近,Hudson らは,yeast two-hybrid system を用いて RAGE の細胞内領域は,Diaphanous-1（Dia-1）と結合し,細胞の運動性にかかわる Rho ファミリー低分子量 GTPase の Rac1 および Cdc42 を活性化し,細胞の運動性を制御していることを報告している（図1）[14]。

3 RAGE の分子多様性とデコイ受容体

　ヒト RAGE には少なくとも2つ以上のスプライシングバリアントが存在することが明らかにされているが,機能を持つのが明らかなのは以下の2つである（図1）。1つ目は,最初に発見された完全長膜型 RAGE である（図1）。2つ目は膜貫通領域と細胞内領域を欠く細胞外分泌型の RAGE である。スプライシングにより産生される細胞外分泌型 RAGE は,構造的に細胞膜型 RAGE の shedding により産生される可溶型の RAGE（soluble RAGE, sRAGE）と C 末端構造

第 6 章　AGE 受容体 RAGE

が異なるため，内在性分泌型 RAGE（endogenous secretory RAGE, esRAGE）と名付け sRAGE と区別している[15]。sRAGE は，ADAM10 や MMP-9 のようなプロテアーゼにより細胞膜上で shedding されることにより産生され[16,17]，その機能は esRAGE と同じであると考えられている。ヒトの esRAGE は，血管内皮細胞，神経細胞，甲状腺濾胞，膵 β 細胞，肝細胞などに存在していることが明らかにされ，マウスもヒトと同様に esRGAE を産生するが，血中の濃度は極めて低いのがマウスの特徴である。

　AGE-RAGE 相互作用は，前述のように血管内皮細胞において VEGF の発現誘導を示すが，esRAGE をこの細胞の培養液中に添加するとこの作用は抑制される。また，アミロイド-β 蛋白質は RAGE を介して脳内に取り込まれアルツハイマー病の原因となることが知られているが，Sugihara らは，ヒト esRAGE を循環血中に過剰産生するマウスにおいてアミロイド-β 蛋白質の脳内への移行が RAGE ノックアウトマウスと同様に抑制されることを明らかにした[18]。これらは，esRAGE が RAGE リガンドを細胞膜上の完全長膜型 RAGE から競合的に奪いとり，RAGE のデコイ受容体として機能した結果であると考えられる（図 1）。

4　RAGE を標的とした RAGE 関連疾患治療の可能性

　前述のように esRAGE・sRAGE は，デコイ受容体として機能し，AGE に代表されるリガンドの完全長膜型 RAGE を介した作用を中和すると考えられる。また，血清中 esRAGE は糖尿病網膜症の重症度，メタボリックシンドロームの危険因子と負の相関をもつことが分かった[19,20]。したがって，esRAGE の分泌亢進を促すことは糖尿病合併症に対する防御の 1 つとなりうる可能性が考えられる。近年アンジオテンシン変換酵素（ACE）阻害剤によって，腎臓で sRAGE の発現レベルが上がることが報告された[21]。またチアゾリジン系の薬剤が血液中の esRAGE や sRAGE の発現量を促進することも報じられた[22]。もし，esRAGE や sRAGE の発現を特異的に誘導することができれば，糖尿病合併症をはじめとする様々な RAGE 関連疾病を予防，治療する有用な手段になりうる。また，完全長膜型 RAGE を標的とした薬剤の開発も必要である。

　Deane らは，合成低分子化合物のライブラリーから RAGE に高い親和性を示し，RAGE とそのリガンドの 1 つであるアミロイド-β 蛋白質との結合を阻害する RAGE 特異的阻害剤を見出した。この RAGE アンタゴニストをアルツハイマー病のモデルマウスに投与すると脳内のアミロイド斑が減少することが示された[23]。この RAGE 阻害剤は，アルツハイマー病以外の RAGE 関連疾患にも効果がある可能性が考えられ，今後，このような RAGE アンタゴニストの探索が RAGE 関連疾患の予防・治療薬開発の有効な手段となると考えられる。しかしながら，一方で RAGE 本来の生理的作用を阻害しない薬剤の開発も重要と考えている。

5 おわりに

RAGEは，AGE-RAGE相互作用による疾患や，その他のRAGE関連疾患の克服のための標的候補となりうる．しかし，RAGE後の細胞内シグナリング，RAGE mRNAスプライシングの調節メカニズムなど未解決の課題も多い．また効果的なRAGE阻害剤についての報告は多くない．今後，RAGEの構造解析を基にした新しいアンタゴニストの開発等が展開されることを期待したい．

文　献

1) Schmidt AM, Vianna M, Gerlach M, et al：Isolation and characterization of two binding proteins for advanced glycosylation end products from bovine lung which are present on the endothelial cell surface. *J Biol Chem.*, **267**, 14987-14997 (1992)
2) Neeper M, Schmidt AM, Brett J, et al：Cloning and expression of a cell surface receptor for advanced glycosylation end products of proteins. *J Biol Chem.*, **267**, 14998-15004 (1992)
3) Araki N, Higashi T, Mori T, et al：Macrophage scavenger receptor mediates the endocytic uptake and degradation of advanced glycation end products of the Maillard reaction. *Eur J Biochem.*, **230**, 408-415 (1995)
4) Ohgami N, Nagai R, Ikemoto M, et al：CD36, a member of class B scavenger receptor family, is a receptor for advanced glycation end products. *Ann N Y Acad Sci.*, **947**, 350-355 (2001)
5) Ohgami N, Nagai R, Miyazaki A, et al：Scavenger receptor class B type I-mediated reverse cholesterol transport is inhibited by advanced glycation end products. *J Biol Chem.*, **276**, 13348-13355 (2001)
6) Jono T, Miyazaki A, Nagai R, et al：Lectin-like oxidized low density lipoprotein receptor-1 (LOX-1) serves as an endothelial receptor for advanced glycation end products (AGE). *FEBS Lett.*, **511**, 170-174 (2002)
7) Vlassara H, Li YM, Imani F, et al：Identification of galectin-3 as a high-affinity binding protein for advanced glycation end products (AGE)：a new member of the AGE-receptor complex. *Mol Med.*, **6**, 634-646 (1995)
8) Tamura Y, Adachi H, Osuga J, et al：FEEL-1 and FEEL-2 are endocytic receptors for advanced glycation end products. *J Biol Chem.*, **278**, 12613-12617 (2002)
9) Ma W, Rai V, Hudson BI, et al：RAGE binds C1q and enhances C1q-mediated phagocytosis. *Cell Immunol.*, **274**, 72-82 (2012)
10) Miho Chikazawa, Takahiro Shibata, Yukinori Hatasa, et al：Identification of C1q as a

第6章 AGE受容体 RAGE

　　　Binding Protein for Advanced Glycation End Products. *Biochemistry*, **55**, 435-446 (2016)
11) Yamamoto Y, Kato I, Doi T, et al : Development and prevention of advanced diabetic nephropathy in RAGE-overexpressing mice. *J Clin Invest.*, **108**, 261-268 (2001)
12) Yamamoto H : Mechanisms of vascular injury in diabetes : lessons from vascular cells in culture and transgenic animals. *Biomedical Reviews*, **11**, 19-27 (2000)
13) Tanaka N, Yonekura H, Yamagishi S, et al : The receptor for advanced glycation end products is induced by the glycation products themselves and tumor necrosis factor-alpha through nuclear factor-kappa B, and by 17beta-estradiol through Sp-1 in human vascular endothelial cells. *J Biol Chem.*, **275**, 25781-25790 (2000)
14) HudsonBI, Kalea AZ, Del Mar Arriero M, et al : Interaction of theRAGEcytoplasmic domain with diaphanous-1 is required for ligand-stimulated cellular migration through activation of Rac1 and Cdc42. *J Biol Chem.*, **283**, 34457-34468 (2008)
15) Yonekura H, Yamamoto Y, Sakurai S, et al : Novel splice variants of the receptor for advanced glycation end-products expressed in human vascular endothelial cells and pericytes, and their putative roles in diabetes-induced vascular injury. *Biochem J.*, **370**, 1097-1109 (2003)
16) Raucci A, Cugusi S, Antonelli A, et al : A soluble form of the receptor for advanced glycation endproducts (RAGE) is produced by proteolytic cleavage of the membrane-bound form by the sheddase a disintegrin and metalloprotease 10 (ADAM10). *FASEB J.*, **22**, 3716-3727 (2008)
17) Motoyoshi S, Yamamoto Y, Munesue S, et al : cAMP ameliorates inflammation by modulation of macrophage receptor for advanced glycation end-products. *Biochem J.*, **463**, 75-82 (2014)
18) Sugihara T, Munesue S, Yamamoto T, et al : J Alzheimers Dis 28 : 709-720, 2012.
19) Koyama H, Shoji T, Yokoyama H, et al : Plasma level of endogenous secretory RAGE is associated with components of the metabolic syndrome and atherosclerosis. *Arterioscler Thromb Vasc Biol.*, **25**, 2587-2593 (2005)
20) Katakami N, Matsuhisa M, Kaneto H, et al : Decreased endogenous secretory advanced glycation end product receptor in type 1 diabetic patients : its possible association with diabetic vascular complications. *Diabetes Care.*, **28**, 2716-2721 (2005)
21) Forbes JM, Thorpe SR, Thallas-Bonke V, et al : Modulation of soluble receptor for advanced glycation end products by angiotensin-converting enzyme-1 inhibition in diabetic nephropathy. *J Am Soc Nephrol.*, **16**, 2251-2253 (2005)
22) Tan KC, Chow WS, Tso AW, et al : Thiazolidinedione increases serum soluble receptor for advanced glycation end-products in type 2 diabetes. *Diabetologia.*, **50**, 1819-1825 (2007)
23) Deane R, Singh I, Sagare AP, et al : A multimodal RAGE-specific inhibitor reduces amyloid β-mediated brain disorder in a mouse model of Alzheimer disease. *J Clin Invest.*, **122**, 1377-1392 (2012)

第7章　AGEsの非侵襲的検出

山中幹宏[*1]，永井竜児[*2]

1　簡便なAGEs測定の必要性

　日本における糖尿病の医療費は，厚生労働省より報告されている平成25年度国民医療費の概況によれば，1.2兆円を超えている。糖尿病の治療は，血糖をコンロールすることが全ての基本となり，食事療法，運動療法，薬物療法の3つがその手段となるが，基本は食事療法と，運動療法であり，薬物治療は付加的な位置づけとなる。糖尿病にかかると排尿の回数や量が多い，のどが渇く等の症状が現れるが，決定的に病気を自覚させる症状が現れず，病院等での検査により発覚することが殆どである。適切な治療を続けていけば，脳卒中，失明，腎臓病，足病変といった合併症の多くは予防可能であるにもかかわらず，自覚症状がないため病院等で合併症による異常が診断されてからでは既に病状が進行していることが多く，完治することは難しくなる。特に，合併症は一度進展すると治療が困難なものが多く，他の生活習慣病と同様に予防が重要視されている。予防を行なうためには早期発見と治療効果判定が不可欠であり，それを目的とした糖尿病の検査が多数存在している。例えば，過去1～2ヶ月の血糖値を反映する有用なマーカーであることが知られるHemoglobin A1c（HbA1c）は，そのレベルを7％以下に抑えることが望ましいと，日本糖尿病学会の「熊本宣言2013」で述べられている。しかし実際には，糖尿病合併症のマーカーとはならず，自覚症状が出た時点ではすでに合併症が進行していることが多い。糖尿病の細小血管障害の3大合併症は，網膜症，腎症，神経障害であり，それぞれ，失明，腎不全，自律神経障害，神経痛などを引き起こすことが知られている。この生活習慣病を対象とした，簡単に且つ精度良く測れる予防診断ツールのマーカーとして，糖化反応後期生成物（AGEs：Advanced Glycation Endproducts）が注目されている[1]。血中に異常な量の糖質や脂質が存在する環境下では，糖質に存在するカルボニル，または過酸化脂質から産生したカルボニル化合物がタンパク質と反応し，AGEsが生成される。AGEsは最終的に産生される化合物群の総称であり，現在までに生体からおよそ40種類が同定されている[2]。生体内で生成されたAGEsは血管壁に沈着し，免疫システムの一部を担うマクロファージに作用してタンパク質の一種であるサイトカインを放出させ，炎症を惹起することにより動脈硬化を促進させることが報告されている[3]。生体におい

[*1]　Mikihiro Yamanaka　シャープ㈱　BSカンパニー　メディカル・ヘルスケア事業推進センター　ヘルスケア第一事業開発部；
東海大学大学院　生物科学研究科

[*2]　Ryoji Nagai　東海大学大学院　生物科学研究科　食品生体調節学研究室　准教授

第 7 章 AGEs の非侵襲的検出

てAGEs は加齢とともに増加するが，動脈硬化や腎症等の疾病リスクに応じて，その濃度が著しく高くなる物質である。

今回紹介する測定装置は，数十種類以上存在する AGEs の中で，特定の光を照射することにより発する自家蛍光（Autofluorescence）の強度を利用することによって，皮膚 AGEs の蓄積量を光センサにてモニタリングするものである。本原理を用いることで，採血することなく，外からの励起光で，生活習慣病との関連が報告されている組織等に蓄積した AGEs 量を非侵襲的に測定することが可能となる。本測定技術を応用した診断は，増加の一途を辿る生活習慣病罹患者に対し，「一人一人の予防への気付き」を促すことに繋がり，将来の健康寿命の増進が期待されるため，医療費の削減効果も大いに期待され，その医学的利用価値は非常に高いものと考えられる。

すでに AGEs の重要性は糖尿病分野で浸透しているが，生体における AGEs の測定は依然として困難である。Enzyme-Linked Immuno Sorbent Assay（ELISA）法により，血中の AGEs を検出することは既に報告されているが[4]，全ての AGEs 種が構造決定されている訳ではなく，各種夾雑物の中で「如何なる AGEs 構造」を「どのような手法」で測定したかが問題となる。また，臨床検査会社が行っている加熱を伴う血清/血漿中 AGEs の測定では，N^ε-(carboxymethyl)lysine(CML)[4]やペントシジン[5]などの AGEs が人工的に生成し，過剰に見積もられる危険性も指摘されている。このような極微量の AGEs 濃度を測定するためには質量分析装置を用いた AGEs の絶対定量が欠かせないが，装置が高価，熟練した測定者が必要，ランニングコストが高いといった問題がある。糖尿病合併症などの進行度合いを「見える化」する目的に対しては，誰でも「簡便・迅速」に疾患リスクの可能性を手軽に評価できれば，上述した以上にその存在価値が高まることになる。経皮蛍光を用いた AGEs 測定装置は Meerwaldt[6,7]らによってすでに開発されている。しかしながら，前腕を測定部位に用いる彼らの手法では特に有色人種に多く含まれるメラニン量（肌の色），または測定部位およびその周辺を走向している血管の有無により，測定値が大きく影響を受け，再現性の高いデータが得にくいという問題がある。また測定部位が前腕であり，再現性良く測るために測定部位を固定するためには，装置が大がかりになってしまう。そこで本章では，まず，装置の測定対象とする蛍光物質の波長選定，動物実験による経皮蛍光強度と病態との相関確認，ヒト皮膚での自家蛍光測定の課題解決と，臨床研究におけるその応用確認を行い，AGEs の蓄積とともに増加する経皮蛍光強度測定技術が，糖尿病合併症等の予測に利用できることを説明する。

2　腎症患者血清における蛍光スペクトルの測定

腎機能障害患者の血清中には AGEs が多く含まれていることが以前より知られている[8,9]。皮膚における蛍光物質の含量は極めて低く，蛍光物質測定の波長選定には不向きであると考え，透析患者の血清に着目して蛍光スペクトルの分析を行った。8 名（平均年齢 61.9±10.5 歳，男/女：

3/5）の透析患者の血清を福岡大学附属病院から提供頂き，最適励起波長とその際に得られる蛍光スペクトルの波長を確認した。被験者サンプルのうち2人は慢性腎疾患（CKD；chronic kindney disease）のステージ3，もう1人はステージ5であり，透析治療を受けている。血液サンプルは一晩絶食後のものを集め，血液細胞から分画された血清を−80℃で実験に利用するまで保管した（東海大学倫理承認番号14035）。各血清サンプルから100 μl を蛍光分光光度計FL-4500（日立，日本）にて励起光と蛍光をそれぞれ独立して2,400 nm/min.の速度で走査し，等高線様の励起波長と蛍光波長の相関図を確認することで最適励起波長と最適蛍光波長を決定した。詳細な蛍光スペクトルの取得には240 nm/min.の走査速度にて測定を行った。

3　液体クロマトグラフィータンデム質量分析（LC-MS/MS）による血清中のN'-(5-hydro-5-methyl-4-imidazolone-2-yl)-ornithine（MG-H1）の測定

本装置は，MS/MS部に高感度定量分析用トリプル四重極質量分析計 TSQ Vantage（Thermo Fisher Scientific, Waltham, MA, USA）を採用し，インターフェースにはESIプローブを用い，ポジティブモードで検出した。検出は多重反応モニタリングを用いた。各構造の溶出時間は，MG-H1および[$^2H_2$] MG-H1は約12分，Lysineおよび[$^{13}C_6$] Lysineは約13分であった。MG-H1および[$^2H_2$] MG-H1の検出のために使用した親イオンはそれぞれ229（m/z）および232（m/z）であり，これらの親イオンから得たフラグメントイオン114（m/z），117（m/z）をそれぞれ検出し，解析を行った。L-lysineおよび[$^{13}C_6$] L-lysineの親イオンはそれぞれ147（m/z）および153（m/z）であり，これらの親イオンから得たフラグメントイオン84（m/z），89（m/z）をそれぞれ検出し，解析を行った。

4　経皮蛍光測定装置について

4.1　ファイバー型測定装置

測定装置は，光源として365 nmのLED；light emitting diode光源，2,048ピクセルからなるリニアCCD；charge-coupled deviceセンサとバンドル型同軸石英製Y型フレキシブルなポリエチレンでコートされたファイバープローブからなる。測定部位はおおよそ直径0.38 mmの領域となる。ファイバーは2つのコアからなり，LED光源の光を伝えるプローブと，励起されて蛍光を発した光をセンサに伝えるためのそれぞれが直径0.6 mmのファイバーを束ねた構造を取っている（図1）。

肌メラニンの無い場所で経皮蛍光を測定するために，海外でも酸素飽和度計（SpO$_2$計）で測定に用いられている指尖を選択し，再現性良く経皮蛍光強度が測定できるセンサを準備した。指尖で経皮蛍光を安定的に測定するために，図1のプローブタイプのセンサを改良し，指尖が安定して測れる経皮蛍光測定装置を作製した。プローブタイプのセンサは色々な個所が測れる，動物

第 7 章　AGEs の非侵襲的検出

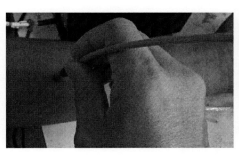

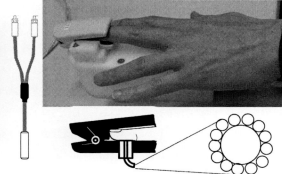

図1　ファイバータイプセンサの構造　　　　図2　クリップタイプセンサの構造

実験に応用できるといったメリットはあるが，ヒト臨床実験においては，測定安定性，簡便性を第一に考え，指尖測定に特化し，たわみ量が 1.5～2.0 mm での測定部位における荷重が 5.5～6.0 N になるように，クリップ構造を開発した。測定中の微妙な体動を避けるために，対象物をはさまない段階で，5.5～6.0 N の荷重を指尖に与えるクリップ構造を開発した。利き手と利き手ではない各 3 本ずつ，第 2 指（人差し指），第 3 指（中指），第 4 指（薬指）を測定し，標準偏差の最も低い指を選択することとした。経皮蛍光測定ユニットは先述の Y 型光ファイバー構造で，蛍光を受光するファイバー径は 0.6 mm と同一であるが，そのファイバーの円周上に，0.19 mm 径の励起光を伝える 13 本の光ファイバーが取り囲む形でレイアウトしたものを用いた（図2）。

4.2　肌メラニン測定

　肌のメラニン量を測るためにメグザメータ（Courage-Khazaka Electronic, Cologne, Germany）を用いた。被験者は 49 名（平均年齢 46.6±9.1 歳，男/女：26/23）の健常者からなるボランティア試験を行った（総合医科学研究所試験番号 SRDB）。メラニンインデックスは各ボランティアにおいて左右の前腕 2 点ずつ，計 4 点測定した。経皮蛍光測定は，メラニンを測定した全く同じ位置に，先述のプローブをセットして測定した。被験者は，試験実施責任機関に登録しているボランティアの中から，本試験の被験者となることを自発的に志願し，試験責任医師により本試験参加に適当と判断された者で，本試験の内容について十分な説明を受け，文書により本試験参加の同意をした，20 歳以上 65 歳以下の成人男女 54 名とした。試験の実施に際しては，千里中央駅前クリニック倫理審査委員会（IRB）の承認のもとに行われ，ヘルシンキ宣言（1964 採択，'75，'83，'89，'96，2000 修正，2002 年，2004 年注釈追加）の主旨に従い実施した。試験実施期間は 2011 年 1 月 15 日，22 日，29 日の 3 日間で行った。

4.3　ヒト臨床試験

　合計 168 名（82 名の 2 型糖尿病患者，86 名の 2 型糖尿病を発症していない患者）の被験者は

57

熊本大学医学部附属病院にて募られた方々である。2型糖尿病の診断は the World Health Organization criteria[10]に沿って行われ，今回1型糖尿病患者は除外された。重篤な肝疾患，悪性腫瘍，急性，慢性胃炎，炎症性疾患患者も除外された。本臨床試験は熊本大学倫理規定番号1737に準拠され，全てインフォームドコンセントが得られた後に行われた。各血液サンプルは一晩絶食後の早朝に採取され，空腹時血糖（FPG），糖化ヘモグロビン（HbA1c），血清全コレステロール（TC），中性脂肪（TG），HDLコレステロール（HDL）cholesterol は通常の方法で測定された。LDL コレステロール（LDL）は Friedewald の式[11]を用いた。HbA1c（％）は NGSP；National Glycohemoglobin Standardization Programequivalent（％）の値　計算式；HbA1c（％）＝1.02×HbA1c ［Japan Diabetes Society(JDS)］（％）＋0.25％を用いた[12]。糖尿病性網膜症は眼科医が評価し，グレードは国際基準である International Clinical Classification of Diabetic Retinopathy に準拠した[13]。糖尿病腎症はアルブミン/クレアチニン比が≧30 mg/g となる微量アルブミン尿測定により決定した[14]。糖尿病性神経障害は糖尿病神経障害研究グループの診断基準を用いた（下肢や足の自覚症状，アキレス腱反射減弱や消失，両側内踝の振動覚低下）[15]。現在の細小血管合併症の診断は微量アルブミン尿，神経障害，網膜症の判断基準を用いて決定されている。他被験者の臨床データとしては，年齢，性別，Body Mass Index（BMI），血圧を取得した。

4.4　統計分析

統計分析には SPSS ソフトウエアバージョン 20（SPSS 社，米国）により，Mann-Whitney U test, chi-square test, Student's t-test を用いた。P 値は＜0.05 有意水準とした。

4.5　実験結果

4.5.1　透析患者血清の蛍光測定結果

腎症患者の血清 100 μl を用いて，励起光と蛍光をそれぞれ独立して 2,400 nm/min の速度で走査することで，等高線様の励起波長と蛍光波長の相関図を確認した。その結果，腎症患者の血清では，励起波長 310～340 nm 蛍光波長 420～450 nm の範囲で蛍光強度が最も強いことが確認された（図3）。

さらに，上図で得られた結果をより詳細に解析するために，検出器の位置を 440 nm に固定して，励起光を 200～600 nm まで 240 nm/min の条件で走査し，最適励起波長を確認した。その結果，440 nm の蛍光を得るための最適励起波長は 340 nm であることが確認された（図4）。

健常者（被験者数7名）と透析患者（被験者数8名）の血清について，その平均蛍光スペクトルを確認した結果，透析患者では蛍光強度が有意に高いことが確認された（図5）。

健常者（被験者数7名）と腎症患者（被験者数8名）の血清から得られた最大蛍光スペクトルの平均値は健常者で 1442.14（a.u.；arbitrary unit, SD；standard deviation 276.37），腎症患者で 3084.57（a.u. SD；1007.86）であり，両者の有意差検定結果は p＜0.01 であった（図6）。

第 7 章　AGEs の非侵襲的検出

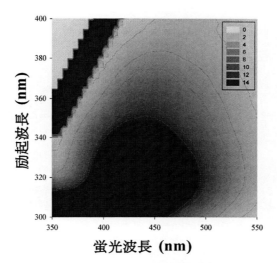

図 3　腎症患者の血清を用いた蛍光測定結果
励起光と蛍光をそれぞれ独立して走査し，等高線様の励起波長と蛍光波長の相関を確認。

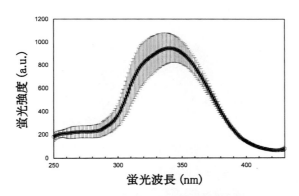

図 4　腎症患者の血清を用いた最適励起波長の選定
検出器の位置を 440 nm に固定し，励起波長を走査することで，最適励起波長を決定。
（被験者数 8 名，平均値 946.33，SD 値　128.139 グラフには ±SD を表示）

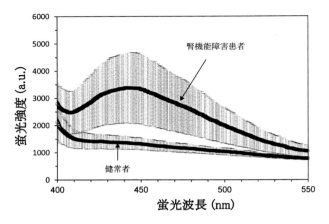

図5　腎機能障害患者と健常者の血清を用いた蛍光強度の比較
最適測定条件である，励起波長 340 nm，蛍光波長 440 nm での蛍光測定結果を比較した。
（被験者数　健常者 7 名/腎症患者 8 名，平均値；健常者/腎症患者；1366.430/3385.500，SD 値；253.242/1284.490，グラフには ±SD を表示）

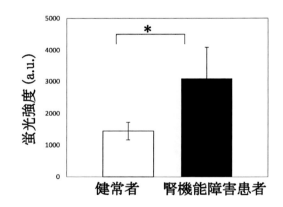

図6　腎機能障害患者と健常者の血清を用いた蛍光強度の比較
励起波長 340 nm，蛍光波長 440 nm での蛍光測定結果を比較したところ，腎機能障害患者の蛍光強度は健常者に較べ有意に高く，有意差検定結果は＊P＜0.01 であった。
（被験者数　健常者 7 名/腎機能障害患者 8 名，平均値；健常者 1366.430/3385.500，SD 値；253.242/1284.490，グラフには ±SD を表示）

4.6　経皮蛍光測定に適した部位の検討

メラニンやヘモグロビンの様な皮膚に存在する色素は，励起光の侵入を阻害するため，メラニン量と経皮蛍光強度は強い負の相関を持ち，メラニンインデックスが大きくなると，経皮蛍光強度が低下した（図7）。

容易に測定可能な体の各部位として，指尖，中節，前腕，上腕を選択し，各部位での測定ばら

第7章　AGEs の非侵襲的検出

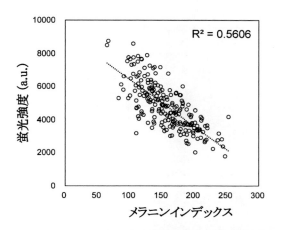

図7　前腕に含まれるメラニン含量と同一箇所から得られた経皮蛍光強度との相関
健常者49名の前腕に含まれるメラニン量が増えると，同一測定位置から得られる蛍光強度は低下しており，経皮蛍光強度は測定部位に存在するメラニン量に強く影響される。

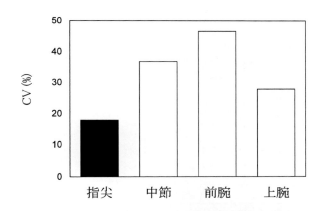

図8　身体の各部位から得られた経皮蛍光強度の比較
11名の健常者において，指尖，中節，前腕，上腕での各部位での経皮蛍光強度の測定誤差（noise）を比較した結果，他の部位に較べ，指尖での蛍光値は，ばらつきが最も小さかった。

つきを確認した。その結果，指尖において個体差ばらつきが最も小さく，他の部位では指尖のばらつきに対して，1.6～2.6倍ほど大きな値を示した（図8）。

指尖での測定に優位性が確認されたため，2型糖尿病ではない被験者（平均年齢 53.9±17.1，男性30名，女性56名，平均BMI：23.2±4.5）の利き手と利き手ではないそれぞれ3本ずつ，第2～4指の経皮蛍光強度を測定し，その全個体における測定誤差を確認した。その結果，利き手と反対の中指の測定誤差が最もばらつきが小さいことが確認された（図9）。

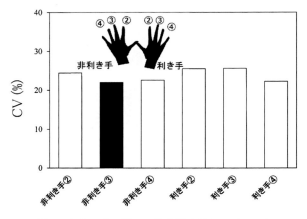

図9　左右6本の指での経皮蛍光強度のばらつき

2型糖尿病ではない被験者（男性30名，女性56名，平均年齢53.9歳±17.1）において，利き手と利き手ではないそれぞれの第2～4指での蛍光強度をクリップタイプ型装置にて測定し，その全個体におけるばらつきを確認した結果，利き手ではない中指での値が，最も測定誤差が小さかった。

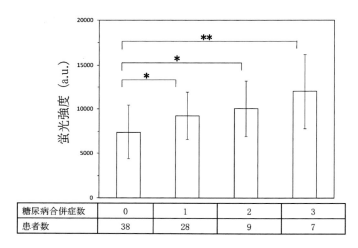

図10　指尖蛍光強度と糖尿病合併症の数の相関

糖尿病患者での指尖蛍光強度は糖尿病合併症の保有数と比例して増加した。糖尿病合併症未発症患者に対して，合併症を保有している患者での蛍光強度について有意差検定結果を示す。（＊P＜0.05，＊＊P＜0.01，グラフには±SDを表示）

4.7　指尖における経皮蛍光強度と糖尿病合併症の進行

利き手と反対の中指で測定された経皮蛍光強度を用いて，糖尿病合併症の進行との相関を確認した。被験者は2型糖尿病患者82名（平均年齢64.9±11.1，男性39名，女性43名，平均BMI：25.5±11.1）で，経皮蛍光強度は合併症の保有数の増加に伴って有意に増加した（図10）。

合併症の進行とHbA1c A），ba-PWV；brachial ankle pulse wave velocity；脈波伝搬速度B），ABI；ankle brachial index 足関節上腕血圧比C），IMT；intima-media thickness 血管肥厚

第7章　AGEsの非侵襲的検出

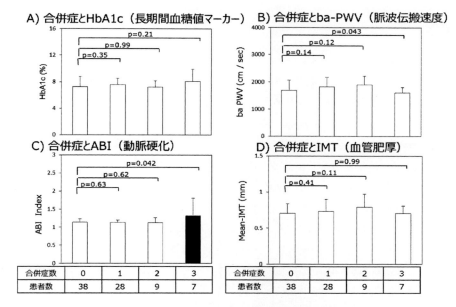

図11　各種バイタル測定結果と糖尿病合併症の数の相関
HbA1c A), ba-PWV B), ABI C), IMT D) と, 糖尿病合併症の保有数について, 有意差検定を実施した結果, いずれのバイタルでも, 合併症の進展との相関は確認されなかった。

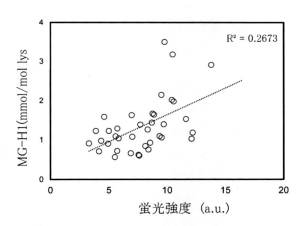

図12　指尖蛍光強度と血清中のMG-H1レベルの相関
血清中のMG-H1レベルはLC-MS/MSを用いて測定した結果, 経皮蛍光強度とMG-H1レベルの相関関係が確認された。

D)との相関を確認した結果, 経皮蛍光強度が糖尿病合併症の保有数の増加に伴って増加していく一方で, 他の指標においては合併症の増加で有意な変化は認められなかった（図11）。

LC-MS/MSを用いて測定された血清MG-H1濃度と, 同一被験者の指尖経皮蛍光濃度との相関を確認したところ, 両者に相関関係が認められた（図12）。

5 考察

免疫化学的な手法によって，AGEs がアテローム性動脈硬化症[16]や糖尿病合併症[17]のような加齢関連疾患で蓄積が確認されているが，血液や尿など臨床検体中の AGEs を測定するには，複雑かつ時間のかかる前処理が必要とされるため，HbA1c とは異なり臨床で AGEs が診断目的に測定されるケースは希である。Meerwaldt ら[6,7]，経皮蛍光を利用して AGEs 蓄積を測定した結果，糖尿病患者の経皮蛍光強度が健常者に比べて高いことを報告している。しかし蛍光を用いた皮膚 AGEs の測定には，依然として3つの解決すべき課題が残っている。第一に経皮蛍光強度は，皮膚に存在するメラニンやヘモグロビンといった色素により影響を受け，測定が困難になる点である。その結果，人種の違いや，日焼けなどの生活習慣による肌の色の変化は，経皮蛍光を測定するうえで測定値を大きく左右することになる。これに対しては，経皮蛍光測定を行う上でメラニン含有量が殆どなく，言い換えると人種，性別，年齢，季節変動における日光暴露条件においても，ほとんど差のない測定部位である指尖のメリットが明確になる。第2の理由は測定部位における血管の走向である。指尖には，上腕で確認されるような静脈の走向は認められず，無数の毛細血管が支配的に存在している部位でもある。これまでの研究では，近赤外線カメラを用いて可視化した血管の存在部位と，そうでない部位での経皮蛍光強度の差は 1.5〜1.6 倍あることを確認している。このように，指尖測定においては，毛細血管からの平均的な情報が得られることで，測定誤差が低く抑えられる利点がある。第3の理由は，指尖の場合，たわみ量が 1.5-2.0 mm の場合，5.5-6.0 N で一定の強さに規定されたクリップ構造を利用することで，測定部位を容易に且つ正確に決定でき，数秒以内の迅速な測定が可能な点である。測定部位を固定する方法は上腕でも可能だが，測定システムが大がかりになってしまい現実的ではない。指尖の皮膚は，その使用条件により厚さが異なることが予想される。つまり，利き手と利き手ではない手の指尖においては，その使用頻度に依存して，皮膚の厚さが異なってくる。そのため，利き手と反対の指尖を測定に利用することで，測定ばらつきをさらに抑え込む狙いがある。利き手と反対の第3指（中指）は，手のひらの構造上，回転中心対称の位置にあり，手のひらを装置に置くことで自然と測定部位が固定され，測定ばらつきが最も低く算出されたものと思われる。これらの利点を総合的に判断して，指尖での測定では上腕での経皮蛍光強度の測定手法に対するアドバンテージが明確になったものと考える。

糖尿病合併症の保有数の増加に伴って，指尖からの経皮蛍光強度は有意に増加するが，HbA1c のレベルは変化がなかった（図 11A）。HbA1c は過去 1〜2ヶ月の血糖値を反映するが，糖尿病合併症発症との関連は認められなかったことから，メイラード反応の前期のみでは合併症との関連は説明できず，後期生成物が合併症の診断に重要であることが示された。HbA1c はメイラード反応の中間体であり，存在が不安定で，また血液クリアランスによる変動の影響を大きく受けるため，長期間の安定性を必要とする合併症マーカーとしては，不十分であることが予想される。ここに，AGEs を糖尿病合併症の診断マーカーのターゲットとして，迅速に測定する必要性が明

第7章　AGEs の非侵襲的検出

確となった（図10）。他，ba-PWV，AI，IMT の各値も，糖尿病合併症の保有数の増加に伴って増加する傾向は確認されなかった。さらに，指尖の経皮蛍光強度は糖代謝異常により生成される AGEs 種の一つである血清の MG-H1 レベルとも相関した（図12）。その原因として，AGEs は比較的安定な化学物質として蓄積するため，HbA1c や他血管の健康度を示す各種値と比較して，糖尿病合併症の数の増加と有意な正の相関関係が確認されたものと考えられる。以上より，本研究によって，指尖の経皮蛍光強度が糖尿病細小血管合併症の診断に有益な測定方法であることが実証された。

　結論として，本研究は初期診断分野における非侵襲性且つ簡便な健康状態モニタリング技術の応用面で重要な役割を示すこと，さらには生活習慣病予防に向けた有望な将来性のあるスクリーニング技術として窺知されるものである。

文　　献

1) Nagai R, et al., *J Clin Biochem Nutr.* **55**, 1-6 (2014)
2) Nagai R, et al., *Biochem Soc Trans.* **31**, 1438-1440 (2003)
3) Kume S, et al., *Am J Pathol.* **147**, 3, 654-667 (1995)
4) Miki Hayashi C, et al., *Lab Invest.* **82 (6)**：795-808 (2002)
5) Nakano M, et al., *Amino Acids.* 2013 **44 (6)**：1451-6
6) Meerwaldt R, et al., *Ann N Y Acad Sci.* **1043**：290-298 (2005)
7) Meerwaldt R, et al., *Diabetes Care.* **30 (1)**, 107-112 (2007)
8) Bolton WK, et al., *Am J Nephrol.* **24 (1)**, 32-40 (2004)
9) Murata T, et al., *Diabetologia.* **40 (8)**, 764-769 (1997)
10) World Health Organization, Department of Noncommunicable Disease Surveillance Definition, Diagnosis and Classification of Diabetes and its Complications：*Report of a WHO Consultation. Part 1：Diagnosis and classification of diabetes.* Geneva：World Health Org, 1-59 (1999)
11) Friedewald WT, et al., *Clin Chem.* **18 (6)**：499-502 (1972)
12) Seino Y, et al., *J Diabetes Investig.* **1 (5)**：212-228 (2010)
13) Wilkinson CP et al., *Ophthalmology* **110**：1677-1682 (2003)
14) Katayama S, et al., *Diabetologia* **54**, 1025-1031 (2011,)
15) Yasuda H, et al., *Diabetes Res Clin Pract* **77**, Suppl 1, S178-S183 (2007)
16) Nagai R, et al., *J Biol Chem.* **282 (47)**, 34219-34228 (2007)
17) Khan MW, et al., *Int Arch Allergy Immunol.* **153**, (2) 207-214 (2010)

第8章 マーカー

斎藤　充*

1　はじめに

ヒトは加齢に伴い骨，関節，心血管，神経系などに終末糖化産物（Advanced glycation end products, AGEs）が蓄積する（図1, 2）。加齢と共にAGEsが増加するものの全てのヒトが疾病を発症したり，合併症に苛まれるわけではない。AGEsの増加が過剰になると，疾患として治

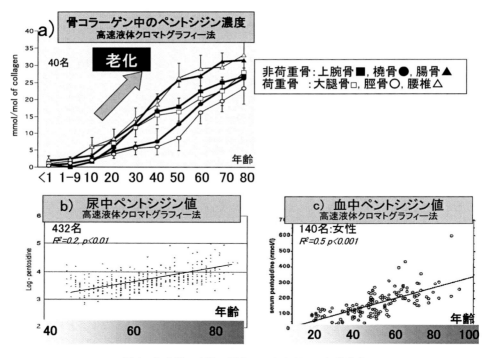

図1　ヒト骨・血液・尿中ペントシジンの加齢変化
　a. 骨コラーゲン中のペントシジン量：(-■-：上腕骨近位部, -●-：橈骨遠位部,
　　 -▲-：腸骨中央部。-□-：大腿骨, -○-：脛骨中央部, -△-：腰椎椎体)[3, 24]
　b. 血中ペントシジン濃度[27]
　c. 尿中ペントシジン濃度（クレアチニン補正）[14]
　全てサンプルを加水分解後，高速液体クロマトグラフィーで測定

---

*　Mitsuru Saito　東京慈恵会医科大学　整形外科　准教授

第8章　マーカー

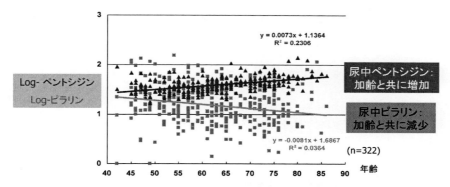

図2　尿中ペントシジンおよび尿中ピラリンの加齢変化
長野コホート（女性322名）。尿中ペントシジンは年齢と正の相関をしめしたが，尿中ピラリンは負の相関であった（unpublished data，著者作成）。

療介入すべき身体の変調をもたらす。種々の結合組織は少なからず新陳代謝が営まれ，その際に血中や尿中にAGEsが巡る。また，結合組織中のみならず体液中の蛋白質にもAGEsは形成されうる。バイオマーカーとして用いられる血中や尿中のAGEs量は，こうした局所の新陳代謝の程度や全身の酸化や糖化ストレスの総和として測定される。

2　AGEsをバイオマーカーとして臨床研究がすすむ疾患とは

これまでにバイオマーカーとしてのAGEs測定の有用性について報告している疾患は，糖尿病[1]，腎不全[2]や骨粗鬆症[3]，統合失調症[4]である。その他の疾患に関してもAGEsのバイオマーカーとしての論文報告は存在するが，異なる国内外のグループからのエビデンスレベルの高い追試をうけるに至っていない。これまでに臨床研究でマーカーとして報告が多いAGEsは，ペントシジン，カルボキシルメチルリジンである。その他のピラリン，カルボキシルメチルアルギニンは現時点では臨床的エビデンスが充分ではない。筆者らは，整形外科手術症例100例から手術の際に骨，靭帯，尿，血液，皮膚を同時に採取し，AGEsの一構造体であるペントシジン量を測定した。その結果，種々の組織および体液間には正の相関があることがわかった[5]。血中や尿中のAGEsが高値である場合，全身性にAGEsが過形成の傾向にある可能性がある。種々のAGEsの測定が報告されているが，本邦において現時点で保険適応がなされているのは血中ペントシジン測定（保険病名：腎機能低下）のみである[2]。糖化ヘモグロビン（HbA1c）は，糖化を反映するマーカーであるが，グリケーションの前期生成物であり後期反応生成物ではない。また，ペントシジンの保険適応となっている測定法は抗体を用いたELISA法である[2]。ペントシジンとカルボキシルメチルリジン（CML）はその形成に酸化と糖化が関わっているが，持続的高血糖がなくても誘導されることや種々の酸化ストレスマーカーとの相関性も報告されていることからAGEsの中でも酸化ストレスマーカーとの位置付けである[6]。これに対しピラリンは必ずしも

67

酸化ストレスマーカーとは相関しないため糖化を反映したマーカーと考えられる（図2）。

3 骨粗鬆症におけるAGEsの関与とガイドライン掲載への道のり

　上記した疾患の中でも骨粗鬆症では，骨折リスクとの関係，また，治療抵抗性の指標として血液や尿中ペントシジン測定の有用性を本邦から世界に発信し，これを海外コホートが追試し妥当性が明らかにされつつある。ペントシジンは，これまでのエビデンスの集積により，ペントシジン測定は「骨粗鬆症における骨代謝マーカー適正使用ガイドライン[7,8]」に掲載されるに至った。さらに日本骨粗鬆症学会の下部組織である骨粗鬆症至適療法研究会（ATOP）が推進する大規模臨床試験，JOINT-4,5に治療開始前後のペントシジン測定が採用され，保険適応への道へ向かっている。骨粗鬆症分野におけるAGEsの測定意義を例としてとりあげ，そこから見える利点と限界を概説する。

　加齢とともに骨強度は低下し，骨折リスクは上昇する。このような加齢に伴う骨折リスクの上昇は，骨密度の経年変化によるものと考えられてきた。しかし，10年前から，骨密度の低下とは独立した機序で，骨強度の低下をもたらす要因として骨質の重要性に注目が集まっている[9]。骨の質を規定する骨基質蛋白であるコラーゲンへのAGEsの増加が質を低下させ，例え骨密度が高くても骨折リスクを高めることが明らかとなっている[3,10]。骨質の重要性は，2001年のNIHコンセンサス会議で提唱された新たな骨粗鬆症の定義に盛り込まれ，本邦の「骨粗鬆症の予防と治療のガイドライン2015年版[11]」にも骨質の概念が盛り込まれた。さらに生活習慣病罹患例（糖尿病，慢性腎不全[12]，閉塞性肺疾患，動脈硬化性疾患など）では骨密度が保たれていても骨折リスクが高まるため「骨質劣化型骨粗鬆症」という概念が提唱されている[2,9]（図3）。これらの生活習慣病では，骨コラーゲンへのAGEsの増加が骨質低下の主な要因として認識されており，日本骨粗鬆症学会から発刊された「生活習慣病骨折リスクに関する診療ガイド[13]」や，前述の骨粗鬆症のガイドラインに骨強度低下の機序として骨基質へのAGEsの関与が明記された。

　骨強度は骨密度で全てを推定することは出来ない。骨密度はカルシウムを中心としたミネラル成分の密度を数値化したものである。しかし，骨の重量当たりでは20％，体積当たりでは換算すると50％をしめるコラーゲンの量的質的な変化が骨強度に大きな影響を及ぼす[3,10~13]。骨の材質特性を規定するコラーゲンの翻訳後修飾である分子間の架橋形成は，骨芽細胞の分泌する酵素活性依存性に誘導される生理的架橋と，酸化ストレスや糖化のレベルやコラーゲンのライフスパンに依存して誘導されるAGEsに分類される（図1）。骨密度測定と同時に，尿中や血中のAGEsペントシジンの評価を行うことで，骨折リスク評価の精度を高めることが可能である[14~19]。

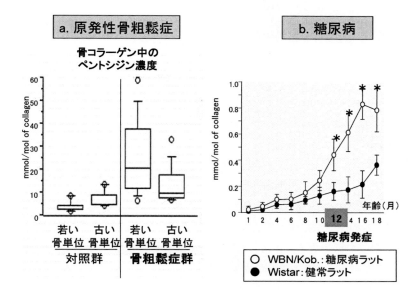
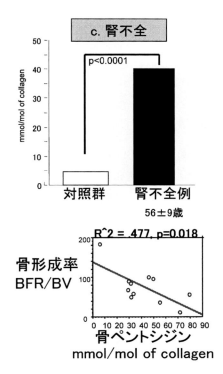

図3 骨コラーゲン中のAGEs架橋ペントシジン量
a. 原発性骨粗鬆症例(大腿骨近位部骨折例:糖尿病や腎不全は無し)におけるにおける骨コラーゲンへのペントシジンの過形成。骨は若い骨単位と古い骨単位とに分けて分析した。骨折群では若い骨単位にもペントシジンが増加しており,骨形成の早期からAGEs化が生じていることがわかる[20,21]。
b. 自然発症糖尿病ラットにおけるコラーゲン架橋と骨強度。糖尿病の進行と共にペントシジンが増加している(-○-:WBN/Kob群,-●-Wistar群)。＊$p<0.05$:Age-matched controlのWistarとの比較[22]
c. 透析例の骨生検:透析例は健常者に比べて有意に骨ペントシジンが高値であった。さらに骨ペントシジンと骨形成能は負の相関が認められ,AGEsが骨芽細胞機能を抑制することもわかる[12]。

4 骨質マーカーとしての AGEs の位置付け

　大腿骨頚部骨折例（原発性骨粗鬆症）[20,21]（図3.a）や糖尿病[22,23]（図3b）では，骨コラーゲンへの過剰なペントシジンの形成が骨脆弱化の一因であることが明らかにされている．また，ヒト骨においては，加齢と共に骨コラーゲンにはペントシジンが増加し骨強度は低下する[3,24]．男女を問わず加齢，性ホルモンの減弱により骨の新陳代謝機構である骨リモデリングは亢進する．当然の事ながら骨リモデリングの亢進により，コラーゲンの新陳代謝も旺盛に営まれるため，ライフスパンの長い蛋白質に形成される AGEs が骨コラーゲンで増加するとは想定されていなかった．しかし，AGEs の形成に関与する因子は，基質のライフスパンの長短だけではない．酸化や糖化が増大するような環境（加齢，生活習慣病罹患）にさらされれば，例え骨リモデリングが亢進し，コラーゲンのライフスパンが短くなったとしても容易に AGEs が誘導される[3,10,20,21]．SOD1 のノックアウトマウスの検討から活性酸素の増加に伴う酸化ストレスの亢進が，骨コラーゲンに善玉である生理的架橋の低形成と，AGEs の過形成を誘導し骨強度が低下することを見出している[25]．当然のことながら，骨リモデリングも低下した状態に，酸化や糖化の亢進が加われば，骨コラーゲンの AGEs 化は著しく促進される．糖尿病がこうした病態に相当する[22]．以上のことから，骨脆弱化の評価は，骨リモデリングを反映する骨代謝マーカーの測定やカルシウムベースのパラメーターのみならず，骨質の劣化を同時に評価する必要がある．こうした観点からも，コラーゲンの AGE 化を評価することは重要である（図1，2）．すでに材質劣化を評価する「骨質（材質）マーカー（骨マトリックスマーカー）として血中もしくは尿中の AGE（ペントシジン）を用いた骨折リスク評価に関するエビデンスが国内外から報告されている[3,5,7,8,14〜19]．

5 加齢に伴うヒト骨・血・尿中ペントシジンの相関性

　糖尿病や腎不全の罹患の無いヒト骨におけるコラーゲン架橋の加齢変化（0-84歳）が報告されている[3,24,26]．骨粗鬆症により骨折を起こしやすい部位とされる上腕骨近位端，橈骨遠位端，腸骨，大腿骨頚部，第4腰椎椎体，脛骨中央部から骨を採取し，コラーゲンを精製した後，酵素依存性架橋と，AGEs であるペントシジンを定量し，コラーゲン1分子当たりの架橋数として算出した．その結果，全ての採取部位でペントシジンは加齢と共に増加した（図1.a）．こうした事実からもペントシジンは加齢に伴い増大する酸化ストレスにより誘導されると考えられる．さらに骨コラーゲンの加齢に伴うペントシジンの増加を反映するように，ヒト尿中[16]およびヒト血中[17]のペントシジン量は加齢に伴い増加する（図1.b.c）．これに対して尿中ピラリンは加齢に伴い増加しないことを確認している（unpublished data）．加齢に伴う骨への AGE の増加は，男女に共通して認められる現象である．ペントシジンは，AGEs の一構造体であり，AGEs 全ての機能を担っているわけではない．しかし，ヒト骨[28]およびサル骨[29,30]の検討から骨コラーゲン中のペントシジン量は骨基質中の総 AGEs 量と正の相関があることが確認されていることから，血

液や尿中のペントシジン測定は骨基質中のAGE化をとらえるサロゲートマーカーとも言える。

現在，ペントシジン測定は，高速液体クロマトグラフィーと，ペントシジンに対する抗体を用いたELISAが確立されている[2]。後者のELISA法は，日常検査で腎機能低下の保険病名での測定がなされている。そこで，骨コラーゲン中のペントシジン量と，血液，尿中のペントシジン量と，皮膚ペントシジン量，皮膚蛍光AGEs測定装置（Skin AGEs Reader）との相関性を確認した。高速液体クロマトグラフィーを用いて精密に測定した結果と，ELISA法で測定した値の相関性を整形外科手術症例（n=100）の検体で検証した[5]。その結果，高速液体クロマトグラフィー法で測定したペントシジン量は，各組織間で良好な正の相関を示したが，ELISA法で測定した血漿ペントシジン量は高速液体クロマトグラフィー法で測定した尿や骨ペントシジン量と有意な相関性は確認できなかった。その一つの要因として，現行のELISA法が，ペントシジンを測定する前処理として熱処理を加えることが指摘されている[31]。熱処理を加えることで，ペントシジンやカルボキシルメチルリジンといったAGEsがアーチファクトとして増加することが示された。なお，熱処理を加える場合でも酸性条件下では，アーチファクトは生じないことから，前処理法を改良する必要がある[31]。すでに，熱処理を加えずに測定可能な改良ELISA法も開発されつつあり，今後に期待が寄せられる。

6 骨質マーカー：ペントシジンとカルボキシルメチルリジン

糖尿病や腎不全の無い大腿骨頚部骨折をきたした原発性骨粗鬆症例（15-25例）から骨生検（皮質骨，海綿骨）を行い，コラーゲン架橋分析を行ったところ，骨折例では善玉である生理的架橋の低形成とペントシジンの過形成が生じていることが明らかになった[20,21]（図3a）。こうした事実を反映するように，尿中ペントシジン濃度の高値が骨密度とは独立した骨折リスク因子となることをShirakiらとの縦断観察研究で明らかにした（図4）[16]。同研究では未治療閉経後女性432名を対象にして，新規骨折発生をエンドポイントに縦断研究を行った。その結果，尿中ペントシジンの最高4分位群（クレアチニン補正で，47.5 pM/mg Cr）が，骨密度や年齢，骨代謝マーカー，既存骨折，腎機能（クレアチニンクリアランス）とは独立した骨折危険因子であることが明らかとなった（オッズ比1.3）。このリスク値は，トラディショナルな骨折危険因子である骨密度より高値であった。同コホートを尿中ピラリンおよびカルボキシルメチルアルギニン（CMA）でも検証したが，これらは骨折リスク因子として抽出されなかった。ピラリンおよびCMAは糖化を主とした形成経路であることから，ペントシジンのような酸化ストレス依存性のAGEsが骨質低下に関与していることがわかる。これを裏付けるように，閉経後女性を対象にした骨折発生をエンドポイントにした縦断研究であるOFELY studyでも，尿中ペントシジン高値群では骨折イベント数が多いことが示された[17]。さらに，Cardiovascular Health Study 3383名の12年間にわたる縦断研究の結果，血中CMLの高値が転倒や腎機能，年齢，活動性とは独立した大腿骨近位部骨折の危険因子であることが明らかになった[32]（図5）。以上の事実から，骨粗鬆症の評価は，

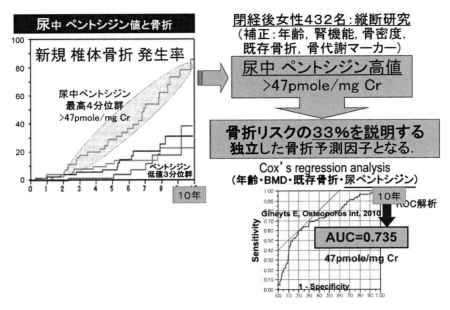

図4　尿中ペントシジン高値は骨折リスクマーカーとなる

閉経後女性432名を対象にして，骨折発生をエンドポイントに縦断観察研究を行った．その結果，尿中ペントシジンの最高4分位群（クレアチニン補正で，47.5 pM/mg Cr）が，骨密度や年齢，骨代謝マーカー，既存骨折，腎機能（クレアチニンクリアランス）とは独立した骨折危険因子であることを見出した．さらに，骨密度，既存骨折，年齢，尿中ペントシジン濃度で，新規脊椎骨折の93％が説明できること，さらには尿中ペントシジン高値が骨折リスクの33％（AUC＝0.735）を説明する骨折予測マーカーになることが明らかとなった（文献14改変引用，著者作成）．

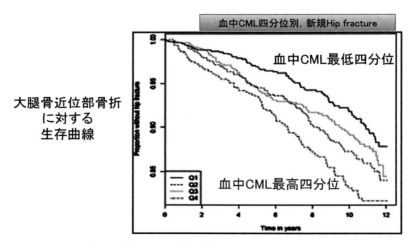

図5　血中CML高値は骨折リスクマーカーとなる

Cardiovascular Health Study，3373名の最長12年間にわたる縦断研究で，血中カルボキシルメチルリジン（CML）高値が，年齢，腎機能，骨密度，転倒とは独立した骨折リスクマーカーとなることがわかった（文献32より引用）．

第8章 マーカー

骨密度と酸化ストレスを反映する AGEs であるペントシジンや CML が有用と考えられる。

7　骨密度と骨質マーカーによる治療薬使い分けの可能性

　閉経後骨粗鬆症例 251 名の縦断研究から，治療開始時に尿中ペントシジンが高値（最高四分位）の症例では，ビスホスホネート剤で骨密度が上昇しても，骨質マーカーが低値な群に比べて新規脊椎骨折のリスクが 1.6 倍高いことを明らかにした[16]（図 6）。こうした事実は，AGEs の増加を有する骨質劣化型骨粗鬆症例では，骨密度を高めることは重要であるが，骨コラーゲンからみた質の改善を同時に行う必要があることを示している。すでに，既存の骨粗鬆症治療薬は，大型動物モデルに対する 1 年半の投与実験から，骨密度と骨質（コラーゲンの AGEs 化の改善）の改善の程度が明らかにされ，そのまとめが診療ガイドにも掲載されている[10,13]。骨コラーゲンの抗 AGEs 作用を有する骨粗鬆症治療薬は，選択的エストロゲン受容体モデュレーター（SERMs：raloxifene[33]，bazedoxifene[30]），活性型ビタミン D3 剤であるエルデカルシトール[19]，副甲状腺ホルモンの生理活性部位を薬剤としているテリパラチド[34]である。これに対し，ビスホスホネート剤は，骨の新陳代謝である骨リモデリングを抑制するため，同薬剤が長期に過度に投与されると，コラーゲンのライフスパンが延長し AGEs 化を誘導することが動物実験から明らかにされ

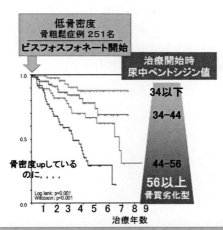

図 6　ビスフォスフォネート治療抵抗例としての AGEs 評価の有用性
閉経後骨粗鬆症（低骨密度）251 名にビスホスホネート剤を投与し，その後の新規骨折の発生を縦断的に調査した。その結果，骨密度が増加しても，治療開始時の尿中ペントシジンが高値である症例ほど，骨折防止効果が現れにくいことが明らかとなった。骨コラーゲンに AGEs 化が強い骨質劣化型骨粗鬆症には，骨密度を高めるビスホスホネート剤では限界があることがわかった[16]。

ている[35]）。しかし，ビスホスホネート剤は骨強度の約70％を規定する骨密度を高めるため，骨粗鬆症治療薬のアンカードラッグであることに変わりはない。このためビスホスホネートをベースにして骨質改善効果のある薬剤へのスイッチングや併用を考慮することが必要と考えている。このように骨の脆弱化にAGEsが関与することが，齧歯類のみならずヒトと同じく骨リモデリングを営む家兎やサルでも明らかにされている。さらにヒト骨の骨生検のデータ，そしてコホート研究，介入研究でもエビデンスレベルの高い報告が国内外からなされ，他の領域に比べてもガイドラインに掲載されるに至った。さらに現在，骨粗鬆症患者を対象にビスホスホネート剤と骨質改善効果のあるSERM製剤とのhead to head試験が日本骨粗鬆症学会の下部組織であるATOPで行われている。既に3900名のエントリーが終了している。同研究では，治療開始前後の尿中ペントシジンも測定し，どのようなタイプの症例にどのような薬剤が適するのか検討予定である。

8　糖尿病および腎機能低下に伴う骨コラーゲンのAGE化

2型糖尿病で高骨密度であっても骨折することがメタ解析から明らかにされ[36]，骨コラーゲンへのAGEs化が一因と考えられるようになり診療ガイドラインにも掲載された[11,13]。自然発症糖尿病ラット（WBN/Kobラット）の検討からインスリン作用不全に起因する低ビタミンB6状態と持続的高血糖が，骨コラーゲン中の生理的架橋の低形成と，ペントシジンの過形成をもたらし，骨密度の低下を伴わない骨強度低下の原因になることが明らかにされている（図3b）[22]。こうした骨コラーゲンへのペントシジンの増加と骨強度低下との関連性を示すように，2型糖尿病症例において，血中もしくは尿中のペントシジン高値が独立した骨折リスクとなることが報告された。こうした病態においても独立した骨折リスクマーカーとしての骨質マーカーの臨床応用は期待できるものと考えている[18,19]。

9　おわりに

AGEsは加齢に伴いあらゆる組織に増加する。その量は組織の新陳代謝の程度（蛋白のライフスパン），酸化，糖化の程度に依存する。例え新陳代謝が高い骨のような組織でもAGEsは酸化ストレスの増大により過形成となり骨折リスクを高める。個々の組織の代謝の程度と，組織固有のAGEsを評価することが病態把握には重要であるが限界がある。現時点では，組織のAGEs化と相関するAGEsとして血中，尿中のAGEsを測定する試みが報告されている。骨粗鬆症領域では，動物，ヒト骨生検，コホート研究，介入研究が国内外でなされ，AGEsの関与が明らかにされ，骨粗鬆症関連ガイドライン，診療ガイドに掲載され，日常臨床現場に近づいている。簡便な測定法の確立とエビデンスレベルの高い研究を幾つも打ち出すことがAGEsをマーカーとして普及させるためには必要である。

第8章 マーカー

文 献

1) Beisswenger PJ, Glycation and biomarkers of vascular complications of diabetes. *Amino Acids.* 2012；**42**：1171-83.
2) Sanaka T, *et al.*, Plasma pentosidine levels measured by a newly developed method using ELISA in patients with chronic renal failure. *Nephron.* 2002；**91**：64-73.
3) Saito M, *et al.*, Collagen cross-links as a determinant of bone quality：a possible explanation for bone fragility in aging, osteoporosis, and diabetes mellitus. *Osteoporos Int* (REVIEW) 2010；**21**：195-214.
4) Kouidrat Y *et al.*, Advanced glycation end products and schizophrenia：A systematic review. *J Psychiatr Res.* 2015；**66-67**：112-7
5) 木田吉城, 他, 非侵襲的骨質評価法の確立―皮膚AGEsリーダー・血/尿ペントシジンおよび測定値と骨AGEs量との相関性の検討―. *Osteoporosis Japan* 2010；**18**：25-28.
6) Baynes JW. Role of oxidative stress in development of complications in diabetes. *Diabetes.* 1991 Apr；**40**：405-12. Review
7) 骨粗鬆症診療における骨代謝マーカー適正使用ガイドライン（2012年版）. 西沢良記ら編 *Osteoporosis Japan* 2012；**18**：31-55.
8) Nishizawa Y, *et al.*, Guidelines for the use of bone metabolic markers in the diagnosis and treatment of osteoporosis (2012 edition). *J Bone Miner Metab.* 2013 Jan；**31**：1-15
9) NIH Consensus Development Panel：*JAMA*, 2001, **285**：785-789
10) Saito M, *et al.*, Effects of collagen crosslinking on bone material properties in health and disease. *Calcif Tissue Int. Review*, 2015；**97**：242-61
11) 骨粗鬆症の予防と治療のガイドライン2015年度版. ライフサイエンス社
12) Mitome J, Yamamoto H, Saito M., *et al.*, Nonenzymatic cross-linking pentosidine increase in bone collagen and are associated with disorders of bone mineralization in dialysis patients. *Calcif Tissue Int.* 2011 Jun；**88 (6)**：521-9.
13) 生活習慣病骨折リスクに関する診療ガイド. 生活習慣病における骨折リスク評価委員会編. ライフサイエンス出版. 2011
14) Shiraki M, *et al.*, Non-enzymatic collagen cross-links induced by glycoxidation (pentosidine)predicts vertebral fractures, *J Bone Miner Metab* 2008；**26**：93-100.
15) Tanaka S, *et al.*, Urinary pentosidine improves risk classification using fracture risk assessment tools for postmenopausal women. *J Bone Miner Res.* 2011；**26**：2778-84.
16) Shiraki M, *et al.*, Urinary pentosidine and plasma homocysteine levels at baseline predict future fractures in osteoporosis patients under bisphosphonate treatment, *J Bone Miner Metab*, 2011；**29**：62-70.
17) Gineyts E, *et al.* Urinary levels of pentosidine and risk of fracture in post menopausal women：the OFELY study. *Osteoporosis Int* 2010；**21**：243-50.
18) Yamamoto M, *et al* : Serum pentosidine levels are positively associated with the presence of vertebral fractures in postmenopausal women with type 2 diabetes. *J Clin Endocrinol Metab.* **93**：1013-9, 2007

19) Schwartz AV, et al. Pentosidine and Increased Fracture Risk in Older Adults with Type 2 Diabetes. *J Clin Endocrinol Metab.* **94**：2380-6, 2009
20) Saito M, et al., Reductions in degree of mineralization and enzymatic collagen cross-links and increases in glycation induced pentosidine in the femoral neck cortex in cases of femoral neck fracture. *Osteoporos Int* 2006；**17**：986-95.
21) Saito M, et al., Degree of mineralization-related collagen crosslinking in the femoral neck cancellous bone in cases of hip fracture and controls. *Calcif Tissue Int* 2006；**79**：160-8.
22) Saito M, et al：Role of collagen enzymatic and glycation induced cross-links as a determinant of bone quality in the spontaneously diabetic WBN/Kob rats. *Osteoporos Int* 2006；**17**：1514-23.
23) 斎藤充, 木田吉城, 荒川翔太郎, 丸毛啓史, 沢辺元司. 慢性閉塞性肺疾患における骨脆弱化機序の解明—間質性肺炎, 糖尿病との比較—. 総合健診 2013；**40**：587-592.
24) Saito M, et al：Single column high-performance liquid chromatographic-fluorescence detection of immature, mature and senescent cross-links of collagen. *Anal Biochem* 1997；**253**：26-32.
25) Nojiri H, et al. Cytoplasmic superoxide causes bone fragility due to low turnover osteoporosis with impaired collagen cross-links. *J Bone Miner Res*, 2011, **26**：2682-2694
26) 斎藤充. ヒトの荷重・非荷重骨におけるコラーゲンの生化学的特性と加齢変化. 東京慈恵会医科大学雑誌 1999；**114**：327-337
27) Takahashi M, et al., Effect of age and menopause on serum concentrations of pentosidine, an advanced glycation end product. *J Gerontol A Biol Sci Med Sci.* 2000；**55**：M137-40.
28) Odetti P, et al. Advanced glycation end products and bone loss during aging. *Ann N Y Acad Sci* 2005；**1043**：710-7
29) Saito M, et al., Treatment with eldecalcitol positively affects mineralization, microdamage, and collagen crosslinks in primate bone. *Bone.* 2015；**73**：8-15.
30) Saito M, et al., Effects of 18-month treatment with bazedoxifene on enzymatic immature and mature cross-links and non-enzymatic advanced glycation end products, mineralization, and trabecular microarchitecture of vertebra in ovariectomized monkeys. *Bone*, 2015；**81**：573-580
31) Nakano M, et al., The pentosidine concentration in human blood specimens is affected by heating. *Amino Acids* 2013；**44**：1451-6.
32) Barzilay JI, et al., Circulating levels of carboxy-methyl-lysine (CML) are associated with hip fracture risk：the Cardiovascular Health Study. *J Bone Miner Res.* **29**：1061-6. 2014
33) Saito M, et al：Raloxifene ameliorates detrimental enzymatic and nonenzymatic collagen cross-links and bone strength in rabbits with hyperhomocysteinemia. *Osteoporos Int* 2010；**21**：655-66.
34) Saito M, Marumo K, Kida Y, et al. Changes in the contents of enzymatic immature, mature, and non-enzymatic senescent cross-links of collagen after once-weekly treatment with human parathyroid hormone (1-34) for 18 months contribute to

improvement of bone strength in ovariectomized monkeys. *Osteoporos Int*, **22** : 2373-83, 2011
35) Saito M, Mori S, Mashiba T, *et al* : Collagen maturity, glycation induced-pentosidine, and mineralization are increased following 3-year treatment with incadronate in dogs. *Osteoporos Int* **19** : 1343-1354, 2008
36) Vestergaard P. Discrepancies in bone mineral density and fracture risk in patients with type 1 and type 2 diabetes--a meta-analysis. *Osteoporos Int.* 2007, **18** : 427-44.

第9章　メイラード反応と特許

有原圭三[*]

1　はじめに

　食品や医薬品にかぎらず，ほとんどの工業製品の開発を目指して技術情報を集める場合，学術雑誌や専門書に掲載された情報に加えて，特許情報への注目が不可欠である。特許情報に接することは，単に製品開発のための技術情報の収集にとどまらず，当該領域の研究開発動向（トレンド）をつかむ有効な材料を得ることにもつながる。1999年に「特許電子図書館（IPDL）」が開設されてからは，インターネットの利用により手軽に特許情報を得ることができるようになった。特許庁によってサービスが開始された特許電子図書館は，2004年から独立行政法人工業所有権情報・研修館により運営され，多くの研究者や技術者に利用されてきた。2015年には特許電子図書館を引き継ぐ形で，「特許情報プラットフォーム（J-PlatPat）」が発足した。本章では，特許情報プラットフォームを利用したメイラード反応に関する特許情報の検索について論じ，研究開発につながる情報収集に役立てることを目的とした。

2　特許情報プラットフォームによる特許情報の検索

　特許権を取得したい場合，「特許願」や「明細書」といった書類を準備し，特許庁に提出（出願）する。技術内容を記載した明細書などの書類は，出願から18か月後に，「公開特許公報」として公開され，インターネットを介して特許電子図書館で閲覧することができる。出願から3年以内に審査請求をすると，特許庁の審査官による審査が始まる。特許査定を得たのちに特許料を納入すると，特許権が発生する。特許が成立した内容は，「特許公報」として公開される。特許制度や特許の出願方法などの詳細については，初心者から上級者向けのものまで多くの書籍[1〜4]があるので，それらを参照していただきたい。

　「公開特許公報」や「特許公報」には，広範な技術情報が存在するだけではなく，企業等の研究開発状況も写し出されている。したがって，このような特許情報は，技術情報や企業情報として非常に貴重なものと言えよう。なお，「公開特許公報」は，企業や大学といった出願人から提出された書類がそのまま公表されるので，記載内容は問われないものである。形式的に揃った書類に出願料を添えて特許庁に提出すれば，どんな内容でも公開特許公報となる。一方，「特許公報」は，特許庁の審査を経て特許として認められた発明なので，特許に求められる「新規性」や

　＊　Keizo Arihara　北里大学　獣医学部　食品機能安全学研究室　教授

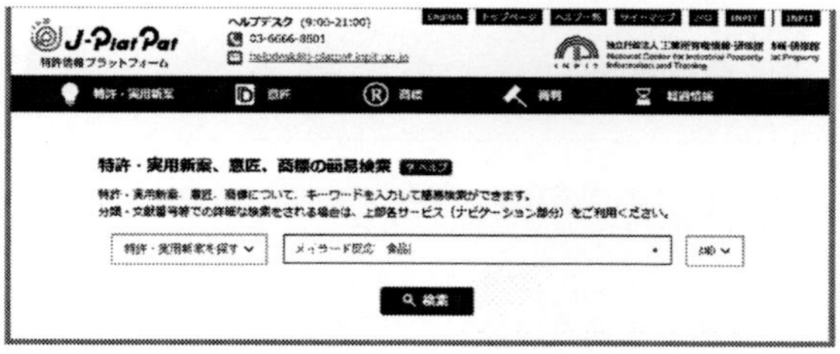

図1　特許情報プラットフォーム（J-PlatPat）のトップページ

検索結果 112件

項番	文献番号	発明の名称	筆頭出願人（登録公報・US和抄は権利者を表示）
1	特開2015-232025	メイラード反応阻害剤	日本新薬株式会社　他
2	特開2014-205709	メイラード反応生成物分解剤およびそれを用いた飲食品	アークレイ株式会社
3	特開2014-143964	ＨＥＭＦ高含有発酵食品の製造法	ヤマサ醤油株式会社　他
4	特開2014-140358	風味調味料調製方法	オテラップ ホールディング ビー．ヴィ．
5	特開2014-094964	メイラード反応阻害剤	林兼産業株式会社　他
6	特開2014-088376	メイラード反応阻害剤	日本新薬株式会社
7	特開2014-028858	メイラード反応阻害剤	森下仁丹株式会社

図2　特許情報プラットフォームによる検索結果の一覧表示例

「進歩性」を備えたものである。

特許情報の検索は，特許情報プラットフォーム（J-PlatPat，http://www.j-platpat.inpit.go.jp/all/top/BTmTopPage）の利用により，簡単にインターネットを介して行うことができる（図1）。2015年に開設された特許情報プラットフォームは，主として平成5年以降の産業財産権（特許，実用新案，意匠，商標）が無料で閲覧できるきわめて有用なシステムである。初めて特許情報を検索する場合でも，トップページの画面中央にあるボックスに適当なキーワードをいれて，「検索」ボタンを押すだけである程度の目的を達することができる。キーワードとして，「メイラード反応」と「食品」という2つのキーワードで検索すると，112件の特許出願があることがわかる。「一覧表示」をクリックすると，リストが表示される（図2）。「発明の名称」を見て，気になるものをクリックすると，出願内容を見ることができる。この方法での検索に慣れたら，トップページ上部の「特許・実用新案」をクリックし，プルダウンメニューから「特許・実用新案テキスト検索」を選ぶと，やや高度な特許情報検索を行うことができる（図3）。特許庁の審査官など特許情報に精通している方々が利用している「FI/Fターム検索」など，さらに高度な特許情報検索も行える。検索方法について詳しく知りたい方は，トップページ最上部の「ヘルプ一覧」

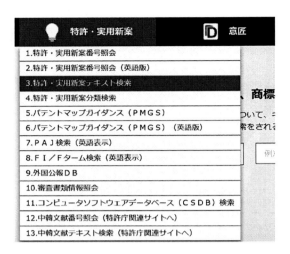

図3　特許情報プラットフォームによる「特許・実用新案テキスト検索」

を利用するか，市販の解説書[5~7]を参照されたい。

3　メイラード反応に関わる特許の状況

　特許情報プラットフォームの「特許・実用新案テキスト検索」を利用し，「公開特許公報」（特許出願）と「特許公報」（特許登録）の「要約＋請求の範囲」の部分を，「メイラード」などのキーワードを用いて検索した結果を表1にまとめた。なお，後述するが，検索をする場合，「発明の名称」を検索対象とするのは避けるべきである。平成5年（1993年）以降の23年ほどの間に，メイラード反応に関係する特許出願が300件公開され，同じ期間に85件が特許庁の審査を経て特許として登録されている。メイラード反応と関係がありそうな分野として，「薬」，「食品」，「化粧品」，「飼料」，「ペットフード」を選択したが，それぞれの分野における特許に対するおおまかな様子をうかがうことができるかもしれない。なお，表中にB/A（％）で示した数字は，出願数と登録数の比率を見たものだが，登録されているものの中には1993年以前の出願も含まれているので，正確な特許化率を示すものではなく，目安に過ぎないことをお断りしておく。

　一つのキーワードだけを使用すると，たいていの場合は検索結果の件数が多すぎるので，複数のキーワードを組み合わせて行うことが多い。表1で使用したキーワードのうち5つのものと，「メイラード」を組み合わせて検索を行った結果を表2に示した。かなり件数が絞られ，この程度の数であれば，すべての出願内容に目を通すこともそれほどたいへんなことではない。なお，ヒット件数（検索結果件数）が1,000件以内でないと「一覧表示」をすることができないので，この数字が検索を行う際のひとつの目安にもなる。

　表3は，もう少し細かいキーワードを使用して検索した結果である。「メイラード」というキー

第9章　メイラード反応と特許

表1　各分野の特許出願数と登録数

キーワード	出願数（A）	登録数（B）	B/A（%）
薬	272,871	92,934	34.1
食　品	64,411	19,906	30.9
化粧品	14,909	4,002	26.8
飼　料	7,490	2,556	34.1
ペットフード	931	252	27.1
アミノ酸	68,708	25,206	36.7
タンパク質	66,774	18,301	27.4
ペプチド	60,360	18,717	31.0
糖質	3,486	1,332	38.2
メイラード	300	85	28.3

各キーワードで，1993年以降（2016年1月現在）の公開特許公報（特許出願）と特許公報（特許登録）の「要約」と「請求の範囲」を検索した。

表2　キーワードの組合せで検索した例(1)

キーワード	出願数	登録数
メイラード	300	85
食　品　＆メイラード	117	18
薬　　　＆メイラード	96	16
化粧品　＆メイラード	27	3
ペットフード＆メイラード	5	3
飼　料　＆メイラード	4	1

表1のキーワードに「ペプチド」を組合せ，1993年以降（2016年1月現在）の公開特許公報（特許出願）と特許公報（特許登録）の「要約」と「請求の範囲」を検索した。

ワードを固定して，もう一つのキーワードを変えてみた。「阻害」がかなり多いのは，生体内で起こるメイラード反応が疾病との関連があるという観点からの研究が多く行われており，メイラード反応阻害剤に関する発明などが多い。加工食品では，メイラード反応を利用して風味や色を向上させることがよく行われており，「味」や「香」が上位にあるのは順当である。ただ，上位よりも下位に，今後のトレンドをうらなったり，研究シーズを見つけられたりするキーワードが存在するかもしれない。便宜上，ここでは件数順にランキングのような形でまとめたが，検索は非常に手軽にできるので，関心のあるキーワードで試していただきたい。

「食品」と「メイラード」の組み合わせでヒットした117件の特許出願の出願人をまとめたのが表4である（出願2件以上の出願人）。食品，医薬，化学，化粧品関連の企業が多く，大学からの出願は少ない。出願数の多い企業の出願内容を見ると，やはり上述の「阻害」に関係するものが目立っている。

表3 キーワードの組合せで検索した例(2)

キーワード	出願数	キーワード	出願数
阻害	109	機能性	11
味	66	白内障	10
タンパク質	63	チョコレート	8
糖尿病	60	ビール	8
色	54	糖質	6
アミノ酸	45	活性酸素	6
香	37	疾病	6
グルコース	37	健康	6
ペプチド	35	チーズ	6
抗酸化	31	ストレス	5
コラーゲン	22	牛乳	5
脂質	21	血糖	4
酢	16	醤油	4
肉	16	腫瘍	3
パン	15	記憶	3
コーヒー	12	血圧	2

「メイラード」に他のキーワードを組合せ，1993年以降（2016年1月現在）の公開特許公報（特許出願）の「要約」と「請求の範囲」を検索した。

表4 「食品」&「メイラード」117件の出願人

一丸ファルコス 7, カネカ 4, キッセイ薬品 4, アークレイ 3, 森下仁丹 3, 山之内製薬 3, ネスレ 3, ユーシーシーナ 3, 辰馬本家酒造 3, ナリス化粧品 3,

以下出願2件
オテラップ, 林兼産業, ビーエーエスエフ, ミヨシ油脂, ベクター, 不二製油, クノール食品, ポッカ, 東亞合成, ユニリーバ, ジボダン, ネスレ, 香川大学, 北海道大学

1993年以降（2016年1月現在）の公開特許公報（特許出願）の「要約」と「請求の範囲」を検索した。

4 メイラード反応に関する特許出願事例

メイラード反応を積極的に利用した製品（加工食品）は多くあるが，比較的最近の事例として，ビール風味のアルコール飲料「キリン のどごし〈生〉」(http://www.kirin.co.jp/products/beer/nodogoshi/) があげられる（図4）。「のどごし〈生〉」は，「ブラウニング製法」と名付けられた方法で製造されている（図5）。製品紹介のウェブサイト（http://www.kirin.co.jp/products/beer/nodogoshi/products.html）には，「深みのある味と香りを引き出すとともに，着色料を使用せず黄金の液色を実現。」とあり，「特許技術」と誇らしげに書かれている。この製品の製造過

第9章　メイラード反応と特許

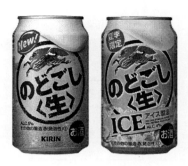

図4　麒麟麦酒の「のどごし〈生〉」

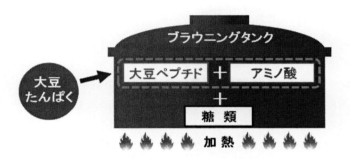

図5　麒麟麦酒の「ブラウニング製法」
麒麟麦酒のウェブサイト掲載の図を参考に作成

文献番号	発明の名称	筆頭出願人	出願日
特開2014-128236	メイラード反応により色度、香味を調整した発酵アルコール飲料の製造方法	麒麟麦酒株式会社	2012年12月28日
特開2006-217928	色度、風味に優れた発酵アルコール飲料	麒麟麦酒株式会社	2006年05月25日
特開2006-191910	色度、風味に優れた発酵アルコール飲料、及びその製造方法	麒麟麦酒株式会社	2005年02月07日

図6　麒麟麦酒を出願人とするメイラード反応関連特許（検索結果の表示）

程で起きている現象は，典型的なメイラード反応と言えよう。「特許情報プラットフォーム」で「麒麟麦酒」と「メイラード反応」をキーワードにして特許情報（公開特許公報）を検索したところ，3件がヒットした（図6）。詳しいことをお知りになりたい方は，特許情報プラットフォー

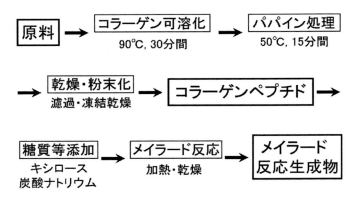

図7 コラーゲン分解物からメイラード反応の利用により調製される食品素材の製造過程（特許第5326489号）

ムから公開特許公報や特許公報をご覧いただきたい。

　筆者らは，「コラーゲンを原料とする保健的機能性と嗜好性向上効果を備えた食品・ペットフード素材」を出願（特開2010-99001）し，特許を取得（特許第5326489号）した。この発明は，水産・畜産副産物などコラーゲンを含む原料から調製したコラーゲン分解物（コラーゲンペプチド）を用いて，保健的機能性（抗酸化作用など）と嗜好性向上効果に優れた食品・ペットフード素材を開発したものである。この素材は図7に示したような過程により調製される。コラーゲンペプチドにはない価値をメイラード反応により付与しているところに，この素材の大きな特徴がある。

5　おわりに

　日常，学術論文に接している方が公開特許公報や特許公報に目を通すと，違和感をもつことが多いかもしれない。公開特許公報や特許公報の本文部分は，「発明の名称」，「要約」，「特許請求の範囲（請求項）」，「発明の詳細な説明」，「技術分野」，「背景技術」，「先行技術文献」，「発明が解決しようとする課題」，「課題を解決する手段」，「発明の効果」，「発明を実施するための形態」，「実施例」といった項目が並んでいる。この構成は学術論文とはかなり異なっており，学術論文と共通性の高い実験データの部分は，最後の「実施例」の中にまとめられている。最初に登場する「発明の名称」は，学術論文の表題（タイトル）と同様の位置付けとも言えるが，注意して接する必要がある。学術論文の場合，研究内容を端的に表すようにかなり頭を悩ませて決めるのが通例であろう。特許の場合も，「コラーゲンを原料とする保健的機能性と嗜好性向上効果を備えた食品・ペットフード素材」（上述の出願例）のように，かなり説明的な名称もある。しかし一方で，「食品」，「調味料」，「タンパク質」，「新規ペプチド」といった雑とも言える名称も少なくない。特許情報プラットフォームで検索した結果を一覧表示させると発明の名称が示されるが，

第9章 メイラード反応と特許

うっかりすると重要な特許を見落としてしまう。

　本章では，メイラード反応に関連する領域における特許出願や特許取得の状況をおおまかに眺めた。個々の特許文献の内容については，紙面の制限もあり十分に踏み込むことができなかった。特許情報プラットフォームは初心者でも簡単に特許文献を検索できるので，これまで特許情報に接することが少なかった方も，ぜひ利用していただきたいと思う。メイラード反応に関わる特許出願の数はそれほど多くなく，検索結果（ヒット件数）を見て途方に暮れるようなことはない。筆者による「特許情報に見るペットフードの研究開発動向」[8]や「特許情報から探る機能性ペプチドの研究開発動向」[9]などの解説も，役立てていただければ幸いである。

文　　　献

1) 稲盛謙太郎, 女子大生マイの特許ファイル, 楽工社（2010）
2) 宮保憲治, 岡田賢治, 技術者・研究者のための特許の取り方, 東京電機大学出版局（2012）
3) 渕慎悟, できる技術者・研究者のための特許入門 元特許庁審査官の実践講座, 講談社（2014）
4) 高橋政治, 技術者・研究者のための特許の知識と実務 第2版, 秀和システム（2015）
5) 野崎篤志, 研究開発＆特許出願活動に役立つ特許情報調査と検索テクニック入門, 発明推進協会（2015）
6) 東智朗, 尼崎浩史, できるサーチャーになるための特許調査の知識と活用ノウハウ, オーム社（2015）
7) 二神元信, 特許調査の研究と演習 調査の実際が体系的に学べる初めての教科書, 静岡学術出版（2015）
8) 有原圭三, ペットフード・ペット用医薬品の最新動向（有原圭三監修）, p.36, シーエムシー出版（2013）
9) 有原圭三, 機能性ペプチドの開発最前線（有原圭三監修）, p.59, シーエムシー出版（2015）

第Ⅱ編　現象・制御

第10章　アミノ酸・ペプチド・タンパク質

戸田雅子*

1　はじめに

　メイラード反応は，アミノ化合物とカルボニル化合物による非酵素的反応である。1912年，フランスの学者Maillardにより，グルコースとグリシンが起こす褐色反応として発見された[1]。メイラード反応は食品の香気や呈味にも重要であることが分かり，その発見以降，食品化学の研究が精力的に行われていた。さらに1969年にはヘモグロビンA1cのN末端アミノ酸バリンがグルコースと反応してN-α-フルクトシルバリンとなっていることが報告され，生体内メイラード反応の存在が明らかになった[2]。その後，糖化タンパク質は様々な疾患の発症・進展に関わる因子として注目を集め，タンパク質糖化反応研究が飛躍的に進んだ。終末糖化産物（AGEs：Advanced Glycation End Products）という用語は，糖化タンパク質の研究から生まれた。一方で食品化学の分野では，メイラード反応を利用した様々な機能性を有する食品成分の開発に至っている。アミノ酸，ペプチド，タンパク質は共通する構造を持つが，それぞれ固有の機能を持つ。メイラード反応においても，アミノ酸，ペプチド，タンパク質が関わる反応やその反応産物にはそれぞれの特徴があり，本稿ではその知見について紹介する。

2　アミノ酸

　食品には遊離アミノ酸が多く含まれ，食品の加熱加工や貯蔵，発酵においてカルボニル基を持つ還元糖やアスコルビン酸などの食品成分とメイラード反応を起こす。アミノ酸ではα-アミノ基が露出しているので，全てのアミノ酸がメイラード反応を起こすことができる。さらにリジンの側鎖にあるε-アミノ基やアルギニンの側鎖にあるグアニジノ基も反応基となる。メイラード反応において，アミノ酸は香気や呈味成分などの低分子産物の生成に重要な役割を果たす。また，後期反応物である褐色物質メラノイジンなどの高分子産物の生成にも関わる。

2.1　香気と呈味成分の生成

　アミノ酸と糖のメイラード反応産物に関しては，香気成分の研究が特に進んでいる[3]。メイラード反応の初期段階では，アミン化合物のアミノ基と還元糖のカルボニル基が縮合してシッフ塩基を形成してアマドリ転移を経た後，比較的安定なケトアミン（アマドリ転移生成物）が生成

＊　Masako Toda　ドイツ連邦　ポール・エーリッヒ研究所　分子アレルギー学

する。中間段階では，アマドリ転移生成物がエノール化や脱水反応を経てα-ジカルボニル化合物などへと分解していく。この過程で，アルデヒド類やピロール類，フラン類など様々な香気が生成する。後期段階では，アミノ基が関与した脱水，分解，縮合，転移などにより分子間架橋形成や断片化の反応が起こる。この後期段階でも香気成分が生成する。特にα-ジカルボニル化合物は反応性が高く，α-アミノ酸と反応してアルデヒド類やピラジン類を生成する。この反応はストレッカー分解と呼ばれる。アミノ酸や糖の種類により，また反応温度，時間，水分含量，pHなどにより生成する香気は異なり，生成経路も多岐にわたる。

香気成分は食品の風味を形成する。アミノ酸の一種であるクレアチンの糖化産物であるイミダソリノン化合物は，食品のコク味を深める[4]。アラニンとグルコースのメイラード反応物であるアラピリダインはピリジウム化合物であり，甘味やうま味，塩味を増強し，嗜好性を高める物質として単離・同定された[5]。一方で，プロリンやグリシンなどのアミノ酸のメイラード反応物には苦みを呈するものがあり，キニゾラート類が苦み物質として単離・同定されている[6]。

2.2 抗酸化作用の誘導

食品のメイラード反応物には抗酸化作用を示すものがあり，栄養成分の保護的効果を担っている。グルコースとの反応モデル系では，システインやヒスチジンは，リジンやアルギニン，グリシンよりも高い抗酸化作用を持つ反応物を誘導する[7]。これは求核性を持つシステインのメルカプト基やヒスチジンのイミダゾイル基によると考えられる。メイラード反応物の抗酸化性に関しては，初期産物に活性が高いという報告と，後期産物である着色物質メラノイジンに活性が高いという報告がある。

食品において，褐色を呈するメイラード反応の後期産物はメラノイジンと呼ばれる。発酵食品やコーヒー，はちみつなどに含まれるメラノイジンは強い抗酸化作用を持つ。メラノイジンの抗酸化作用は，その金属キレート作用やフリーラジカル捕捉作用によると指摘されている[7]。Hakaseらは，メラノイジンの構成成分の一つであり，アミノ酸と還元糖から生成されるピロロピロール構造を有する青色色素が，抗酸化性を有することを示した[9]。低分子メイラード反応物であるレダクトン類やアミノレダクトン類の抗酸化作用への関与も示唆されている[7,8]。メラノイジンに含まれる糖化タンパク質や，低分子メイラード反応物とポリフェロールなどの凝集体も抗酸化性に関わるとされる[7,8]。メラノイジンの抗酸化作用は，様々なメイラード反応物が複合的に関わって得られると考えられる。

2.3 その他の機能について

アミノ酸と糖とのメイラード反応物は，食品機能を高める上で有用な場合が多い。抗菌性や抗変異原性を示すアミノ酸反応物も報告されている[6]。一方で，メイラード反応は好ましくない物質を生成する場合もある[6]。アスパラギンが還元糖とともに120℃以上の加熱を受けると，変異原性・発癌性を示すアクリルアミドが生成する。リジン，トリプトファン，メチオニンは必須アミ

第10章　アミノ酸・ペプチド・タンパク質

ノ酸であるため，糖化を受けると栄養的価値を失う。アミノ酸とアスコルビン酸が反応すると，アスコルビン酸は褐色物質となり，ビタミン活性を失う。メイラード反応によりアミノ酸の特色を生かして，食品の機能を向上しながら好ましくない物質の生成を抑制することは，大きな課題である。

3　ペプチド

　ペプチドは様々な生理活性作用を持っている。食品の呈味，呈色や香気などの機能性においても，ペプチドは重要な枠割を担う。ペプチドがメイラード反応を受ける場合には，N末端のα-アミノ基が反応基となる。ペプチドにリジンやアルギニンが含まれている場合には，これらの側鎖も反応に関与する。リジンを含むペンタペプチド（N^{α}-Ac-Lys-Lys-β-Ala-Lys-β-Ala-Lys-Gly）とグルコースあるいはラクトースの反応系（100℃，pH6.7）では，メイラード反応の初期産物であるフロシンやホルミルリジン，さらに後期産物であるカルボキシメチルリジンなどが検出されている[10]。これらの産物はタンパク質のメイラード反応においても生成されるものであり，ペプチドのリジンやアルギニンの側鎖は，タンパク質と同様に様々な修飾を受けると考えられる。

3.1　ペプチドだけが生成する香気成分

　アミノ酸と同様に，低分子ペプチドはメイラード反応によって様々な香気成分を形成する。ペプチド由来の香気成分のほとんどは，アミノ酸と糖の反応系でも生成される。ペプチドでのみ生成される香気成分としては，ピラジノン類が同定されている。Izzoらはグリシンのジペプチドとグルコースの反応系では，焼いたパンの独特の香りがする1,6-ジメチル-2(1H)-ピラジノンが生成することを報告した[11]。ピラジノンは，ペプチドN末端のアミノ基とα-ジカルボニル化合物であるグリオキサールやメチルグリオキサールのカルボニル基が反応して生成する。アミノ基とカルボニル基によりイミン（R'-C(=NR")-R）が形成され，これが環化，脱水，転移を経てピラジノンとなる[10,11]。

3.2　呈色物質の生成

　アミノ酸とペプチドの反応性の比較は，メイラード反応による呈色効果においても行われている。反応モデル系の結果からは，ジペプチドやトリペプチドはアミノ酸よりも早くて強い褐色反応を誘導することが示されている[10]。グルコースとの反応系（55℃，pH7.8）においては，トリグリシン，ジグリシン，グリシンの順で強い褐色反応が観察された。一方で，より高温の反応系（100℃，pH7.8）ではジグリシン，トリグリシン，グリシンの順で強い褐色反応が起こった[10]。このように，褐色反応は糖の種類や濃度，反応温度や反応時間などの条件によって大きく作用され，ペプチドを構成するアミノ酸の種類や数から反応強度を予測するのは困難である。アミノ

との反応系においては，ピラノン類やフラノン類，ピロリノン類が呈色物質として単離・同定されているが，ペプチドも同様の物質を生成すると考えられている[12]。

3.3 小腸における消化吸収

メイラード反応により糖化修飾を受けたペプチドがどのように小腸に取り込まれるのかを知ることは，その栄養的価値を評価する上で重要である。食品中のタンパク質は消化酵素の働きによりトリペプチド，ジペプチド，遊離アミノ酸にまで分解されて，小腸におけるアミノ酸輸送系とペプチド輸送体によって小腸細胞に取り込まれる。ペプチドは細胞内ペプチダーゼによって加水分解された後に，アミノ酸として小腸基底膜より放出される。このアミノ酸は門脈を経て肝臓に入り，そこでタンパク合成に利用され，一部は血液中に送出され各組織へ送られる。

小腸上皮細胞を用いた in vitro のモデル系では，(1)糖化修飾を受けたアミノ酸は細胞による吸収率が低いこと，(2)反応後期産物であるカルボキシメチルリジンやカルボキシエチルリジン，メチルグリオキサール由来ヒドロイミダゾロン誘導体（MG-H1），ピラリン構造を持つジペプチドはペプチド輸送体によって取り込まれ細胞内で加水分解を受けること，(3)加水分解の結果，疎水性産物，例えばピラリンは基底膜をすみやかに通過すること，(4)カルボキシメチルリジンやカルボキシエチルリジン，MG-H1 は細胞内にとどまること，が観察されている[13]。またアマドリ転移生成物（フルクトシルリジン）を含むジペプチドは，小腸上皮細胞にはほとんど取り込まれなかった[13]。このように，低分子の糖化ペプチドの一部は小腸で吸収されるが，その吸収効率は糖化構造に影響される。腸で吸収されたピラリンのほとんどは，速やかに尿へと排出されることが示唆されている[14]。カルボキシルリジンやその他の低分子糖化産物がどのように代謝，分布，排出されるのかは明らかになっていない。

3.4 機能性ペプチド創出への応用

機能性を持ったペプチドは多くの食品やサプリメントに利用されている。ペプチドのリジンやアルギニンは糖化を受けやすく，これらの残基がペプチドの機能性に関わる場合には，メイラード反応の発生には注意が必要である。その一方で，メイラード反応を利用して，新たな機能性ペプチドの創出が試みられている（図1）。Saigusa らは，サケの筋繊維タンパク質とアルギン酸オリゴ糖のメイラード反応物をペプシンとトリプシン処理して得られたペプチドに，抗炎症作用があることを示した[15]。Corzo-Martunez らは，乳タンパク質カゼインとラクトースとガラクトースのメイラード反応物を消化酵素で処理すると，得られたペプチドに乳酸菌 Bifidobacterium を増殖させる効果があることを示した[16]。Ogasawara らは，大豆タンパク質の加水分解により得られるペプチドとキシロースのメイラード反応物が呈味向上剤として働き，スープにコクを与えることを報告している[17]。ペプチドは苦みを呈する場合もある。ペプチドに還元糖を加えることで，ペプチドの不快な味あるいはまた香りをメイラード反応によりマスキングする方法が，コラーゲン分解ペプチドで特許申請されている[18]。糖化を受けたコラーゲン分解ペプチドの中に

第10章　アミノ酸・ペプチド・タンパク質

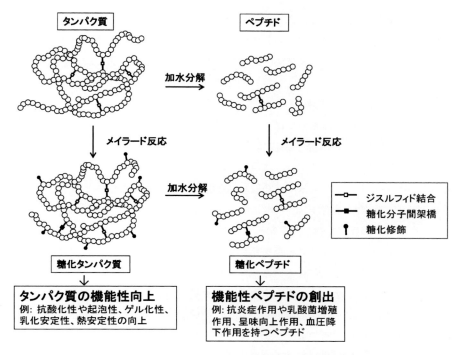

図1　メイラード反応によるタンパク質やペプチドの機能性の向上

メイラード反応により糖化修飾することで，タンパク質の機能性の向上が期待される。また，タンパク質は，機能性を持つペプチドを創出するための材料となる。糖化タンパク質を加水分解することで，あるいはタンパク質を加水分解して得られたペプチドを糖と反応させることで，機能性を持つ糖化ペプチドの創出が試みられている。

は，アンギオテンシン変換酵素阻害作用，すなわち血圧降下作用を持つものも含まれていた[18]。このようにメイラード反応の利用により，ペプチドの保険機能性や嗜好性向上の効果が期待できる。

4　タンパク質

　タンパク質は固有の機能を持つ分子であり，その機能はタンパク質の高次構造と密接に関連している。生体内メイラード反応は低温下でゆっくりと進むため，代謝回転の早いアミノ酸やペプチド，細胞内タンパク質ではなく，血清アルブミンのような細胞外に発現する長命タンパク質に糖化が検出されている。生体ではタンパク質は高次構造を保持しているため，糖化を受けるのはタンパク質表面に位置するリジンとアルギニンである。N末端アミノ酸のアミノ基が露出している場合には，これも糖化修飾を受ける。一方，食品の加熱調理のような高温条件下では，多くのタンパク質の高次構造が破壊され，タンパク質内部より露出してくるリジンとアルギニンもメイ

ラード反応により糖化される。このように反応条件は異なるが，生体において生成するメイラード反応物の多くは食品においても検出されている。リジン由来のカルボキシメチルリジンやピラリン，さらにアルギニン由来のイミダゾロンやアルグピリジンは代表的な反応産物である[14, 19, 20]。

4.1 分子間架橋の形成とその影響

メイラード反応の後期段階においては，リジンやアルギニンの糖化修飾を介したタンパク質の分子間架橋も起こる[19, 20]。この分子架橋は主に α-ジカルボニル化合物であるグリオキサール（GO），メチルグリオキサール（MGO），あるいは3-デオキシグルコソン（3-DG）との反応によるもので，生成するリジンダイマーはGOLD，MOLD，あるいはDOLDと命名されている。リジンとアルギニンの架橋体はGODIC，MODIC，あるいはDODICと命名されている。さらにペントース（5炭糖）との反応では，リジンとアルギニン間にペントシジンを介した架橋が起こる。生体内では，分子間架橋により生成した糖化終末生成物の凝集体が，組織の直接的損傷や炎症反応の開始，増悪に関わると考えられている[20]。

食品の加熱調理においては，熱に不安定なタンパク質は高温下で変性するが，その後の冷却に伴い凝集する。この凝集は，外部に露出した疎水性領域が分子間で相互作用して分子間架橋するために起こる。メイラード反応によるリジンやアルギニンの分子間架橋は，加熱によるタンパク質凝集を促進する。凝集したタンパク質は消化酵素による作用を受けにくいので，低栄養化の原因の一つとなる。また，腸管で完全に分解されずに腸から吸収された糖化ペプチドは，肝臓や腎臓に蓄積されやすいという報告がある[14]。食品由来メイラード反応物の吸収・代謝・排出に関しては，さらなる研究が必要である。

4.2 低アレルゲン化食品への応用

卵や牛乳，落花生など多くのアレルゲン性食品は加熱調理や加工を受ける。アレルギーの原因物質アレルゲンの本体は，食品中に含まれるタンパク質である。そのため，糖化による食物アレルゲンのアレルゲン性に対する影響が示唆されている。アレルギー反応はアレルゲンとIgE抗体との結合によって引き起こされる。これまでのところ，アレルゲンの糖化により劇的にIgE抗体との結合性が増強され，アレルギー発症のリスクが高まったという報告はなされていない。糖の存在下での加熱により，落花生や卵のアレルゲンのIgE抗体反応性が増強したという報告があるが，これは糖化の影響というよりも，主に加熱の影響によって起こるアレルゲンタンパク質の構造変化が原因である[21]。一方，高濃度のグルコースやラクトース存在下でアレルゲンを加熱処理すると，むしろIgE抗体との反応性が低下することが報告されている。アレルゲンタンパク質の糖化により，IgE抗体が認識するエピトープがマスクされたため，抗体との反応性が低下したと考えられる[21]。このことは，メイラード反応を用いることで，低アレルゲン性食品を開発できる可能性を示している。

4.3 タンパク質の機能性向上への応用

メイラード反応の特徴として，化学薬品を利用することなく，食品タンパク質の修飾が可能という点が挙げられる。メイラード反応を積極的に利用したタンパク質の糖化修飾によって，抗酸化活性，起泡性，ゲル化性，乳化安定性，そして熱安定性の向上など多岐にわたるタンパク質の機能改変が報告されている[22~24]。タンパク質を糖化修飾すると，反応過程で凝集変性し加工特性が失われる場合があるが，修飾条件を最適化することで問題点が克服された報告も多くある。例えば，単糖ではなく，オリゴ糖を使うことで，魚肉タンパク質の水溶性と乳化性が共に増すことが示されている[24]。また，ペプチドの項でも述べたように，糖化タンパク質を加水分解することで，新たな機能性ペプチドを創出できる可能性もある。今後の発展が期待される。

文　　献

1) L. C. Maillard., *C. R. Acd. Sci.*, **154**, 66 (1912)
2) S. Rahbar., *Clin. Chim. Acta*, **22**, 296 (1968)
3) A. E. Newton et al., *Food Funct.*, **3**, 1231 (2012)
4) 特開 2000-125808 (P2000-125808A)
5) T. Hofmann., *Mol. Nutr. Food Res.*, **48**, 244 (2004)
6) T. Hofmann., *Ann. N. Y. Acad. Sci.*, **1043**, 20 (2005)
7) M. Friedman., *Adv. Exp. Med. Biol.*, **561**, 135 (2005)
8) H. Wang et al., *Food Chem.*, **128**, 573 (2011)
9) F. Hakase., *Mol. Nutr. Food Res.*, **50**, 1171 (2006)
10) F. van Lancker., *Chem. Rev.*, **111**, 7876 (2011)
11) H. V. Izzo, et al., *Trends Food Sci. Technol.*, **3**, 253 (1992)
12) F. Ledel et al., *Prog. Clin. Biol. Res.*, **23**, 304 (1989)
13) M. Hellwig et al., *Chembiochem.*, **12**, 1270 (2011)
14) M. E. Poulsen et al., *Food Chem. Toxicol.*, **60**, 10 (2013)
15) M. Saigusa et al., *Biosci. Biotechnol. Biochem.*, **79**, 1518 (2015)
16) M. Cozo-Martinez et al., *Int. J. Food Mictobiol.*, **153**, 420 (2012)
17) M. Ogasawara et al., *Food Chem.*, **99**, 3000 (2006)
18) 特開 2010-99001 (P2010-99001A)
19) M. Hellwig et al., *Angew. Chem. Int. Ed. Engl.*, **53**, 10316 (2014)
20) C. Sharma et al., *J. Food Sci. Technol.* **52**, 7561 (2015)
21) M. Toda et al., *Clin. Chem. Lab. Med.*, **52**, 61 (2014)
22) L. Campbell et al., *Nahrung/Food.*, **47**, 369 (2003)
23) M. A. Augustin et al., *Adv. Food Nutr. Res.*, **53**, 38 (2007)
24) U. Maitena et al., *Fish. Sci.*, **70**, 896 (2004)

第11章　糖質（還元糖）

能見祐理[*]

1　はじめに

　メイラード反応は別名アミノ－カルボニル反応という名前の通り，アミノ基とカルボニル基との間に起こる褐変反応である。反応に関与するアミノ基とカルボニル基の供給源は多様であるが，食品における主要な基質は，アミノ基としてはアミノ酸，ペプチド，タンパク質であり，カルボニル基としてはグルコース，フルクトース，キシロースなどの還元糖である。本章ではカルボニル基の主要な供給源である糖質（還元糖）に焦点を当てて，食品中のメイラード反応へのかかわりについて述べる。

2　糖の種類の違いが反応に及ぼす影響

　メイラード反応は糖の種類によって反応性が異なることが知られている。還元糖は多くの場合ピラノース型で存在しているが，溶液中ではその一部が開環して鎖状構造になっている。この構造の末端にアルデヒド基が存在するためメイラード反応を起こす。砂糖の主成分であるスクロースはそれ自体に還元性はないが，加工貯蔵中に加水分解するとグルコースとフルクトースになり，反応に関与するようになる。図1にグルコースとフルクトースの溶液中の平衡状態を示す。
　メイラード反応における糖の種類による反応性の違いについては諸説ある。アルドースとケトースで比べた場合，アルドースの方が反応性は高いと言われている。これは末端アルデヒド基の方がケト基よりも構造上立体障害が少ないため，反応相手であるアミノ基が近づき易くなるためである[1]。また，ケトン基と比べてアルデヒド基のカルボニルの方が求電子性が高いことも起因するだろう。しかしながら，グルコース（アルドヘキソース）とフルクトース（ケトヘキソース）の反応性を比較した場合，どちらの反応性が高いかは反応物の種類，温度，pH，塩，緩衝液の種類などの反応条件に依るところが大きい。反応の進行を評価する指標についても，糖の残存率，遊離アミノ基の残存率や褐変度（主として420 nm付近における吸光度）など様々なものが採用されているのが現状であり，一概に比較するのは難しい。褐変という観点から言えば，通常の食品の弱酸性条件下ではケトース自身が分解しやすいためフルクトースの方が数倍褐変しやすい。この場合は糖の重合化によるカラメル化反応も同時に起こっていることに留意したい。糖の分解生成物については後に記述する。また，同じ重量で比較した場合，二糖，三糖と糖の重合

　　＊　Yuri Nomi　新潟薬科大学　応用生命科学部　応用生命科学科　食品分析学研究室　助教

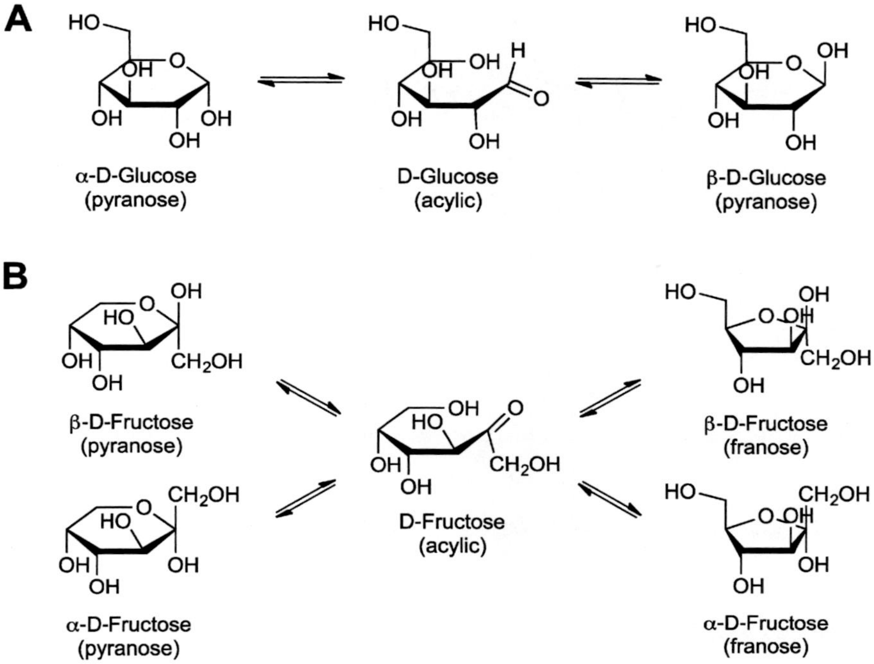

第11章　糖質（還元糖）

図1　グルコース（A）とフルクトース（B）の溶液中での平衡状態

度が増すにつれて還元末端の数が減るため褐変しにくくなる。

　キシロース，リボース，アラビノースなどのペントース（五炭糖）の方がグルコース，フルクトースなどのヘキソース（六炭糖）よりも褐変しやすいが，これはペントースの方がヘキソースより開環型（アルデヒド型）の存在比が多いためだと提唱されている。これは六員環構造であるピラノース環に比べて，五員環構造のフラノース環の方が安定性に欠けることに起因している。Laroque et al. は各種単糖類（ヘキソースとペントース）とエビ加水分解物を 55 ℃，pH 6.5 の中性条件下で加熱を行った試料の褐変度，遊離アミノ基，糖の残存率を比較しているが，いずれの指標においても，ペントースが顕著に高い反応性を示している[2]。

　ペントースのうち，リボース，キシロース，アラビノースはいずれもアルドペントースであり，溶液（20 ℃）中の開環型の割合は 0.05 %，0.02 %，0.03 %である[3]が，開環型の割合は温度に依存して変化するため，メイラード反応が起こりやすい高温になった際にはこの数値は当てはまらないだろう。実際にメイラード反応における反応性を評価すると，リボース＞キシロース＞アラビノースの順になるとの報告が多い。糖の構造を比較すると，リボースとキシロースでは C-3 位のヒドロキシ基（-OH 基）の位置が異なっており，リボースとアラビノースでは C-2 位のヒドロキシ基（-OH 基）の位置が異なっている（図2）。つまり，キシロースはリボースの C-3 位のエピマー，アラビノースはリボースの C-2 位のエピマーである。キシロースはアラビノース

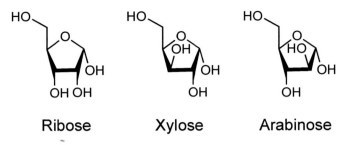

図2 ペントースの構造の違い

よりも反応性が高いことから，C-3位のヒドロキシ基がより重要であることがいえる。特にリボースはC-2,3,4位のヒドロキシ基が同じ向きに配置されているため，分子内の張力が増し，環構造が不安定になると推定される。つまり，糖の構造のヒドロキシ基の立体配置によって環の安定性が決まり，それがメイラード反応の起こり易さに影響するのである。

3　糖由来のジカルボニル化合物

　メイラード反応の基質として利用される糖の種類によって反応性が異なることを前節で示したが，糖の分解物も反応基質として非常に重要である。特に反応の中期に生成してくる α-ジカルボニル化合物は構造中にカルボニル基を2つもつため，反応性が非常に高いことが知られている。これらジカルボニル化合物は食品化学の分野において香気成分や風味の形成に関わるだけでなく，生化学分野ではタンパク質の翻訳後修飾である最終糖化生成物（AGEs）の主要な前駆体となることが知られている。これらカルボニル化合物とAGEsは糖尿病などの慢性疾患の進展に関与している可能性も指摘されていることから，食品分野だけでなく医学分野においても注目されている。

　ジカルボニル化合物は非常に反応性が高いため，そのもの自体を直接測定することは困難である。そのため，ジカルボニルをトラップ（捕捉）するような試薬を反応させて安定な誘導体を形成させてから分析する事例が多い（図3）。Usui et al. はグルコース，フルクトースの分解によって生成してくる α-ジカルボニル化合物を2,3-diaminonaphthalene（DAN）を用いて誘導体化させHPLCにて分析しており，glucosone, 3-deoxyglucosone（3-DG），3-deoxyxylosone（3-DX），tetrosone（TSO），triosone（TRIO），3-deoxytetrosone（3-DT），glyoxal（GO），methylglyoxal（MGO）を同定したと報告している[4]。また，グルコースの分解において，これら α-ジカルボニル化合物は①3-DGを経由する非酸化的経路と②glucosoneを経由する酸化的経路から生成すること，TRIO，GO，MGOはglyceraldehyde（GLA）を中間体として生成してくることを明らかにしている（図4）。

　一方，GobertとGrombはlysine存在下でのグルコースの分解について，o-phenylenediamine

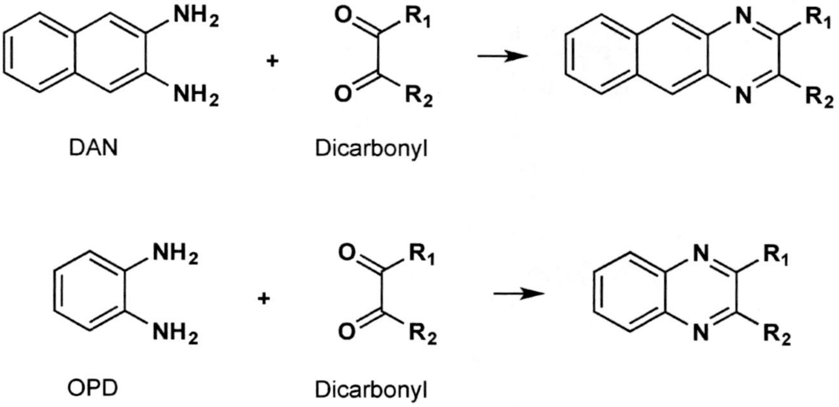

第11章 糖質（還元糖）

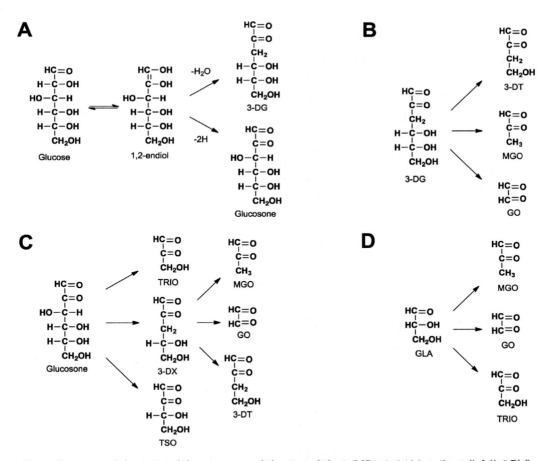

図3 ジカルボニル化合物の誘導体化

図4 グルコース（A），3-DG（B），glucosone（C），GLA（D）の分解によるジカルボニル化合物の形成

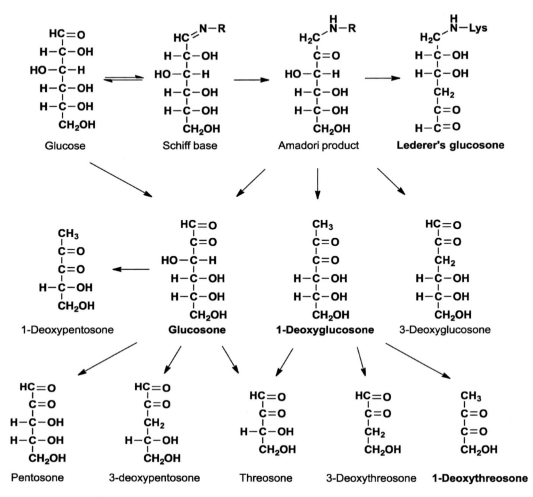

図5 グルコースのメイラード反応で形成されるα-ジカルボニル化合物

(OPD) を用いて誘導体化して詳細に検討しており[5]，Lederer's glucosone が 1-DG に匹敵する重要な反応中間体であることに加えて，酸化的条件下でグルコースから glucosone を経由して 1-deoxypentosone が生じることを明らかにしている（図5）。しかしながら，トラップ試薬として OPD を用いることで実際の反応性に関与する構造の記述が困難になることにも言及している。例えば，3-DG は OPD の不在下では唯一の主要なジカルボニル化合物であるが，OPD の存在下では glucosone，1-DG，Lederer's glucosone，1-deoxythreosone が量的に重要なジカルボニル化合物となる。これは，非常に反応性の高いレダクトン構造は形成後ただちに分解し，直接的な前駆体として消費されてしまうことを意味している。それと同時に，3-DG などの 3-deoxy 体は他のジカルボニル化合物と比べて比較的安定な構造体であることも推測される。また，OPD 自体が酸化ストレスを亢進することも報告されていることから，酸化的条件下で生成する

glucosone をアーティファクトに形成させてしまっている可能性にも注意をしなければならない[6]。

4　ジカルボニル化合物の開裂機構

　糖の分解によって生成するジカルボニル化合物がどのように開裂するのかについては諸説ある。主な開裂機構として，①retro-aldol 開裂反応，②加水分解性 α-ジカルボニル開裂，③酸化的 α-ジカルボニル開裂，④加水分解性 β-ジカルボニル開裂，⑤amine による β-ジカルボニル開裂の5種類の機構が知られている（図6）。

　このうち，①の retro-aldol 反応は，メイラード反応研究において昔からその妥当性に疑問をもつこともなく様々なフラグメンテーション生成物を説明するのに使用されてきた。しかしながらその機構によるジカルボニル化合物の分解を示唆している研究をみてみると，分解物の同定には至っているものの定量的に確認されていないケースも多く，直接的に証明されたわけではない。よって，retro-aldol 反応機構がメイラード反応へどのように関与するのかについては再検討されなければならないだろう。

　また，しばしば議論される②の加水分解性 α-ジカルボニル開裂機構についても完全に証明されたわけではなく，開裂に応じて形成されるはずの対応物がきちんと同定，定量されていない上で議論されていることに注意しなければならない。例えば，1-DG が加水分解的に α-ジカルボニル開裂するとしたら，酢酸（C2）とエリトロース（C4）が形成されるはずだが，酢酸の形成は確認されたもののエリトロースは検出されていない[7]ので，この開裂機構は推測の域をでていないのが現状である。

　対して，③酸化的 α-ジカルボニル開裂と④加水分解性 β-ジカルボニル開裂については，^{13}C で標識化した糖を用いた研究で分解物の同定・定量も行われており[8]，その機構の存在は確固たるものになっている。特に，④の β-ジカルボニル開裂の経路は無類のフラグメンテーション経路であり，⑤の amine による β-ジカルボニル開裂もこの機構で説明出来ることが証明されている。この機構は加水分解性 β-ジカルボニル開裂と類似しており，アミンによって誘導され β-ジカルボニル開裂反応が起こり，カルボン酸アミドと α-ヒドロキシカルボニル化合物が生成する反応である。Amide-AGEs は 2010 年に水溶性メイラード反応モデル系で確立され[9]，のちに人の血漿からも発見された新奇な AGE である[10]。ヒトの水晶体タンパク質から同定された $N\varepsilon$-oxalyl-lysine[11]や糖化 β-ラクトグロブリンから検出された $N\varepsilon$-formyl-lysine[12]はこの機構によって形成したと推定されている。

メイラード反応の機構・制御・利用

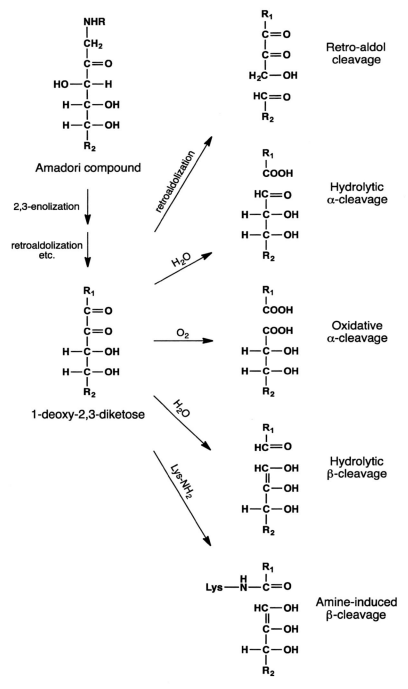

図6 α-ジカルボニル化合物の開裂機構

第11章 糖質（還元糖）

5 食品中に含まれる糖由来分解生成物

上述のジカルボニル化合物は実際にどの程度食品に含まれているのだろうか。Degen et al. は菓子パン類，パスタ，各種飲料，スプレッド類，香辛料などの食品173品目に含まれる3-DG，3-deoxygalactosone（3-DGal），MGO，5-hydroxymethylfurfural（HMF）の網羅的解析を行い，これら1,2-ジカルボニル化合物（HMF以外）の中で3-DGが主要なジカルボニルであり，フルーツジュースには〜410 mg/L，バルサミコ酢には〜2,622 mg/L，クッキーには〜385 mg/kgほど含まれており[13]，これはHMFよりも高い含量であることを明らかにした。ガラクトースを原料に含まない食品でも3-DGalが比較的多くの食品から検出されている一方で，MGOはマヌカハニーにのみ顕著に検出された。食品としての摂取量は3-DGは20-160 mg/day，MGOは5-20 mg/dayであり，3-DGを比較的多く摂取しているという実態が明らかとなった。

また，Gensberger et al. はソフトドリンクの中でも特に高果糖液糖（いわゆる異性化糖）が添加されている炭酸飲料に着目し，α-ジカルボニル化合物のUPLC-DAD-MS/MSによる定性・定量分析を行っており，これら飲料には主に3-DG（≦87 mg/L），glucosone（≦21 mg/L），3-DGal（≦7.7 mg/L），1-DG（≦2.8 mg/L），MGO（≦0.62 mg/L），3,4-dideoxyglucosone-3-ene（3,4-DGE，≦0.45 mg/L）の順に多く含まれていること，高果糖液糖で甘みを付与している製品ほどこれらジカルボニル化合物を多く含むことを明らかにした[14]。

上記で触れたマヌカハニーとはニュージーランドに生息するmanuka（学名：*Leptospermum scoparium*）という植物の花の蜜から作られた蜂蜜であり，MGOを非常に多く含むため（38-761 mg/kg）高い抗菌活性，抗炎症作用を示すことから，口腔ケアや胃のピロリ菌除去作用などが注目されている食品素材である[15]。マヌカハニーが他の蜂蜜には含まれないMGOを多く含む理由は，manukaの花の蜜に多く含まれているdihydroxyacetone（DHA）が蜂によって巣箱に集められた後，貯蔵されている間にDHAがMGOに変化するからである[16]（図7）。一方で，生体内で生成し蓄積する内因性のMGOは糖尿病合併症に伴う血管障害の進展に関わる予測因子であるとの報告がある[17]。しかし，食事から摂取する外因性のMGOの8割以上は小腸の消化過程で消失する（タンパク質である消化酵素と反応する，あるいはグリオキサラーゼ系によって乳酸に変化することに起因）ことから，外因性のMGOは内因性のMGO量に影響しないとの報告が

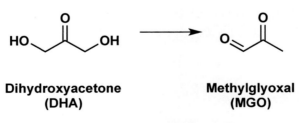

図7　マヌカハニー中のMGO形成

ある[18]。したがって，マヌカハニーのような食品から摂取する MGO は，長年の食経験からも裏打ちされるように，通常量を摂取する分には健康への悪影響はほとんどないといえるだろう。

6　おわりに

糖の構造の違いがもたらす反応性の違いを理解することは，食品中のメイラード反応を制御する上で重要な知見となる。また，還元糖から形成される多種多様なカルボニル化合物の構造や生成量，反応性を明らかにすることは，複雑なメイラード反応機構を理解する上でも非常に重要であることは自明であり，食品中に生じるメイラード反応生成物の安全性を担保するためにも今後の研究の進展に大いに期待したい。

文　　献

1) Jing, H., Kitts, D. D., *Food Chem. Toxicol.*, **40 (7)**, 1007-1015 (2002)
2) Laroque, D., *et al.*, *Food Chem.*, **111 (4)**, 1032-1042 (2008)
3) Douglas Hayward, L., J. Angyal, S., *Carbohydr. Res.*, **53 (1)**, 13-20 (1977)
4) Usui, T., *et al.*, *Biosci., Biotechnol., Biochem.*, **71 (10)**, 2465-2472 (2007)
5) Gobert, J., Glomb, M. A., *J. Agric. Food Chem.*, **57 (18)**, 8591-8597 (2009)
6) Glomb, M. A., Tschirnich, R., *J. Agric. Food Chem.*, **49 (11)**, 5543-5550 (2001)
7) Ginz, M., *et al.*, *Eur. Food Res. Technol.* **211 (6)**, 404-410
8) Davídek, T., *et al.*, *J. Agric. Food Chem.*, **54 (18)**, 6667-6676 (2006)
9) Smuda, M., *et al.*, *J. Agric. Food Chem.*, **58 (10)**, 6458-6464 (2010)
10) Henning, C., *et al.*, *J. Biol. Chem.*, **286 (52)**, 44350-44356 (2011)
11) Nagaraj, R. H., *et al.*, *FEBS Lett.*, **453 (3)**, 327-330 (1999)
12) Hasenkopf, K., *et al.*, *J. Agric. Food Chem.*, **50 (20)**, 5697-5703 (2002)
13) Degen, J., *et al.*, *J. Agric. Food Chem.*, **60 (28)**, 7071-7079 (2012)
14) Gensberger, S., *et al.*, *J. Agric. Food Chem.*, **61 (43)**, 10238-10245 (2013)
15) Mavric, E., *et al.*, *Mol. Nutr. Food Res.*, **52 (4)**, 483-489 (2008)
16) Adams, C. J., *et al.*, *Carbohydr. Res.*, **344 (8)**, 1050-1053 (2009)
17) Ogawa, S., *et al.*, *Hypertension*, **56 (3)**, 471-476 (2010)
18) Degen, J., *et al.*, *J. Agric. Food Chem.*, **61 (43)**, 10253-10260 (2013)

第12章　脂　質

伊藤隼哉[*1]，仲川清隆[*2]

1　食品や生体におけるタンパク質・脂質のメイラード反応，およびその制御

　他の章で詳しく述べられているように，還元糖とアミノ酸を加熱すると褐変物質が生じることが1912年に発見された[1]。この反応は，アミノ酸と糖の非酵素的な脱水縮合反応であり，発見者の科学者の名前からメイラード反応，あるいは糖化反応と呼ばれている。メイラード反応の初期段階では，タンパク質のアミノ基と糖のカルボニル基が脱水縮合し，不安定なSchiff塩基構造を経て，安定なAmadori化合物が生じる[2]。更に反応が進行すると，Amadori化合物は転移，脱水，酸化還元反応を受け，様々な構造の褐色色素（メラノイジン）になる。こうしたメイラード反応の研究は，主に食品化学の分野で進められてきた。その理由は，我々が日常的に摂取するほとんどの食品は貯蔵・加工・調理などを経て食され，これらの過程で食品成分間に生じる代表的な反応がメイラード反応であるためであろう。パンやクッキーのような焙焼食品の褐変，くん製品や味噌，醤油などの発酵食品の色や香りは，大部分がメイラード反応産物によるものであり，食品分野では古くから"好ましい反応"として重視されてきた。近年では，醤油などのメラノイジンが，活性酸素消去能を示すことも注目されている[3]。このように食品では焼き色や香りなどの向上を目的にメイラード反応が積極的に利用されており，ただ一方で，メイラード反応によって色や匂いの劣化，栄養価の低下が誘導される場合もあることから，これら両面からのメイラード反応の制御が重要となる。一般的な制御例としては，金属を除く，あるいは食塩の添加によりメイラード反応が抑制されることが知られている[4]。

　一方，臨床分野では，1970年代にヒトヘモグロビンの糖化産物（Hb_{A1c}）が発見され，生体内での意義が注目されるようになった[5]。その後，こうした糖化反応が糖尿病者で亢進していることが判明し，以来，生体内で進行するメイラード反応はグリケーションと呼ばれ，食品のメイラード反応とは対照的に，生体内のグリケーションはむしろ"好ましくない反応"として高血糖障害との関係が注目されている[6]。例えば，グリケーションにより生じる活性酸素は，生体過酸化を誘導する原因のひとつとして捉えられ[7]，糖尿病合併症や細胞老化との関係解明が進められている[8〜10]。こうしたことから，生体内のグリケーションを阻害できる化合物は，糖尿病合併症の予防や治療薬となると期待され，多くの薬剤が研究されている。ただ，現状のグリケーション阻害剤の多くはカルボニル化合物の捕捉を作用点としており，副作用の強さが課題とされてい

[*1]　Junya Ito　東北大学　大学院農学研究科　機能分子解析学分野
[*2]　Kiyotaka Nakagawa　東北大学　大学院農学研究科　機能分子解析学分野　准教授

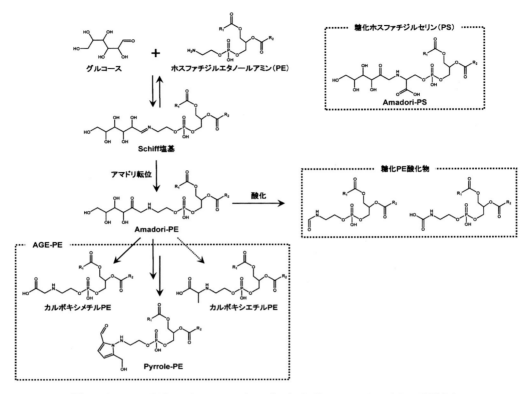

図1 ホスファチジルエタノールアミン (PE) とグルコースのメイラード反応と最終糖化産物 (AGE) の生成

る。例えば，グリケーション阻害剤であるアミノグアニジンは[11]，副作用などの問題から臨床で十分な成果を挙げるには至っていない。

また，昨今，メイラード反応の後期生成物（メラノイジンや advanced glycation end products（AGE））を含む食品の摂取に関して，動物実験による医学系論文でメイラード食の悪影響が報告され[12]，反響を呼んだ。しかし，このような動物実験は飼料を高加熱して AGE 餌を調製している場合が多く，加熱により飼料に含まれるタンパク質，脂質，ビタミンなどの成分変化が考えられ，このことによる悪影響の可能性もある。また，メイラード食（メラノイジン食）摂取による好ましい影響も報告され始め[13]，こうした研究に近年注目が集まっている。

他方，リン脂質は生体膜の重要な構成分である。リン脂質の中で，ホスファチジルエタノールアミン（PE，図1）は分子内に第一級アミノ基を有し，タンパク質と同様にメイラード反応を受ける可能性がある。PE の糖化修飾は食品の色や香り，栄養価に関わり，生体では生体膜の機能性の低下を招く恐れも考えられる。こうした脂質のメイラード反応が示唆されるようになったのは，意外にも最近のことである。1993 年に Bucala らは，PE とグルコースをインキュベートすると蛍光物質が生じることを認め，PE の糖化修飾を示唆した[14]。著者らは，糖尿病者の血漿

第12章 脂　質

に過酸化リン脂質（下記の3で後述）が多い理由を検討していた過程で，PEがグリケーションを受けて生成するAmadori型の糖化脂質（deoxy-D-fructosyl-PE, Amadori-PE）を見出した[15]。その後，著者や他のグループの研究により，PEは糖化反応を受け，不安定なSchiff塩基を経て，安定なAmadori-PEになることが明確となった[15~18]。PEと同様に，分子内にアミノ基を有するリン脂質ホスファチジルセリン（PS）もメイラード反応を受けAmadori化合物（Amadori-PS）となる[19]（図1）。こうした発見を受けて，下記の2で詳しく述べるように，食品や生体中の糖化脂質を測定し，脂質メイラード反応が食品の色や香り，栄養価に与える影響，生体においては糖尿病合併症や細胞老化との関係を解明しようとする研究が世界的に行われるようになった[20~23]。なお，タンパク質のメイラード反応に比べ，脂質のメイラード反応では，反応の亢進による最終糖化産物（例えば，AGE-PE）の生成に関する報告は少ない。著者らは，AGE-PEとして，カルボキシメチルPEとカルボキシエチルPEの生成を報告している[24]（図1）。

また，脂質のメイラード反応を阻害する化合物の知見も少ない。阻害成分の探索に向けて，著者らはPEとグルコースの反応条件（濃度，pH，温度，時間など）を検討し，糖化脂質が多く生成する条件を見出した[25]。本条件では，PEの約50％が糖化されSchiff-PEとなり，その後のアマドリ転移でAmadori-PEの生成蓄積が認められる。この系に，タンパク質メイラード反応の阻害成分やビタミン，あるいはアミノ酸などの種々の食品成分を加え，阻害活性のスクリーニング試験を行った。その結果，ビタミンB6群のピリドキサール5'-リン酸（PLP）に強い阻害活性を見出した[25]。なお，本評価系におけるアミノグアニジン（タンパク質メイラード反応阻害成分）の活性は，PLPの1/5程度と比較的弱いものであった。PLPの阻害メカニズムは，PLPのアルデヒド基とPEのアミノ基の脱水縮合反応による，脂質メイラード反応（PEとグルコースの反応）の競争的阻害であると考えられた[25,26]（図2）。これらのことから，食品の脂質メイラード反応の制御にはPLP添加が有用と考えられる。PLPは魚肉，鶏肉，豚肉などの食肉中に多く含まれ，動物体内への吸収性が高い[27]。また，食経験が豊富で安全な食品ビタミンであり，抗炎症剤としての活用例があることから[28]，今後は，脂質グリケーション阻害作用に基づく糖尿病予防食材としての活用も期待される。なお，タンパク質のメイラード反応では，上述のようにメイラード食（メラノイジン食やAGE食）摂取の影響が注目されているが，糖化脂質の吸収代謝や生理作用の研究は現在のところほとんどない。

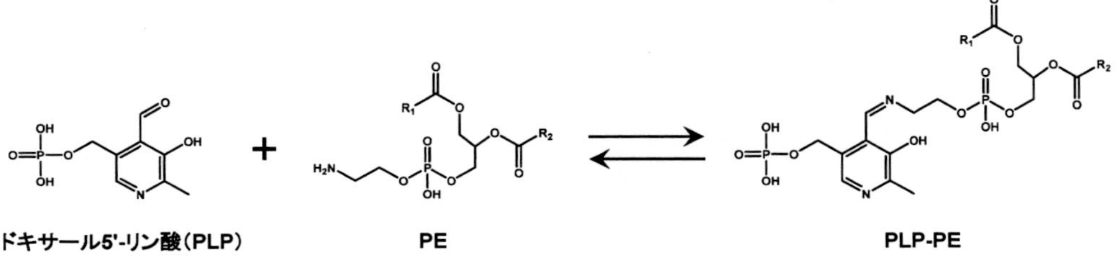

図2　ピリドキサール5'-リン酸（PLP）とPEの反応

2 脂質メイラード産物の測定，食品や生体における糖化脂質の濃度

上記のように，食品や生体における脂質メイラード反応の重要性が明らかになるにつれ，食品や生体中の糖化脂質の測定により，脂質メイラード反応が食品の色や香り，栄養価，あるいは，糖尿病合併症や細胞老化に与える影響を検証する研究が広く行われるようになってきている。ここでは，とくに食品や生体における脂質メイラード産物の測定法と存在量について，著者らの知見を交えながら紹介する。

1990年代後半から2000年代前半にかけて，LC-MSやGC-MS分析により，ヒトの赤血球，血漿，動脈硬化病巣などにおける糖化脂質（主にAmadori-PE）の蓄積が報告された[20~23]。例えば，健常者の血漿PEは0.1~2％が糖化物であると推察されている[20~23]。一方で食品では，粉ミルクなどの加工食品において，多い物では無視できない量のPEの糖化修飾（Amadori-PEの生成）が考えられている[29]。Utzmannらは食品素材（卵黄リン脂質）を糖化させる試験を行い，PEの11-15.5 mol％がAmadori-PEに変換された一方で，カルボキシメチルPEやカルボキシエチルPE，Pyrrole-PEといったAGE-PEはほとんど検出されなかったと報告している[30]（図1）。こうしたMS分析では，糖化脂質の親イオンのみを利用して検出定量が行われており，試料中に多量に存在する種々の成分の中から糖化脂質のみを選択的に検出することは難しいこと，また，感度が不十分であったことから定量値の正確性について議論がなされていた[20~23]。その後，MS/MSが進歩し，生体微量成分の選択的高感度定量に活用されはじめた[31]。脂質の研究分野では，MS/MSを活用したリン脂質やトリグリセリドの高感度な分子種一斉分析が報告され[32,33]，リピドミクスへと展開されている。そこで著者らは，MS/MSを用いてAmadori-PEを分子種レベルで解析可能な分析法の開発を試みた[34]。

Amadori-PE標品（16:0-18:1 Amadori-PE, MW 879）を調製し[17]，MS/MSに供すると，親イオン（$[M+H]^+$ m/z 880）とともに，糖化エタノールアミンリン酸基のニュートラルロス（303 Da, $H_2PO_4CH_2CH_2NHC_6H_{11}O_5$）に基づくフラグメントイオン（ジグリセリドイオン$[M+H-303]^+$ m/z 577）が観察された（図3）。Amadori-PEは構成脂肪酸の種類と組み合わせの違いにより種々の分子種が存在するが，いずれの分子種も共通のニュートラルロス（303 Da）を示したため，303 Daを与える親イオンを検出することで，Amadori-PEの分子種の一斉分析を可能にした。本法により，生体や食品サンプルにおける糖化脂質を分子種レベルで解析可能になり，例えば，糖尿病患者の血漿の主要なAmadori-PE分子種（ジアシル型16:0-18:1, 16:0-20:4, 16:0-22:6, 18:0-20:4, 等）を特定できた[34]。

通常，MS/MS分析では，ドコサヘキサエン酸などの多価不飽和脂肪酸を有するAmadori-PE分子種はイオン化されやすく，大きなピークとして検出される。したがって，Amadori-PEの定量時には，あらかじめ個々の分子種について標準曲線を作成し，分子種間でのイオン化率の違いを補正する必要がる。また，定量性を高めるために，LCカラムでAmadori-PEと，夾雑物（Amadori-PEのイオン化を妨げるような生体成分）を分離する必要がある。他方，Amadori-

第12章 脂　質

16:0-18:1 Amadori-PE (R_1, 16:0; R_2, 18:1)

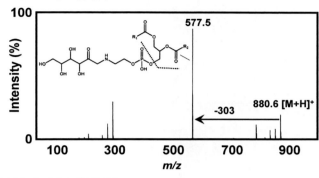

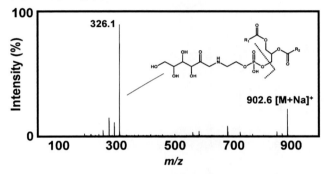

図3　Amadori-PE の MS/MS 分析
ナトリウムイオンを用いない場合には，糖化エタノールアミンリン酸基のニュートラルロスによるフラグメントイオン顕著に観察される。一方，ナトリウムイオン存在下では，糖化部位に由来するフラグメントイオンが顕著に検出される。

PE単一分子種の高感度・高選択的検出には，親イオンとフラグメントイオンの情報に基づくMS/MSマルチプルリアクションモニタリング（MRM）が有用である。そこで，著者らはODSカラムを付したLC-MS/MS MRMによる定量法の開発を行った。はじめに，Amadori-PE 標品（ジアシル型 16：0-18：1, 16：0-20：4, 16：0-22：6, 等）を調製し，LC-MS/MS MRM に供し，pmolレベルでの高感度分析が可能であることを確認した。Amadori-PE 標品の標準曲線を作成し，例えば血漿 Amadori-PE 分子種の定量を試みたところ，明瞭な MRM クロマトグラムが得られ（図4），その濃度（16：0-18：1 未糖化 PE に対する 16：0-18：1 Amadori-PE の割合，mol％）は，成人健常者の血漿には少なく（0.13 mol％），糖尿病患者（0.15 mol％）とくに腎臓病を併発した透析患者（0.29 mol％）で最も多いことがわかった[34]（図4）。糖尿病と脂質糖化の関係性を支持する知見として，ラットにSTZを投与すると，経時的に血中と組織のAmadori-PE量は高まり，例えば血中ではその濃度は 0.1 µM 程度にまで上昇することも明らかにした[35]。

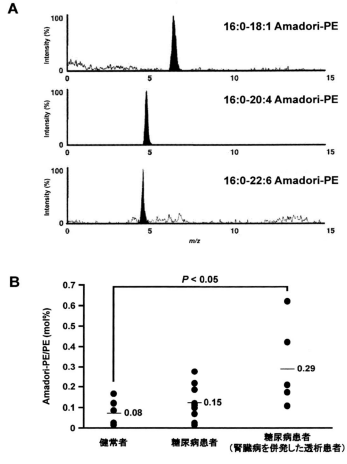

図4 血漿Amadori-PE分子種の定量(A)と糖尿病患者における血漿Amadori-PE濃度の変化(B)
MRMを用いたLC-MS/MS分析により血漿から高感度・高選択的にAmadori-PE分子種を測定でき，血漿Amadori-PEは糖尿病患者（とくに腎臓病を併発した透析患者）で高値となる。

ちなみに，Amadori-PEとは対照的に，AGE-PE（カルボキシメチルPEとカルボキシエチルPE）の量は，健常者と糖尿病者で大きな違いがないことも明らかになりつつある[24]。

Amadori-PEが糖尿病合併症と関わるメカニズムとして，Amadori-PEは活性酸素を生じ，生体過酸化を誘導して糖尿病合併症に関わると考えられているが[17]，最近，SimõesらはAmadori-PEが酸化環境（H_2O_2とFe^{2+}）にあるとAmadori-PEの糖化部位がさらに酸化修飾されることをLC-MS/MS分析で示し（図1），この酸化修飾化合物と疾病の関係が注目されている[36]。Meloらは，こうした化合物が，Amadori-PEの光酸化によっても生じることをLC-MS/MS分析で示し，ゆえに糖尿病性網膜症や糖尿病性網膜微小血管合併症との関係が示唆されている[37]。以上までの知見は，LC-MS/MSのElectrospray ionization（ESI）を用いた分析例であるが，

第12章　脂　質

MALDI-TOF-MS による解析も行われ始めている。Calvano らは MALDI-TOF-MS を用いることで粉ミルクから PE とラクトースが反応した種々の糖化物を検出している[38]。また，Amadori-PE を食品に加えると，食品の酸化が抑制されるという興味深い報告もある[39]。さらに最近では MS に加え，NMR を用いた解析により，PE の新たなメイラード反応様経路を示唆する報告もある[40]。こうした MS/MS をはじめとする精密解析装置を用いた研究の推進により，Amadori-PE だけでなく種々の脂質メイラード反応産物の構造の同定につながり，これらの脂質メイラード反応産物群の食品の色や香り，栄養価への関わり，さらには抗酸化機能の付与，臨床の分野では，糖尿病合併症や細胞老化をはじめ，病態の発症や進行との関係がより明確になることが期待される。

3　脂質メイラード産物の新しい測定法

一方，全く別の研究において，最近我々は，ナトリウムイオンの存在下で MS/MS 分析をすると過酸化リン脂質（リン脂質ヒドロペルオキシド）の詳細な構造情報が得られることを見出した[41]（図5）。さらに，この解析方法は脂肪酸ヒドロペルオキシドやプラズマローゲンといった酸化脂質や特徴的な構造を有するリン脂質にも応用可能であることを見出した[42, 43]。そのため，Amadori-PE のような修飾リン脂質の高選択的分析にもナトリウムイオンの付加を利用したMS/MS 分析が有効ではないかと考え検討したところ，Amadori-PE の構造解析や定量分析に有用な情報を得ることができつつあり，最後に紹介したい[44]。

市販の PE 分子種とグルコースをインキュベートし，LC で精製して，種々の脂肪酸側鎖を有する Amadori-PE 分子種（16：0-18：1，18：0-18：1，18：0-18：2）を調製した。これらの

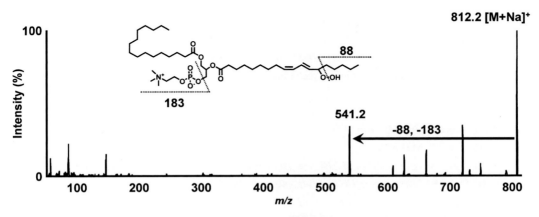

図5　ナトリウムイオンを用いた過酸化リン脂質（リン脂質ヒドロペルオキシド）の MS/MS 分析
　　MS/MS 分析にアルカリ金属（ナトリウム）イオンを用いることで，解析が困難なリン脂質ヒドロペルオキシドの詳細な構造情報を得ることができる。

Amadori-PE 分子種を，ナトリウムイオン存在下で TOF-MS/MS 分析（ポジティブイオンモード）すると，いずれの分子種からも，Amadori-PE の糖化部位（糖化エタノールアミン残基）に由来する顕著なフラグメントイオンを観察できた（図3；ナトリウムイオン存在下では，ナトリウムイオンが無い場合に比べ，糖化部位に由来するフラグメントイオンが非常に大きいことがわかる）。また，この構造解析はグルコース型の Amadori-PE のみならず，糖の種類が異なるラクトース型の Amadori-PE にも有用であることを確認した。このような Amadori-PE の構造情報を十分に反映するフラグメントイオンの報告例は初めてと思われ，マルチプルリアクションモニタリングやプリカーサイオンスキャンを行うことで，生体および食品サンプル中に含まれる Amadori-PE を従来よりも高精度に（糖化修飾部位特異的に）定量できるようになると期待される。こうした本法を完成させ，食品におけるメイラード反応が栄養価や味，香りの向上，さらには抗酸化機能付与といった"好ましい反応"として利用されるための条件検討，あるいは，生体の加齢や老化に与える"好ましくない反応"としての生体膜脂質グリケーションの実態をより明確にしていくことが望まれる。

文　　献

1) L. C. Maillard, *C. R. Acad. Sci.*, **154**, 66 (1912)
2) J. E. Hodge, *J. Agric. Food Chem.*, **1**, 928-943 (1953)
3) M. Ando, K. Harada et al., *Int. J. Mol. Med.*, **12**, 923-928 (2003)
4) E. J. Kwak, S. Lim, *Amino Acids*, **27**, 85-90 (2004)
5) K. H. Gabbay, K. Hasty et al., *J. Clin. Endocrinol. Metab.*, **44**, 859-864 (1977)
6) N. Ahmed, P. J. Thornalley, *Diabetes Obes. Metab.*, **9**, 233-245 (2007)
7) S. P. Wolff, Z. Y. Jiang et al., *Free Radic. Biol. Med.*, **10**, 339-352 (1991)
8) N. Ahmed, *Diabetes Res. Clin. Pract.*, **67**, 3-21 (2005)
9) F. Zheng, C. He et al., *Diabetes Metab. Res. Rev.*, **18**, 224-237 (2002)
10) M. Peppa, C. He et al., *Diabetes*, **52**, 1441-1448 (2003)
11) M. Brownlee, *Diabetes*, **43**, 836-841 (1994)
12) M. T. Coughlan, F. Y. Yap, et al., *Diabetes*, **60**, 2523-2532 (2011)
13) A. S. Moreira, F. M. Nunes et al., *Food Funct.*, **3**, 903-915 (2012)
14) R. Bucala, Z. Makita et al., *Proc. Natl. Acad. Sci.*, **90**, 6434-6438 (1993)
15) S. Lertsiri, M. Shiraishi et al., *Biosci. Biotechnol. Biochem.*, **62**, 893-901 (1998)
16) J. H. Oak, K. Nakagawa, *FEBS Lett.*, **481**, 26-30 (2000)
17) R. Pamplona, M. J. Bellmunt et al., *Life Sci.*, **57**, 873-879 (1995)
18) M. O. Lederer, C. M. Dreisbusch, et al., *Carbohydr. Res.*, **301**, 111-121 (1997))
19) E. Maciel, R. N. da Silva et al., *Chem. Phys. Lipids*, **174**, 1-7 (2013)

第12章 脂　質

20) A. Ravandi, A. Kuksis *et al., FEBS Lett.*, **381**, 77-81 (1996)
21) W. C. Fountain, J. R. Requena *et al., Anal. Biochem.*, **272**, 48-55 (1999)
22) A. Ravandi, A. Kuksis *et al., Arterioscler. Thromb. Vasc. Biol.*, **20**, 467-477 (2000)
23) C. M. Breitling-Utzmann, A. Unger *et al., Arch. Biochem. Biophys.*, **391**, 245-254 (2001)
24) N. Shoji, K. Nakagawa *et al., J. Lipid Res.*, **51**, 2445-2453 (2010)
25) O. Higuchi, K. Nakagawa *et al., J. Lipid Res.*, **47**, 964-974 (2006)
26) C. Caldés, B. Vilanova *et al., Bioorg. Med. Chem. Lett.*, **23**, 2202-2206 (2013)
27) E. Morita, Y. Shirakami, *et al., J. Nutr. Sci. Vitaminol. (Tokyo).*, **34**, 553-565 (1988)
28) A. Amadasi, M. Bertoldi *et al., Curr. Med. Chem.*, **14**, 1291-1324 (2007)
29) J. H. Oak, K. Nakagawa *et al., J. Lipid Res.*, **43**, 523-529 (2002)
30) C. M. Utzmann, M. O. Lederer, *J. Agric. Food Chem.*, **48**, 1000-1008 (2000)
31) K. Nakagawa, D. Ibusuki *et al., J. Lipid Res.*, **48**, 2779-2787 (2007)
32) R. Taguchi, M. Nishijima *et al., Methods Enzymol.*, **432**, 185-211 (2007)
33) X. Han, R. W. Gross, *Anal. Biochem.*, **295**, 88-100 (2001)
34) K. Nakagawa, J. H. Oak *et al., J. Lipid Res.*, **46**, 2514-2524 (2005)
35) P. Sookwong, K. Nakagawa *et al., Lipids*, **46**, 943-952 (2011)
36) C. Simões, V. Simões *et al., Anal. Bioanal. Chem.*, **397**, 2417-2427 (2010)
37) T. Melo, E. M. Silva *et al., J. Mass Spectrom.*, **48**, 68-78 (2013)
38) C. D. Calvano, C. De Ceglie *et al., J. Mass Spectrom.*, **49**, 831-839 (2014)
39) K. Shrestha, B. De Meulenaer, *Food Chem.*, **161**, 8-15 (2014)
40) A. Hayashi, Y. Yokoyama *et al., J. Oleo Sci.*, **56**, 277-281 (2007)
41) S. Kato, K. Nakagawa *et al., Anal. Biochem.*, **471**, 51-60 (2015)
42) J. Ito, S. Mizuochi *et al., Anal. Chem.*, **87**, 4980-4987 (2015)
43) Y. Otoki, K. Nakagawa *et al., J. Chromatogr. B Analyt. Technol. Biomed. Life Sci.*, **1004**, 85-92 (2015)
44) K. Nakagawa, A. Kodate, *et al.*, 日本油化学会第54回年会 講演要旨集（2015）

第13章　メイラード反応と色調

渡辺寛人[*1]，早瀬文孝[*2]

1　はじめに

食品加工においては，メイラード反応により褐変などの色調変化がおきるが，これは最終生成物であるメラノイジンをはじめとした色素の生成による。本章では，メイラード反応で生成する色素化合物について概説する。

2　オリゴマー型色素化合物[1]

メイラード反応において，黄色，赤色および青色の色素化合物が生成することが知られている。たとえば，図1のようにペントースとメチルアミンあるいはグリシンとの反応系より2-フルアルデヒド化合物由来の縮合物（Ⅰ）が同定されている[1]。反応溶液中のアミノ化合物の濃度を増加させると，ピロール（pyrrole）化合物と縮合して黄色を呈する色素化合物（Ⅱ）が生成すると報告されている[2]。また，2-フルアルデヒドとグリシンメチルエステルとの反応で黄色縮合物（Ⅲ）が同定されている[3]。さらに，キシロースとリジンの反応系から黄色物質（Ⅳ）が報告さ

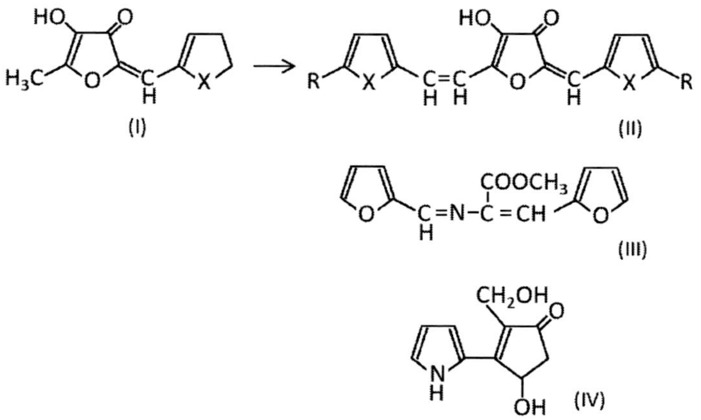

図1　メイラード反応で生成するオリゴマー[1]

---

*1　Hirohito Watanabe　明治大学　農学部　生命科学科　教授
*2　Fumitaka Hayase　明治大学　農学部　農芸化学科　教授

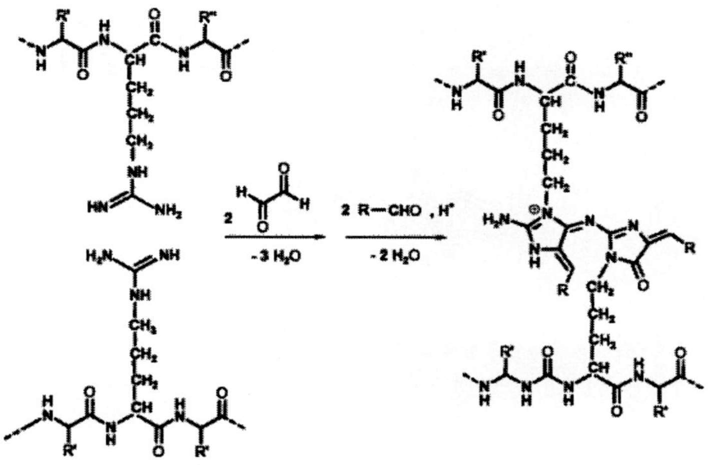

第13章 メイラード反応と色調

図2 アルギニン残基とグリオキサールおよびカルボニル化合物の
メイラード反応で生成する赤色色素の生成[5]

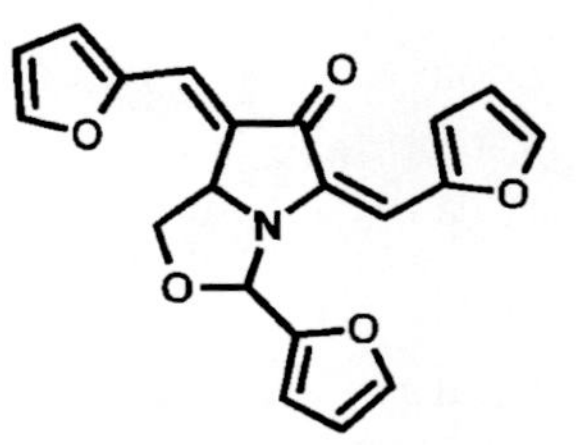

図3 ペントースとアラニンの反応で生成する黄色色素[6]

れている[4]。

　Hofmannは赤褐色および赤色を呈する化合物をアルギニン，グリオキサール，furan-2-carboxaldehydeの反応物より同定している[5]。この赤色色素はタンパク質のアルギニン残基のメイラード反応により図2のように生成すると報告されている。またペントースと一級アミンの反応でピロールとピロリノンを含む黄色化合物（図3）を同定している[6]。さらにHofmannは色素形成に重要なacetylformoinが，ヘキソースと一級あるいは二級アミノ酸より1-デオキシグルコソンを経て生成すること（図4），2,4-dihydroxy-2,5-dimethyl-3(2H)-furanoneと平衡関係にあることを報告している[7]。

　村田らは食品中の色素に着目し，キシロースやメイラード反応生成物であるフルフラールとアミノ酸とを弱酸性で反応させ，生成する低分子色素を検索している。その結果，キシロースやフルフラールとリジンの反応系から黄色色素furpipate類[8,9]とdilysyl-dipyrrolone類[10~12]を同定した（図5）。これらの色素は反応溶液中の主要な色素であると報告されている。さらに村田らは

115

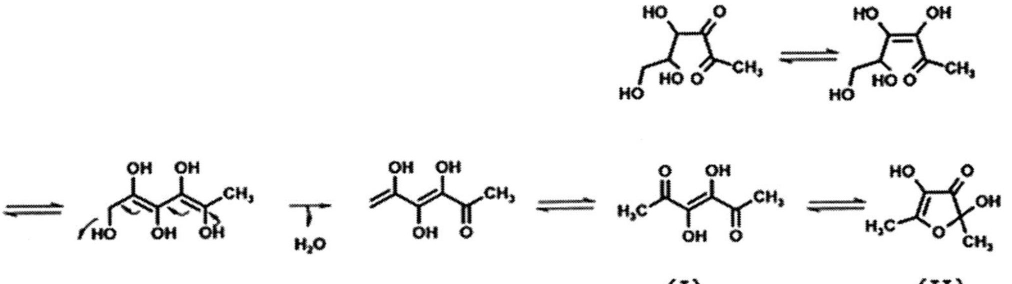

図4 メイラード反応で生成する色素形成に重要な1-デオキシグルコソンから生成するacetylformoin（I）と2,4-dihydroxy-2,5-dimethyl-3(2H)-furanone（II）の生成機構[7]

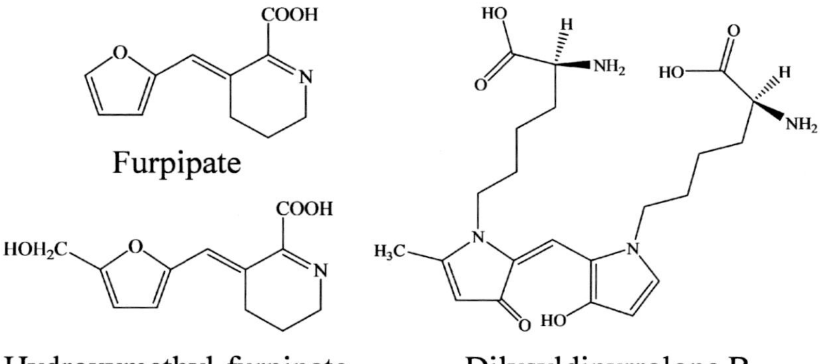

図5 キシロースあるいはフルフラールとリジンの反応により生成する黄色色素[8〜10]

醤油に存在する黄色色素2,4-dihydroxy-2,5-dimethyl-3(2H)-thiophenoneを単離，同定している[13]。醤油中の存在量は約6 μg/mlと少量であることから醤油全体の色調にはほとんど影響しないという。本物質は，フラノンやグルコースとシステインとから生成される香気化合物として知られているが[14,15]，黄色色素でもあることが初めて報告された[13]。

3 メラノイジンの生成

メイラード反応の最終生成物であるメラノイジン（melanoidin）は褐色の難分解性の含窒素高分子化合物である。メラノイジンの生成機構はいまだ不明であるが，メイラード反応で生成するオソン，不飽和オソン，フルフラール類，ピロール類などの多くの反応生成物が開裂・縮合・重合して生成すると考えられている[16〜18]。

メラノイジンの構造については，化学的あるいは生物学的な分解による分解生成物から推定す

第 13 章　メイラード反応と色調

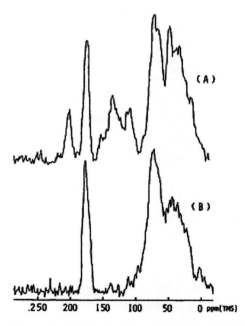

図6　D-グルコース-グリシン系メラノイジンのオゾン酸化前（A）と
オゾン酸化後（B）の ^{13}C-CP-MAS NMR スペクトル[19]

る方法や，メラノイジン生成の中間体から推定する方法により研究されている。
　筆者らはモデル系としてグルコースとグリシンから調製した高分子量メラノイジンに対して種々の化学的分解を試みた。その結果，オゾンによる酸化により分子量7000から3000へと低分子化され，95%脱色し分解されることが明らかとなった[19]。これらのメラノイジンを固体状態で測定できる Cross-polarization-magic angle spinning（CP-MAS）NMR によって解析した[20]。オゾン酸化前のメラノイジンの ^{13}C CP-MAS NMR スペクトルでは，0〜50（I），60〜75（II），105〜115（III），130〜140（IV），170〜180（V），190〜205（VI）ppm の領域にシグナルが認められたが，オゾン酸化後は（III），（IV），（VI）のシグナルが消失した（図6）。残存した（I），（II），（V）の領域の炭素はオゾン酸化に対して抵抗性をもちメラノイジンの主要な骨格を形成していると推定される。一方，オゾン酸化で消失したシグナルは C=C，C=N，ケトン態炭素と考えられ，これら結合様式がメラノイジンの発色団に寄与していると推察される。
　グルコースと ^{15}N-グリシンから調製したメラノイジンのオゾン酸化前後の ^{15}N CP-MAS NMR スペクトルを図7に示した。メラノイジンの主要な窒素は，グリシンのアミノ態窒素とは大きく異なり，共役エナミン構造，アミド態窒素，ピロールまたはピロール類似の窒素であり，一方ピラジン，ピリジン，イミン態窒素ではないことが化学シフトから予測される。オゾン酸化によってピロールまたはピロール類似の窒素が消失し，アミンあるいはアンモニウム態窒素が増大している。

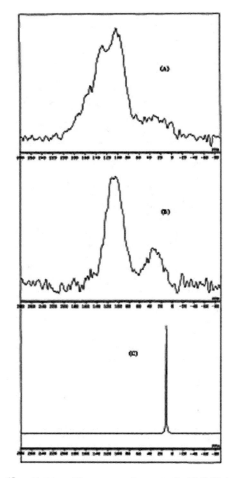

図7 D-グルコース-^{15}N-グリシン系メラノイジンのオゾン酸化前 (A), オゾン酸化後 (B) および^{15}N-グリシンの^{15}N CP-MAS NMR スペクトル[19]

　CP-MAS NMR によるメラノイジンの構造解析は Benzing-Purdie らのグループ[21~23]や Feather らのグループ[24]などによっても行われ，筆者らと同様な知見が得られている[25]。またキシロースとブチルアミンから調製されたメラノイジンの熱分解，酸化分解，アセチル化による OH 基の残基数（0.6~0.7/糖1分子）などのデータから，メラノイジンの基本骨格はフラン類やピロール類の重合体ではなく，3-デオキシオソンのシッフ塩基あるいはそのエナミンが縮合したものであると推察されている[26]。三級アミンの窒素の結合様式についてはこの推定構造[26]に示されたもののほか，共役エナミン構造をもとり得ると考えられる（図8(a)）。以上のさまざまなデータからメラノイジンの部分構造を推論し，図8に示した。

　一方 Tressl らは，2-deoxy-D-ribose と 4-aminobutyrate により生成するメラノイジンの推定構造としてピロール重合体を報告している[27]。また，同グループはペントースやヘキソース由来

第13章　メイラード反応と色調

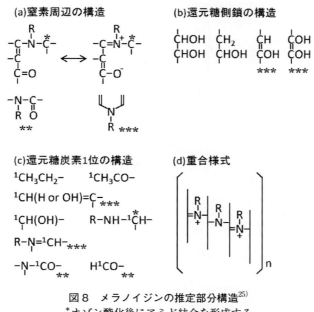

図8　メラノイジンの推定部分構造[25]
*オゾン酸化後にアミド結合を形成する
**マイナーな構造
***オゾン酸化によって開裂を受ける
R＝アミン化合物側鎖

のメイラード反応で生成する N 置換 pyrrole, 2-furaldehyde, N 置換-2-formylpyrrole が重合活性を有すると報告し[28], メラノイジンにピロールやフランが重合した構造があることを推定している。しかし, これらの化合物は脂溶性生成物であり, メラノイジンの水溶性の性質と合致していない。また本間らは微生物によるメラノイジン分解作用に着目し, 脱色率による食品メラノイジンの分類について報告している[29]。このような生物による分解法の適用もメラノイジンの構造の理解に寄与すると考えられる。

　難解な化学構造をもつメラノイジンはいろいろな機能特性をもつことが知られている。たとえば光増感作用[30], 酸化防止作用[31], 脱変異原作用[32,33], 降コレステロール作用[34]などが知られている。

4　メラノイジン前駆体[35]

　D-キシロースとグリシンのメイラード反応においては, 顕著な青変が起きることが三浦, 五明の研究により観察されている[36]。この青色色素は初期の反応と共に蓄積するが, その後減少し, 反応溶液は褐色となるので, この青色色素は褐色過程の中間体であることが推察された。この青色色素の生成に関して, HPLC を用いた反応速度論的解析が試みられている[37]。その結果, 青色

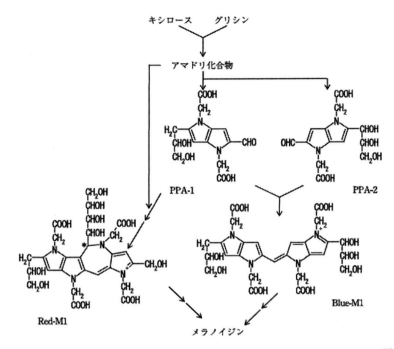

図9 D-キシロースとグリシンにより生成するメラノイジン前駆体色素化合物[35]
Red-M1 および Red-M2 は*を付した不斉炭素に起因する立体異性体である。

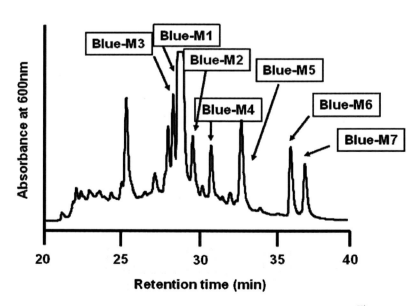

図10 D-キシロース-グリシンより生成する青色色素の HPLC[39]

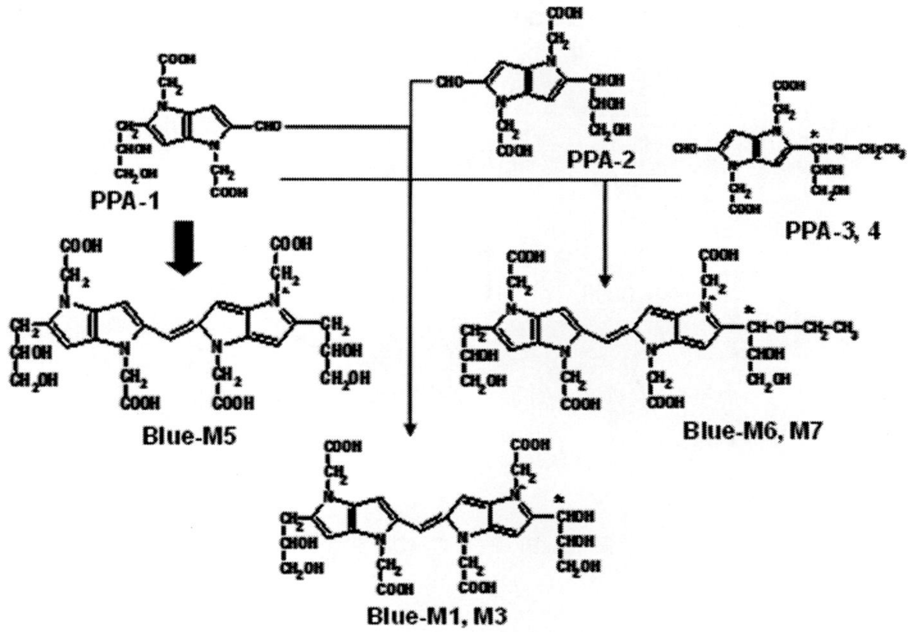

第13章　メイラード反応と色調

図11　青色色素の構造と生成[39]

色素はキシロース4分子とグリシン4分子から生成するテトラマーであろうと推定された。
　これらの報告はメラノイジンの構造や生成機構を解明する上できわめて重要である。筆者らは五明，三浦らとの共同研究により，D-キシロースとグリシンのメイラード反応により生成する青色色素の構造を解析した。その結果，主要な青色色素化合物であるBlue-M1を単離し，2つのピロロピロール（pyrrolopyrrole）骨格がメチン架橋された長い共役系を有し，その極大吸収波長は625nmであることを明らかにした[38]（図9）。図10のようにBlue-M1のほかにもいくつかの青色色素が同じ反応系で生成する[39]が，これらはいずれもピロロピロール骨格がメチン架橋された特徴的な構造を有しており，図11のように側鎖構造が異なる[40]。
　単離・精製したBlue-M1を単独でインキュベートすると褐変することから，Blue-M1はメラノイジンの重要な前駆体であると考えられる。実際D-キシロースとブチルアミンから調製されたメラノイジンとBlue-M1とでは化学的諸性質が類似しており，またアミノ化合物側鎖を考慮すると両者の組成式もきわめて類似したものとなっている。メラノイジンが抗酸化性を有することはよく知られているが，Blue-M1もヒドロキシルラジカル消去活性など強い抗酸化性をもつ[41]。
　一方，ヘキソースであるD-グルコースにおいてはその閉環構造が安定であるため，ペントースに比較すると褐変の進行はきわめて遅い。したがって前駆体となる色素化合物の生成も微量であるが，筆者らは，D-グルコースとグリシンの反応系において，Blue-M1と同様の特徴的なピ

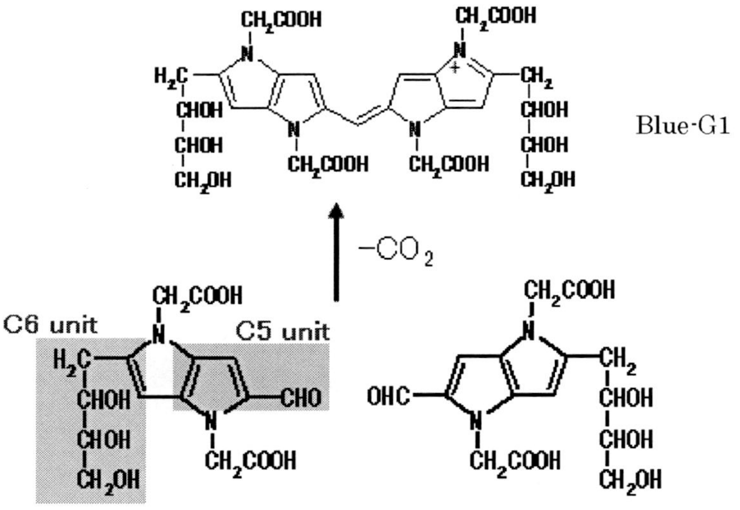

図12 Blue-G1 の構造と生成[42]

ロロピロール構造を有する青色色素 Blue-G1 を単離・同定した（図12）。Blue-G1 も単独で褐変することから，グルコース由来メラノイジンの重要な前駆体の1つであると考えられる[42]。Blue-G1 は図12に示すように，2分子のピロロピロールアルデヒドの脱炭酸により生成すると考えられる。ピロロピロール構造は炭素数6と炭素数5の前駆体が縮合することにより生成すると推測される（図12）。

さらに，筆者らは Blue-M1 と同様な D-キシロースとグリシンの反応系において赤色色素（Red-M1 および 2）を単離している[43]。これらの赤色色素はピロロピロール骨格に加えてアゼピン（azepine）環を有する複雑な構造をとっている。アゼピン環の形成にはアマドリ化合物（キシロースグリシン）が関与するものと考えられる（図9）。

以上の研究からピロロピロール骨格を有する色素群がメラノイジンの前駆体となっており，メイラード反応による褐変においてきわめて重要な役割を有することを示している。したがって，これら色素化合物の生成機構および重合・高分子化の機構を解明することが褐変反応の理解と制御法開発において重要であると考えられる。

筆者らは，Blue-M1 の生成機構を解明する目的で，その前駆体となるピロロピロール化合物の単離を試みた。その結果，D-キシロースとグリシンの反応液よりピロロピロールアルデヒド PPA-1 および PPA-2 を見出した（図9）。これらは348nm に極大吸収を有する黄色の化合物である。PPA-1，PPA-2 には，Blue-M1 が有する2つの側鎖，すなわちジヒドロキシプロピル基とトリヒドロキシプロピル基がそれぞれ存在する。このことから PPA-1 および PPA-2 が何らかの機構で反応することにより Blue-M1 が形成されるものと推定される。

一方，Blue-M1 からメラノイジンが形成されるメカニズムについては，不明の点が多い。筆

第13章　メイラード反応と色調

者らは，Blue-M1 を単独でインキュベートすることによる褐変反応の過程で，Blue-M1 の減少にともなって PPA-1 および PPA-2 が生成することを観察している[44]。このことから Blue-M1 が一部分解して反応性の高い低分子が生成し，これらと Blue-M1 がふたたび反応することによって高分子化，褐変するものと推定される。

5　カラメル化反応（caramerization）[45]

　糖類を融点以上に加熱すると，カラメル（caramel）と呼ばれる褐色物質が生成する。味噌，醤油，パン，ビスケットの褐変の一因となる反応である。糖類としてはスクロースやグルコースを用いる場合が多い。カラメル化反応においては糖類のアノマー化，異性化，脱水反応，開裂反応，環化反応などによって，香気成分や重合物質が生成するが，カラメルの構造はフラン重合体と推定されている。

　カラメルは天然着色料として用いられ，加熱の際に，酸や，アルカリを加えることが多い，また，アンモニアカラメルの場合はアンモニアが加えられる。この場合は，カラメル化反応と同時にメイラード反応も起きる。

文　　献

1) 早瀬文孝, 油化学, **38**, 865-875 (1989)
2) F. Ledl and T. H. Severin, *Prog. Food Nutr. Sci.*, **5**, 65-79 (1981)
3) T. Obretenov and O. Argirov, *Dev. Food Sci.*, **13**, 225-232 (1986)
4) S. B. Banks, J. M. Ames and H. E. Nursten, *Chem. Ind.* (*London*), 433-434 (1988)
5) T. Hofmann, *J. Agric. Food Chem.*, **46**, 3896-3901 (1998)
6) T. Hofmann, *J. Agric. Food Chem.*, **46**, 3902-3911 (1998)
7) T. Hofmann, *J. Agric. Food Chem.*, **46**, 3918-3928 (1998)
8) M. Murata, H. Totsuka, and H. Ono, *Biosci. Biotechnol. Biochem.*, **71**, 1717-1723 (2007)
9) H. Totsuka, K. Tokuzen, H. Ono, and M. Murata, *Food Sci. Technol. Res.*, **15**, 45-50 (2009)
10) J. Sakamoto, M. Takenaka, H. Ono, and M. Murata, *Biosci. Biotechnol. Biochem.*, **73**, 2065-2069 (2009)
11) Y. Nomi, J. Sakamoto, M. Takenaka, H. Ono, and M. Murata, *Biosci. Biotechnol. Biochem.*, **75**, 221-226 (2011)
12) Y. Nomi, R. Masuzaki, N. Terasawa, M. Takenaka, H. Ono, Y. Otsuka, and M. Murata, *Food Funct.* **4**, 1067-1075 (2013)
13) M. Satoh, Y. Nomi, S. Yamada, M. Takenaka, H. Ono, and M. Murata, *Biosc.*

Biotechnol. Biochem. **75**, 1240-1244 (2011)

14) C.-K. Shu, M. L. Hagedorn, B. D. Mookherjee, and C.-T Ho, *J Agric. Food Chem.*, **33**, 638-641 (1985)

15) R. Tressel, E. Kersten, C. Nittka, and D. Rewicki, *ACS Symosium series*, **564**, 2638-2644 (1994)

16) F. Ledl, *Dev. Food Sci.*, **13**, 569 (1986)

17) F. Hayase, Scavenging of active oxygen by melanoidins, "The Maillard reaction : Consequence for the chemical and life science", ed. by R. lkan, John Wiley & Sons Ltd., 89-104 (1995)

18) M. Namiki, *Adv. Food Res.*, **32**, 115-184 (1988)

19) S. B. Kim, F. Hayase and H. Kato, *Agric. Biol. Chem.*, **49**, 785-792 (1985)

20) F. Hayase, S. B. Kim and H. Kato, *Agric. Biol. Chem.*, **50**, 1951-1957 (1986)

21) L. M. Benzing-Purdie, J. A. Ripmeester and C. M. Preston, *J. Agric. Food Chem.*, **31**, 913-915 (1983)

22) L. M. Benzing-Purdie, J. A. Ripmeester and C. I. Ratcliffe, *J. Agric. Food. Chem.*, **33**, 31-35 (1985)

23) L. M. Benzing-Purdie and C. I. Ratcliffe, *Dev. Food Sci.*, **13**, 193-205 (1986)

24) M. S. Feather and D. Nelson, *J. Agric. Food. Chem.*, **32**, 1428-1432 (1984)

25) 早瀬文孝, 農化, **61**, 970-973 (1987)

26) H. Kato and H. Tsuchida, *Progr. Food Nutr. Sci.*, **5**, 147-156 (1981)

27) R. Tressl, G. T. Wondrak, R-P., Krtiger, and D. Rewicki, *J. Agric. Food Chem.*, **46**, 104-110 (1998)

28) R. Tressl, G. T. Wondrak, L-A. Garbe, R-P. Krtiger, and D. Rewicki, *J Agric. Food Chem.*, **46**, 1765-1776 (1998)

29) 本間清一, 栄食誌, **58**, 85-98 (2005)

30) 五明紀春, 三浦理代, 栄食誌, **36**, 331-340 (1983)

31) N. Yamaguchi, *Dev. Food. Sci.*, **13**, 291-299 (1986)

32) S. B. Kim, F. Hayase and H. Kato, *Dev. Food. Sci.*, **13**, 383-392 (1986)

33) H. Kato, I. E. Lee, N. V. Chuyen and F. Hayase, *Agric. Biol. Chem.*, **51**, 1333-1338 (1987)

34) M. Miura and T. Gomyo, *Agric. Biol. Chem.*, **52**, 2403-2408 (1988)

35) 渡辺寛人, 早瀬文孝, 化学と生物, **50**, 80-82 (2012)

36) 三浦理代, 五明紀春, 農化, **56**, 417-425 (1982)

37) T. Gomyo, L-Haiyan, M. Miura, F. Hayase and H. Kato, *Agric. Biol. Chem.*, **53**, 949-957 (1989)

38) F. Hayase, Y. Takahashi, S. Tominaga, M. Miura, T. Gomyo and H. Kato, *Biosci. Biotechnol. Biochem.*, **63**, 1512-1514 (1999)

39) F. Hayase, S. Shirahashi, T. Machida, T. Ito, T. Usui and H. Watanabe, Chemistry of pigments as intermediate of melanoidin, "The Maillard Reaction" ed. by M. Thomas and J. Forbes, RSC Publishing, 232-240 (2010)

第13章　メイラード反応と色調

40) F. Hayase, T. Usui and H. Watanabe, *Mol. Nutr. Food Res.*, **50**, 1171-1179 (2006)
41) S. Shizuuchi and F. Hayase, *Biosci. Biotechnol. Biochem.*, **67**, 54-59 (2003)
42) Y. Ono, H. Watanabe and F. Hayase, *Biosci. Biotechnol. Biochem.*, **74**, 2526-2528 (2010)
43) Y. Shirahashi, H. Watanabe and F. Hayase, *Biosci. Biotechnol. Biochem.*, **73**, 2287-2292 (2009)
44) F. Hayase, K. Ito, R. Takai, M. Aoki, Y. Izumi, T. Usui and Hirohito Watanabe, The formation and browning mechanisms of blue pigments, melanoidin intermidiates, 12th International Symposium on the Maillard Reaction 2015, Tokyo
45) わかりやすい食品化学, 吉田勉監修, 早瀬文孝, 佐藤隆一郎編著, 三共出版 (2015)

第14章　メイラード反応と香り

大畑素子[*1]，周　蘭西[*2]

1　はじめに

　加工食品の製造工程あるいは食品の調理過程における加熱操作によって，食品の味や香りなどの風味が向上し，物性が変化することで体内での消化吸収が促進される。さらに，食品衛生的に安全である状態を確保することができる。加熱操作において生成される香気は，もとの食品素材には存在しないものがほとんどであり，食品素材に含まれる様々な成分の間で起こる反応によるものである。加熱による食品成分間反応の中でも，主要食品成分である炭水化物（カルボニル化合）とタンパク質（アミノ化合物）の反応であるメイラード反応は頻繁に起こり，実に多くの加熱食品の香気生成に高く貢献している。このような加熱香気の最大の特徴は，食欲をそそるような香気であり，かつ，おいしさに深く関与しているということである。

　1912年にフランス人であるLouis Camille Maillardによってこの反応が明らかになって以来，反応によって生成する魅力的な香気について解明すべく，実に多くの研究がなされてきた。メイラード反応に関する数々の総説を読んでも，香気成分の発見，同定から，生成メカニズムに至るまであらゆる研究の素晴らしい成果に圧巻する。筆者らが何度も読み返した総説の一部を引用文献[1〜5]として紹介するので，ぜひ参考にしていただきたい。これらのような総説を読むに，一見，メイラード反応と香気成分に関する研究はほとんど完了したかのように思えるが，1912年から100年以上経った今日でも，新しい知見が次々発表されることに驚きと興奮を抑えることができない。

　この10年ほどのメイラード反応と香気成分に関する研究報告のうち，特に筆者らが興味深いと感じているものに，タンパク質の加水分解物すなわちペプチドが関与するメイラード反応生成香気についての研究報告である。そこで本章では，ペプチド由来のメイラード反応生成香気成分の研究に注目し，いくつか紹介することとする。その中で筆者らが近年研究を展開している香気成分の鎮静作用について，知見の一部も紹介し，メイラード反応と香気成分に関する研究の最新の動向を伝えたい。

＊1　Motoko Ohata　北里大学　獣医学部　動物資源科学科　食品機能安全学研究室　助教
＊2　Lanxi Zhou　北里大学大学院　獣医学系研究科

第14章 メイラード反応と香り

2 ペプチド由来のメイラード反応で生成する香気

Oh ら[6,7]は，Gly とグルコース，あるいは Gly-Gly，Gly-Gly-Gly，Gly-Gly-Gly-Gly といった各ペプチドとグルコースを用いてメイラード反応させ，生成される香気成分に関して報告し，Izzo ら[8]が総説としてまとめている。

Gly とグルコースの反応の場合，ナッツのような香ばしい香りを呈する trimethylpyrazine が最も多く生成し，次いで肉様の香りを呈する 2,5-dimethylpyrazine が多く生成された。同じような傾向は Gly-Gly-Gly とグルコースの反応において見られ，Gly とグルコースあるいは Gly-Gly-Gly とグルコースの反応システムでは，特に典型的なストレッカー分解による香気成分の生成が見られた。なお，ストレッカー分解とは，メイラード反応の副反応と考えられており，メイラード反応の中間生成物である α-ジカルボニル化合物と α-アミノ酸が反応して主にアルデヒドなどを生成する反応のことである。

一方，Gly-Gly とグルコースの反応の場合は，バターやキャラメル様の香りを呈する 5-(hydroxymethyl)-furfural や，キャラメル様あるいはローストした肉様の香りを呈する furfural が特徴的に生成した。同じような傾向は，Gly-Gly-Gly-Gly とグルコースの反応においても見られ，これらのシステムにおいてはどちらかというとグルコースの分解反応による香気成分の生成が見られた。さらに，Gly とグルコースの反応では検出されなかったのに対し，ペプチドとグルコースの反応においてのみ検出された香気成分として，1,6-dimethyl-2(1H)-pyrazinone と 1,5,6-trimethyl-2(1H)-pyrazinone を報告した。これらの pyrazinone は特徴的なトースト様の香りを呈する。

さらに Lu ら[9]は，グルコースと Gly，Gly-Gly，Gly-Gly-Gly のいずれのメイラード反応システムにおいても，trimethylpyrazine と 2,5-dimethylpyrazine が主要香気成分として生成されるが，香気形成に対する反応性は Gly と Gly-Gly-Gly が高いことを報告した。Gly-Gly-Gly は不安定な化合物であり，反応中に Gly-Gly と Gly に分解されることが原因と考えられている。

以上は単純なモデル系でのメイラード反応による香気成分の生成に関する報告だが，実際の食品中では複雑な組み合わせの反応が起き，ペプチド特異的香気成分も生成されている可能性がある。今後，食品系における解析が進展すれば，ペプチドの濃度や加熱条件の調整などにより，食品の総合的な香りをコントロールすることも夢ではない。

実際に，天然成分由来のペプチドのメイラード反応によって生成する魅力的な香気成分が，香料として様々な食品へ応用されつつある。特に，現在では食の安全や安心に非常に関心の高い消費者が多く，香料の原材料が，天然成分から精製したペプチドであれば，さらに付加価値が高い。スニルら[10]は，カカオ豆から得られた数種のペプチドと還元糖とのメイラード反応により，ココア・チョコレートフレーバーやキャラメルフレーバー，その他にもパンフレーバー，ミートフレーバーを開発した（この場合のフレーバーという言葉は，着香剤といった意味合いで使われている言葉であると考えられる）。カカオ豆から調製したジペプチド，すなわち Thy-Val，Val-

Tyr, Leu-Leu, Pro-Val, Val-Phe, Lys-Gluのそれぞれとフルクトースを混合し，pH7.5～8.5に調整して120℃で60分間メイラード反応させたときに，非常に良好なチョコレートフレーバーをもたらす。同様に，Val-PheあるいはVal-Lysのメイラード反応では，キャラメルフレーバーを作ることが可能であり，メイラード反応条件によってはチョコレートフレーバーをもたらしたLeu-Leu, Thy-ValあるいはVal-Tyrを用いてココアフレーバーを作ることもできる。ペプチドのアミノ酸配列中に共通してみられるのはValであるが，実はアミノ酸単体とグルコースとのメイラード反応ではアミノ酸の種類によって生成する香りの質が異なり，Valの場合，「ライ麦様の香ばしい香り」や「チョコレート様の香り」などを呈する。Leuの場合も「チョコレート様の香り」を呈する。しかし，Pheの場合は「スミレやライラックの様なフローラルな香り」を呈するにも関わらず，Val-Pheのジペプチドになると良質なチョコレートの香りになるのは興味深い。また，パンフレーバーを調製するにはPhe-ValあるいはLys-Gluを用い，ミートフレーバーにはMet-Thrを用いることができる。このようにして調製された各種フレーバーは，チョコレートをはじめ，ミルク，ヨーグルト，プリン，アイスクリーム，各種飲料，ベビーフードなどへの利用が期待されており，さらには，ペットフードなどへの応用も可能であろう。

3　メイラード反応により生成する香気の生理作用

　食品の香気成分は嗜好性に貢献するが，中には，それ以外に，嗅覚器から脳に伝達され，自律神経系などを介し，覚醒や鎮静作用などの生理作用を誘発するものも多くある[11,12]。しかし，メイラード反応で生成した香気成分のこの種の生理作用に関する研究はあまり進んでいない。麦茶を飲んだ際に血流量が増加し，その原因として，麦茶の香気成分の一種であるピラジン類が関与することが明らかとなっているが[13]，これは摂取した場合の生理作用であり，嗅覚器を経た生理作用とはその経路が異なる。ピラジン類に限らず，食品由来のメイラード反応生成物には抗酸化物質や抗変異原性物質など保健的機能性を有した物質が多くあることから[14,15]，これらを摂取した際の消化吸収後の生理作用に加え，生成した香気成分の嗅覚器を経て直接脳に信号が伝達された後に引き起こされる生理作用によっては，生体に及ぼす効果がさらに期待されると考えられる。筆者らは，このようなメイラード反応生成香気成分の嗅覚器を介した生理作用を研究しており，ここでは得られた成果の一部を紹介することとした。

3.1　メイラード反応で生成する香気の生理作用～血圧への作用～

　筆者らの研究室では，食肉タンパク質をプロテアーゼで分解した分解物（食肉タンパク質分解物）と還元糖とのメイラード反応により生成された香気が，血圧に影響する事を示した[16]。当初，食肉タンパク質分解物と還元糖（特に五炭糖のキシロース）とのメイラード反応物の保健的機能性を解明するため，高血圧自然発症ラットに経口投与し，消化吸収による血圧降下作用を検討していた[17]。この実験に携わっていた学生数名が，このメイラード反応物の香気を嗅ぐことで空腹

第 14 章　メイラード反応と香り

を感じる，という感想を頻繁に口にしていたことから，香気成分が自律神経を刺激し，特に副交感神経が優位になったために空腹を感じた可能性があると考え，食肉タンパク質分解物由来のメイラード反応生成香気成分の持つ生理作用の解明に着手することとなった。

3.1.1　食肉タンパク質分解物由来の香気成分の血圧低下作用

メイラード反応においては，pH 条件により中間生成物が異なるため，高 pH と低 pH 条件では最終的に生成されてくる香気成分の種類が異なる[18]。それにより，全体的な香気特徴が異なってくる。そこで，筆者らは，加熱食品における pH の中でも極端な 2 条件すなわち pH5 および pH10 に設定し，加熱したメイラード反応物の香気をラットに曝露した（それぞれ pH5 試料，pH10 試料）。コントロールとして蒸留水，また食肉タンパク質分解物とキシロースを混合しただけの試料（未反応物試料）も準備し，以上の 4 種類の試料の香気刺激によるラットの収縮期血圧に対する影響を検討した。血圧の経時的変化を図 1 に示した。曝露直後，各試料で血圧の低下が見られ，5 分後には未反応物試料，pH5 試料，pH10 試料の全ての試料において，コントロールよりも血圧が低下した。特に，pH10 試料に有意な血圧の低下が認められ，pH10 試料には，血圧低下に関与する香気成分が含まれていることが示唆された。

香気刺激直後に交感神経活動および副交感神経活動が促進された場合，その活動は刺激終了後も継続していることが特徴である[19, 20]。筆者らの研究においても，pH10 試料の香気曝露後も継続した血圧低下が観察されたことから，自律神経系への影響が考えられた。そこで 30 秒ごとの詳細な血圧の変動を，曝露開始前の血圧と比較した結果，曝露開始から緩やかに血圧は低下し，曝露開始から 180 秒後以降から有意な血圧の低下が認められた。香気曝露終了後も血圧の低下は継続し，有意な血圧の低下が認められた（図 2）。香気刺激による反応が 30 秒単位という非常に早い反応であることから，自律神経の関与のもとに反応が起きたと考えられた。また，おそらく，

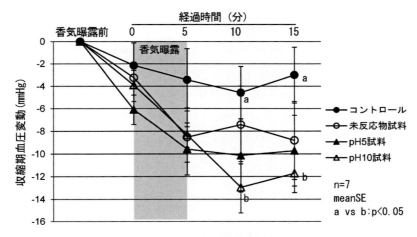

図 1　異なる pH 条件下での食肉タンパク質分解物とキシロースのメイラード反応によって生成した香気をラットに曝露した際の収縮期血圧変動[18]

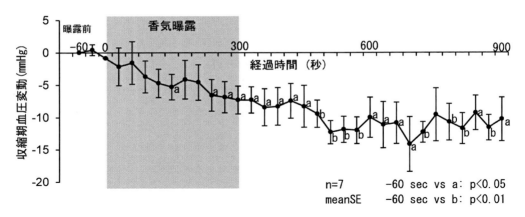

図2　食肉タンパク質分解物とキシロースのメイラード反応（pH10条件）によって生成した香気をラットに曝露した際の30秒毎の収縮期血圧変動[18]

副腎と腎臓を神経支配する交感神経が抑制されたことで，香気刺激後早い段階でそして継続的に血圧が低下したと推察している。

3.1.2　血圧低下に関与する香気成分の検索

食肉タンパク質分解物中には多くのペプチドが存在しており，それらとキシロースとのメイラード反応で生じた香気には，ラットの血圧を低下させる作用があることが判明した。ところで，この匂い刺激による血圧低下について，筆者らは，正常な血圧を低下させるというネガティブな現象とは捉えておらず，鎮静作用すなわちリラックス作用であると考えている。この血圧低下によって引き起こされる鎮静作用に関わるpH10試料中の香気成分を特定することとした。

pH10試料の香気成分は，ポーラスポリマー樹脂カラム濃縮法と高真空香気蒸留法により濃縮した。この濃縮物を，AEDA（Aroma Extract Dilution Analysis）法を用いたGC-O（Gas Chromatography-Olfactometry）分析に供し，寄与度FD（Flavor Dilution）-factorを求めた。AEDA法，GC-O分析およびFD-factorに関する概要[21]については，文献を参照されたい。

pH10試料の香気に高く寄与する，すなわちFD-factor（数値が高いほど試料全体の香気へ寄与することを意味する）が高い香気成分は，2,3-dimethylpyrazine, acetic acid, 2-furancarboxyaldehyde, 2-hydroxy-3-methyl-2-cyclopenten-1-one（cyclotene），2,5-dimethyl-4-hydroxy-3($2H$)-furanone（DMHF），5-methylpyrazine-2-methanol（MPM）であると同定された。これらがpH10試料の全体の香気を形成する骨格的な成分となっていることから，ラットの血圧低下に関与する可能性が示唆された。そこで，これらの香気成分を定量し，定量した濃度でラットに曝露して同様に収縮期血圧を測定した。なお，2,3-dimethylpyrazineおよび2-furancarboxyaldehydeは極少量しか含まれておらず定量に至らなかったため，その他の香気成分を定量値でラットに曝露した。その結果，DMHFおよびMPMの香気刺激により，ラットの収縮期血圧はコントロール（蒸留水）と比較して有意に低下することが判明した。さらに，この現象が，嗅覚系を介した

第14章　メイラード反応と香り

ものであることを明らかにするため，ラットの鼻腔に硫酸亜鉛溶液を点鼻し，嗅覚麻痺ラットを作出して，同様の香気刺激による収縮期血圧への影響を検討した。硫酸亜鉛溶液を点鼻することで，嗅粘膜に存在する膜固有層が剥離し，嗅覚をブロックさせることができる[22]。硫酸亜鉛処置後，DMHFおよびMPMの香気刺激による収縮期血圧の低下は全く見られなかった。このことから，鼻腔に流入したDMHFあるいはMPMが，嗅覚器を介して脳に伝達され，血圧の低下が引き起こされたと判明したのである。この2種類の香気成分は，メイラード反応によって生成される香気成分として報告[1,5]があり，食肉タンパク質分解物を用いたメイラード反応に特異的なものではない。特にDMHFは，メイラード反応の鍵となる香気成分[5]として知られており，また香料世界大手のフィルメニッヒ社（スイス）によってfuraneol®（フラネオール）という名称で商標登録された成分でもあり非常に有名である。しかし，これら香気成分の血圧低下作用および鎮静作用に関する報告はこれまでなく，本研究で初めて示したことになる。

現在は，ラットにこれらの香気成分を曝露した際の，腎臓交感神経遠心枝および胃迷走神経遠心枝（副交感神経）の活動を測定しており，今後の研究成果が期待される。

3.2　メイラード反応で生成する香気の生理作用～脳波への作用～

前述のように，食肉タンパク質分解物と還元糖という複雑系のメイラード反応で生成した香気成分は，ラットの血圧に作用し，鎮静作用を誘発することが明らかになったことから，次に筆者らは，アミノ酸一種類（グリシン）と還元糖一種類（グルコース）の単純系メイラード反応で生成した香気成分がヒトの脳波へ及ぼす影響についても検討した[23~25]。

3.2.1　グリシン・グルコース系メイラード反応生成香気成分の脳波への影響

グリシン・グルコース系メイラード反応についてもやはり，pH条件が生成香気成分の種類や濃度に影響することから，筆者らは，加熱食品において想定でき，かつヒトに呈示することに問題のない2条件，すなわちpH7およびpH9を設定した。等モルで混合したグリシンとグルコースの溶液を，通常の調理工程で想定できる条件で加熱し，メイラード反応させた（pH7メイラード反応試料およびpH9メイラード反応試料）。それぞれの試料の香気を自然な呼吸とともに嗅ぎながら，前頭前野のα波およびβ波の分布率を測定できる簡易型脳波測定装置（BrainProライト，フューテックエレクトロニクス株式会社）によって測定し，グリシン・グルコース系メイラード反応によって生成する香気が脳波に及ぼす影響を検討した。そもそも脳波は，波長によっていくつかに分類されており，周波数の低い方から順にδ，θ，α，β，γ波という[26,27]。少し解説をすると，δ波は3Hz以下の周波数であり，睡眠中の主な脳波はこれである。θ波は，入眠直後や，眠気，まどろみを感じるときに見られる脳波であり，4~7Hzの周波数が特徴である。α波は7~13Hzの周波数を示すが，特に周波数の低い方から$\alpha1$，$\alpha2$，$\alpha3$に分けられている。いずれも，安静にしている時や，リラックス状態にある時に見られる脳波である。覚醒している状態で，特に考え事をしている時や，周囲に注意をはらっているなどの緊張状態にある時の脳波は，13~30Hzの振幅の小さい波長で，これがβ波である。非常に興奮し，イライラしたような

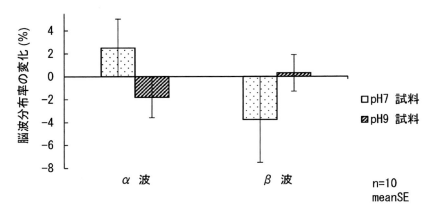

図3 pH7あるいはpH9条件下でのグリシン・グルコース系メイラード反応によって生成された香気吸入による脳波への影響[23～25]
脳波分布率の変化（％）：コントロール（空気）吸入時の脳波分布率と各試料吸入時の脳波分布率の差，pH7試料：pH7メイラード反応試料，pH9試料：pH9メイラード反応試料

状態にある時の脳波は，30Hz以上の周波数を示すγ波となる。筆者らが用いた簡易型脳波測定装置は，主にθ，α，β波を測定することができるものである。

筆者らの予想通り，グリシン・グルコース系メイラード反応で生成した香気は脳波に影響し（図3），特にpH7メイラード反応試料の香気は，α波の上昇およびβ波の減少を誘発したことから，鎮静作用を示すことが判明した。一方で，よりメイラード反応が進行したpH9の試料香気は，α波の減少およびβ波の上昇を誘発し，覚醒作用を示した。どのようなメイラード反応条件でも脳波へ同じような効果があるのではなく，条件によってαあるいはβ波への影響が異なっていたのである。このような現象は一部の研究でも報告されており，大豆の煎り具合（生，浅煎り，中煎り，深煎り）によって脳波への影響が異なり，中煎り大豆の香気はα波を上昇させるが深煎り大豆では逆に減少する[28]。筆者らの結果においてもpH9条件の方のメイラード反応が進行しており，煎り大豆香気の示した傾向と類似していた。

3.2.2 脳波に影響する香気成分の検索

脳波への影響より，鎮静作用あるいは覚醒作用をもたらすことが示唆されたpH7あるいはpH9メイラード反応試料の香気成分のうち，ここでもFD-factorの高い寄与成分が脳波へ何らかの影響を及ぼしていると考えられた。そこで，AEDA法とGC-O分析によって検索したところ，ピラジン化合物（2,3-dimethylpyrazine, 2,3,5-trimethylpyrazine, 2,3-dimethy-5-ethylpyrazine），ピラン・フラノン化合物（2,3-dihydro-5-hydroxy-6-methyl-4H-pyran-4-one, DMHF），アルコール（2-ethylhexanol），ピリジン化合物（2-acetylpyridine），有機酸（acetic acid, octanoic acid）が，pH7あるいはpH9メイラード反応試料の香気寄与成分として同定された。

前述のように，メイラード反応においては，そのpH条件によって，生成される香気成分やその生成量が異なることから，全体の香調も変わってくる。したがって，同定した香気寄与成分が，

第14章 メイラード反応と香り

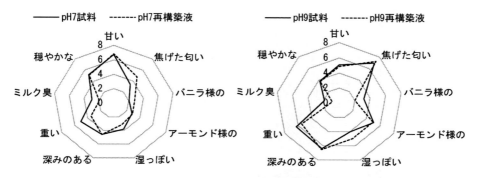

図4 pH7 あるいは pH9 メイラード反応試料の香気特性と pH7 あるいは pH9 メイラード反応試料の香気寄与成分を混合し調製した再構築液の香気特性[23〜25]

確実に pH7 あるいは pH9 メイラード反応試料の香気特徴を示しているか確認する必要がある。そこで筆者らは,香気寄与成分を定量し,定量値に基づき混合して pH7 あるいは pH9 再構築液を調製し,QDA(Quantitative Descriptive Analysis)法を用いた官能評価によって確認した。QDA 法とは定量的記述分析法ともいい,パネリストが理解しやすいような評価用語によって香気の特徴を示し,その評価用語に相当する香気の強度を定量化する方法である。この方法を用いることによって,どのような香りが,どのくらいの強さを有するかを数値で表すことができる。QDA 法で明らかにした,pH7 のメイラード反応試料および再構築液,そして香気寄与成分を混合して調製した pH9 のメイラード反応試料および再構築液の香気特徴をレーダーチャートにして図4に示した。グリシン・グルコース系メイラード反応によって生成する香気を特徴づけることのできる9種の評価用語,すなわち「甘い」「焦げた匂い」「バニラ様の」「アーモンド様の」「湿っぽい」「深みのある」「重い」「ミルク臭」「穏やかな」において,いずれにおいても有意差がなく,再構築液を構成する香気寄与成分が,pH7 あるいは pH9 メイラード反応試料香気の基本的骨格のような役割を果たしていることが示された。この pH7 あるいは pH9 再構築液の香気による脳波への影響は,図5に示したように,メイラード反応試料の結果と非常に類似しており,メイラード反応試料の基本骨格を成す香気成分の影響であることが示唆されたのである。

筆者らはさらに,最も FD-factor が高かった DMHF と 2,3-dimethylpyrazine においてそれぞれの香気を感じ始める濃度(認知閾値付近)から嫌悪を感じ始める濃度(忌避濃度付近)までいくつか濃度を設定し,単一成分での脳波への影響を検討した。図6に示すように,2,3-dimethylpyrazine の呈示した濃度すべてにおいて α 波の上昇と β 波の減少が観察され,一方で DMHF では濃度によって脳波への影響が異なることが示された。特に,低濃度の DMHF では α 波の上昇と β 波の減少が見られ,高濃度では α 波は減少し β 波は上昇し,このことが pH9 メイラード反応試料における α 波の減少と β 波の上昇の原因ではないかと考えている。

ところで,DMHF や 2,3-dimethylpyrazine は,わが国で食品添加物としてすでに認可されている。現在筆者らは,pH7 メイラード反応試料香気の鎮静作用,および,pH9 メイラード反応

メイラード反応の機構・制御・利用

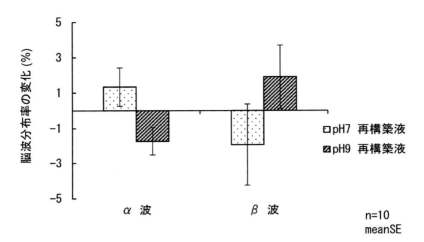

図5 pH7 あるいは pH9 メイラード反応試料の香気寄与成分を混合し調製した再構築液の香気吸入による脳波への影響[23～25]
脳波分布率の変化（％）：コントロール（空気）吸入時の脳波分布率と各試料吸入時の脳波分布率の差

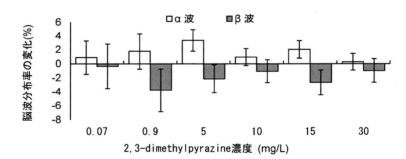

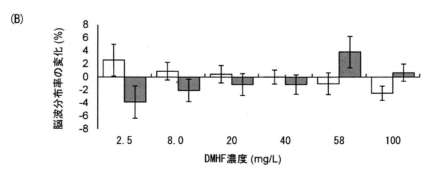

図6 濃度の異なる 2,3-dimethylpyrazine(A)および DMHF(B)の吸入による脳波への影響[23～25]
DMHF：2,5-dimethyl-4-hydroxy-3(2H)-furanone，2,3-dimethylpyrazine の濃度：
0.07，0.9，5，10，15，30 mg/L，DMHF の濃度：2.5，8，20，40，58，100 mg/L

第14章 メイラード反応と香り

試料香気の覚醒効果をさらに検証すべく,対光瞳孔測定,脳血流量測定などで評価しているが,今後,DMHFや2,3-dimethylpyrazineの生理作用がさらに明らかになれば,これら香料に付加価値が付く可能性も十分期待できるだろう.

4 おわりに

筆者らの研究によって,メイラード反応生成香気がヒトの自律神経系などに働きかけ,リラックス(鎮静)作用やリフレッシュ(集中・覚醒)作用などをもたらすことが判明されれば,食品の香気成分や食品添加物としての香料の新たな機能性に関する学術的知見を明らかにすることができる.そればかりでなく,食品中のメイラード反応と生成される香気成分をうまくコントロールすることによって,健康状態の異なる人,ライフステージの異なる人など,多くの人の食生活を豊かにし,質の向上に貢献できると考えている.また,食事を摂取する人への効果にとどまらず,調理をしている人への効果も期待され,ある種のセラピー,例えばクッキングセラピーなどを提案できる可能性もある.

文　　献

1) 奥村篤司, 澱粉科学, **38**, 81-91 (1991)
2) Mottram D. S. *et al.* (Editors), Controlling Maillard Pathways to Generate Flavors, American Chemical Society (2000)
3) Schleicher E. *et al.* (Editors), The Maillard Reaction Recent Advances in Food and Biomedical Sciences, The New York Academy of ScienceFood Chemistry (2008)
4) Boekle van M. A. J. S., *Biotechnol. Adv.*, **24**, 230-233 (2006)
5) Cerny C., *Ann. N. Y. Acad. Sci.*, **1126**, 66-71 (2008)
6) Oh Y-C. *et al.*, *J. Agric. Food Chem.*, **39**, 1553-1554 (1991)
7) Oh Y-C. *et al.*, *J. Agric. Food Chem.*, **40**, 118-121 (1992)
8) Izzo H. V. *et al.*, *Trends Food Sci. Technol.*, **3**, 253-257 (1992)
9) Lu C-Y. *et al.*, *J. Agric. Food Chem.*, **53**, 6443-6447 (2005)
10) コッチャール・スニルほか, 特表 2005-503817 (2005)
11) Lehner G. *et al.*, *Physiol. Behav.*, **86**, 92-95 (2005)
12) Maruo S. *et al.*, *Int. J. Affective Eng.*, **12**, 37-43 (2013)
13) 菅沼大行ほか, *Aroma Res.*, **3**, 138-141 (2002)
14) 早瀬文孝, 日本醸造協会誌, **88**, 421-425 (1993)
15) Morales F. J. *et al.*, *Amino Acids*, **42**, 1097-1109 (2012)
16) Ohata M., *IMRS Highlights*, **9**, 21-25 (2014)

17) 西村仁志ほか, 日本畜産学会第 114 回大会講演要旨, 176 (2011)
18) 立場秀樹, おいしさの科学事典, p212-216, 朝倉書店 (2004)
19) 熊谷千津ほか, *Aroma Res.*, **10**, 156-161 (2009)
20) 新島旭ほか, *Aroma Res.*, **10**, 256-259 (2009)
21) Grosch W., *Trends Food Sci. Tecnol.*, **4**, 78-73 (1993)
22) Kagawa D. *et al.*, *Planta Med.*, **69**, 637-641 (2003)
23) Zhou L. *et al.*, IFT Annual Meeting Scientific Program, 97 (2014)
24) Zhou L. *et al.*, 1st Bliaterial Mini-Symposium on Study on Chemistry & Biotechnology of Functional Foods & Renewable Natural Resources, 11-12 (2015)
25) Zhou L. *et al.*, 12th International Symposium on The Maillard Reaction, 172 (2015)
26) 小林加奈理ほか, 日本農芸化学会誌, **72**, 153-157 (1998)
27) 田口寛ほか, 三重大学大学院生生物資源学研究科紀要, **36**, 311-38 (2010)
28) Konagai C., *J. Intel. Soc. Life Info. Sci.*, **24**, 76-81 (2006)

第15章　メイラード反応と保健的機能性

木村ふみ子[*1]，宮澤陽夫[*2]

1　はじめに

　メイラード反応は調理・加工・貯蔵の工程で進行し，味噌や醤油など発酵食品の褐色化や，パン，焼き菓子，焼き肉の着色，あるいは加熱工程での香ばしいフレーバーの付与など，食品に好ましい色や香りを与え，食品の二次機能を高める重要な反応である。一方，医学分野では生体内メイラード産物である後期糖化産物（advanced glycation end products；AGEs）の様々な健康障害との関連性が報告され，食品由来のメイラード産物も健康に負の影響を与える可能性が指摘されている。しかし，食品として摂取したメイラード産物は，消化管内での分解と，腸管からの吸収を経て初めて生体内に取り込まれるため，その影響は生体内反応物とは異なると考えられている。

　従来，食品メイラード産物，特に反応の最終段階で生ずる着色物質のメラノイジンには食物繊維様作用，抗酸化作用，活性酸素除去作用，アンジオテンシン変換酵素Ⅰの阻害作用，ニトロソアミン生成抑制作用など，様々な生理機能が報告されており，これらについては邦文での総説も出されている[1~3]。今世紀に入り，欧州科学技術研究協力機構（COST；European cooperation in science and technology）のプログラム，COST ACTION 919；Melanoidins in food and health[4]により，これらの裏付けとなる，メイラード産物の日常摂取量，消化管反応の影響，吸収率を踏まえた体系的な研究が進められている[5,6]。本章ではこれらを踏まえ，メイラード産物の保健機能について概説する。

2　食品のメイラード産物

　食品機能性研究，特に *in vitro* 試験では，当該成分の消化・吸収・代謝を考慮する必要がある。したがって，対象成分の生物学的利用能（bioavailability）の理解が重要であり，これに必要な定量的評価のため，対象成分の化学構造の確定が課題となる。しかし，メイラード産物の構造は初期過程，中期過程，最終過程で大きく異なる。特に最終産物のメラノイジンは，その定義が窒素を含む褐色色素のみで，共通構造を持たない。このような背景をもとに，COST ACTION 919では統一プロトコルを作成し[7]，グリシン・グルコース間反応から得られた，低分子量水溶

[*1]　Fumiko Kimura　東北大学　大学院農学研究科　機能分子解析学分野　助教
[*2]　Teruo Miyazawa　東北大学　大学院農学研究科　機能分子解析学分野　教授

性メイラード産物（LMW），高分子量水溶性メラノイジン（HMW），および不溶性メラノイジンを，標準モデルメラノイジンとして研究を行っている。一方，メイラード産物は由来となる食品成分や調理加工方法によっても，その構造が大きく異なるため，保健機能を調べるにあたり，その構造，分布，食品毎の特徴を理解する必要がある。

メイラード反応は，アミノ基（-NH$_2$）とカルボニル基（>C=O）間の反応であり，アミノ化合物とカルボニル化合物が縮合しアマドリ転移化合物が生成する初期過程，アマドリ化合物の脱水・縮合・解裂・酸化によりレダクトンやフルフラールなど反応性の高い低分子化合物が生成する中期過程，中間体同士の重合により巨大分子メラノイジンが生成する最終過程からなる。アミノ基の供給源はアミノ酸，ペプチドの他，タンパク質があり，タンパク質構成アミノ酸のα-アミノ基はペプチド結合に利用されるため，リジン側鎖のアミノ基（ε-アミノ基）が重要な役目をになう。メイラード産物で修飾されたタンパク質はメラノタンパクと呼ばれる[5]。一方，カルボニル基の主要な供給源は還元糖だが，脂質酸化分解物のアルデヒド，ケトンや，中期過程で生ずる反応性の高いアルデヒドも基質となる。

このように，食品メイラード産物は様々な成分の反応による多種多様な混合物であるため，安定で比較的生成量が大きい定量可能な成分が，標識物質として使用される。代表的な初期生成物の標識成分としてはフルクトースリジン（FL；N^ε-fructoselysine），カルボキシメチルリジン（CML；N^ε-carboxyl-methyl-lysine），ピラリン（Pyrraline），ヒドロキシメチルフルフラール（HMF；5-hydroxymethyl furfural）がある[8]。FL はグルコースとリジンの反応によるアマドリ化合物であり，代表的な初期反応物とされる。CML は FL の酸化または，中期過程で生じたグリオキサールとリジンの縮合で生成する。ピラリンも中期過程で生じた 3-deoxyglucosone とリジンの縮合物である。HMF はメイラード産物の代表的な香気成分で，中期過程の標識物質として使われる[8]。

メラノイジンは共通構造を持たない巨大分子のため，標識となる成分が存在しない。このため，ゲル濾過や限外濾過による分子量分画（3 kDa，5 kDa，10 kDa など）により粗精製した褐色物質について，重量と吸光度（350-460 nm）で評価される[5]。このとき，酵素消化により夾雑物のタンパク質や糖質を分解する方法もよく使われている。

2.1 原料によるメイラード産物の違い

メイラード食品には，パンの耳や焼き菓子などの小麦由来を原料とした焼成食品，コーヒー，ココア，ビール，麦茶などの飲料，醤油，味噌，バルサミコ酢，といった発酵調味料のほか，焼き肉，麦芽，トマトソースなどがあり，原料や生成過程による特徴をもつ。小麦由来の焼成食品の場合，タンパク質のリジン残基が，還元糖やメイラード反応の中間生成物と反応し，不溶性のメラノタンパクとなる[5]。メラノタンパクを消化酵素で分解すると，リジン由来のメイラード産物，FL や CML が回収される[5]。なお，焼成食品には小麦の他に卵や牛乳も添加され，さらにパンの場合は発酵過程で生ずる，アミノ酸，ペプチド，還元糖，アルデヒドも基質となることに留

第15章　メイラード反応と保健的機能性

意が必要である。飲料のメラノイジンは原料由来の多糖類が母体になり，水溶性を呈する。さらに，コーヒーのクロロゲン酸といったフェノール化合物もメラノイジンに取り込まれ，メラノイジンの機能に関与すると考えられている[9]が，その結合様式などの詳細は不明な点が多い。発酵食品では，アミノ酸やペプチド，還元糖やアルデヒドが基質となる。醤油メラノイジンはモデルメラノイジンに類似の性質をもち[10]，味噌メラノイジンも醤油に類似した性質をもつとされる[3]。

2.2　食品中の含量と日常摂取量

　Tagiazucchiらがメラノイジンの[5]，HellwigらがCMLなどのメイラード反応物の[8]食品含量をまとめている。Foglianoらによると，一般的な西洋人の食生活では，一日あたりのメイラード産物の摂取量は，およそ10g内外と見積もられ，パン（1.8-15g）やビスケット（3.2-8.5g），コーヒー（0.5-2.0g）の貢献度が大きい[11]。ビール，ココア，バルサミコ酢，スイートワインもメラノイジン含量が高いが，これらは個人の嗜好により摂取量が大きく異なる点も指摘されている[5]。これらの研究によると，食品として摂取するメイラード産物の大部分はメラノイジンが占めている。日本の食事では，醤油，味噌が日常的に摂取されるメイラード食品であるが，本間らによると味噌，醤油のアマドリ化合物はそれぞれ5.5 mmol/kgと3.5 mmol/kgで，換算すると1kgあたり1g前後とされ[12]，パンなどと比べ少ない。メラノイジンは醤油で0.5g/100mL程度であり[13]，調味料である味噌・醤油の一日の摂取量が15g程度であると考えると，これらの食品がメイラード産物の日常摂取量に与える割合はパン，コーヒーに比べ小さい。

2.3　メイラード産物の吸収

　C^{14}で放射性ラベルしたグルコースとカゼインを反応させたモデルメラノイジンを投与した動物試験では，投与24時間後に，LMW（10 kDa以下）画分は61%が糞から，27%が尿から，HMW（>10 kDa）画分では87%が糞から，4.3%が尿から回収され，消化管内に5.9%の放射性活性が残った[14]。すなわち，メイラード産物は10 kDa以下であれば30%程度が吸収されるが，10 kDa以上の高分子画分の場合はほとんど体内に取り込まれない[4]。

　低分子化合物のCML，FL，リジノアラニンについて，それぞれが結合したカゼインを調整してラット与えた場合の体内動態が調べられている[15]。CML結合カゼインのCMLの回収量は摂取量に対し尿中で29%，糞中で15-22%であり，血中CML濃度も摂取量依存的に上昇した。FL，リジノアラニンは尿への回収率はそれぞれ3.6%，4.9%でありCMLよりも吸収されにくいか，代謝されやすく，糞中の回収量が少ないため腸内細菌により分解されたためと考察されている[15]。ヒトでの介入試験および観察試験で，メイラード産物摂取量が多いと血中，尿中CML含量が高くなるため，食事で摂取したCMLはその一部が体内に取り込まれた後に，代謝されずに尿中に排泄されると考えられる[16]。これらの低分子化合物について，食品から摂取できる量での機能性あるいは毒性については，幾つか報告があるものの結論は得られていない[17]。

3 消化管におけるメラノイジンの保健機能

上述のとおり，メイラード産物の保健機能は，日常的な摂取量，メイラード産物の吸収率，生体内での代謝から，消化管より吸収されない高分子メラノイジンによるものが期待される。このため，近年はメラノイジンの保健機能について，消化管での作用機序発現を想定した研究が進められている。

3.1 抗酸化作用

メイラード産物は中間反応で生成するレダクトン構造の水素供与性により，抗酸化能をもつ[1]とされ，モデルメイラード産物や食品から生成したメラノイジンが脂質酸化の誘導期延長作用をもつとする研究成果が多数報告されてきた。また，メラノイジンの金属キレート作用や，メイラード産物に取り込まれたフェノール類の還元能も関与すると考えられている[1]。

コーヒーメラノイジンの10 kDa画分について*in vitro*での消化試験を行い，抗酸化活性を測定したところ，消化後でもラジカル消去能が維持されることが明らかになった[5]。同様にヒト糞から採取した腸内細菌と24時間インキュベートした場合も，ラジカル消去能は持続しており[5]，メラノイジンのラジカル消去用は消化管の酸化ストレス抑制作用に関与すると考えられる。コーヒーメラノイジンの高分子画分は七面鳥肉のホモジェネート液の脂質酸化を抑制し，その抗酸化作用は黒ビールや麦茶より強かった。他にも，ラットミクロソームの酸化に対するコーヒーメラノイジンの酸化抑制作用や，モデルメラノイジンによるラット肝臓脂質過酸化抑制作用などが報告されている[18]。また，細胞試験でも酸化ストレス条件下での，コーヒーメラノイジン消化物による保護効果が報告されている[19]。

このように水溶性メラノイジンの*in vitro*での抗酸化作用については数多く報告がなされており，酸化ストレス抑制作用に関連して，抗炎症，抗腫瘍，抗動脈硬化作用などの可能性があると期待されている。一方，実際に摂取した場合の*in vivo*での抗酸化作用については十分な検討はなく，今後の課題である。

3.2 食物繊維様作用とプレバイオティック機能

メラノイジンに食物繊維様の作用があることは古くから知られており，モデルメラノイジンをラットに20日間摂取させた試験では，飼料への2％または4％のメラノイジンの添加により腸内容物の滞腸時間が短縮し，小腸二糖類水解酵素の活性が上昇した[3]。モデルメラノイジンのような不規則高分子重合体は消化管で分解されず，推定分子量も3 kD～10 kDaと大きいことから，このような食物繊維様の作用を有すると考えられる。

食品由来メラノイジンの場合は，モデルメラノイジンのような低分子メイラード産物の重合体の他に，多糖がメラノイジン骨格となったり，タンパク質が低分子メイラード産物により修飾・架橋されたりする場合が考えられる。また，メイラード修飾をうけた繊維やタンパク質には，抗

第15章　メイラード反応と保健的機能性

酸化性メラノイジンや，原料由来のフェノールも取り込まれ，小腸上部での消化吸収を逃れ，還元能を有したまま大腸まで到達するため，大腸での酸化ストレス低減に役立つと考えられている[5,6]。コーヒーでは，ガラクトマンナンやアラビノガラクタンなどの難消化性多糖類が骨格となる"メイラード化した繊維"の存在が指摘されている[5]。ヒト糞便由来細菌とコーヒーメラノイジンをインキュベートすると，短鎖脂肪酸の産生が観察されることから，メイラード化した繊維の一部は腸内細菌に資化されると考えられる。

メラノイジンの腸内細菌増殖作用については，モデルメラノイジンのラットでの in vivo 試験，パン由来精製メラノイジンおよびコーヒーメラノイジンでの in vitro 試験などで，ヒトに有益な作用をもつビフィズス菌や乳酸菌などを増殖するプレバイオティク作用を持つことが示唆されている。他方，糖化したウシ血清アルブミンを基質とした in vitro 試験では，腸内細菌増殖作用はあるものの菌株に対する特異性はなく，プレバイオティクス機能をもつとは言えないとの指摘もある[5]。

3.3　抗菌作用

メラノイジンの抗菌作用は様々な食品で調べられており，その有効範囲は菌種とメラノイジンの種類によるが，グラム陰性菌，陽性菌いずれにも活性をもつ。健康機能に関わる微生物では，虫歯の原因菌であるグラム陽性菌のミュータンス菌と，胃癌・胃潰瘍の危険因子であるヘリコバクターピロリ菌について，それぞれ有効との報告がなされている[5]。

ミュータンス菌はバイオフィルムを生成して歯に接着するが，コーヒーはこの接着を阻害し，特に未焙煎のものより焙煎後の方がその効果が大きかった。さらに，3.5 kDa 以上の高分子画分コーヒーメラノイジンは 6 mg/mL の濃度でミュータンス菌の接着阻害，静菌およびバイオフィルム産生阻害作用をもつことが報告されている。同様に麦茶の 1 kDa 以上の高分子画分メラノイジンも，ミュータンス菌に対する抗接着性とバイオフィルム産生阻害作用が観察されている[5]。

ヘリコバクターピロリ菌はウレアーゼを放出し，胃の尿素をアンモニアに分解することで，胃酸を中和して，胃粘膜に接着する。Hiramoto らは，様々なタンパク質-グルコース間反応で作成したメラノタンパクとイングリッシュマフィンの皮由来のメラノイジンの，ウレアーゼの胃粘膜接着阻害活性を in vitro 試験にて評価し，いずれも高い阻害活性を持つことを示した[20]。さらに，ヘリコバクターピロリ菌に感染したマウスにメラノタンパクを与えたところ，ヘリコバクターピロリ菌のコロニー形成が抑制されたと報告している[20]。

この他，大腸菌についても，コーヒーメラノイジンおよびビスケット由来メラノタンパクによる抗菌作用も報告されている。

3.4　抗変異原性作用

メラノイジンの消化管での抗酸化作用および食物繊維様作用より，メラノイジンの消化管における抗変異原性作用にも期待が持たれている。主に Caco2 細胞でのメラノイジンの影響評価に

関する研究が進められており，薬物代謝での，第一相反応に関与する NADPH-シトクロム c 還元酵素を抑制し，第二相反応のグルタチオン-S-トランスフェラーゼを活性化するなど，酸化ストレスに抑制的に働くとの報告がなされている。しかし，*in vivo* での抗変異原性に対する影響は研究手法の難しさもあって，現在のところ行われていない[5]。

4 おわりに

以上のように，メイラード産物の大部分を占めるメラノイジンは共通構造をもたず，その由来となる食品により，様々な性質を持つ物が存在する。このため，メイラード産物の保健機能を定量的に比較・検討するのは非常に困難であるが，最近の研究により，その分類や吸収率などが明らかになってきた。その結果，高分子化合物のメラノイジンは難消化性であるため，消化管の環境改善機能が，メラノイジンの保健機能として有力である。

文　献

1) 加藤博通, 澱粉科学, **38 (1)**, 109 (1991)
2) 三浦理代, *New Food Industry*, **43 (12)**, 15 (2001)
3) 五明紀春, 醤油の研究と技術, **34 (5)**, 285 (2008)
4) V. Somoza, *Mol. Nutr. Food Res.*, **49**, 663 (2005)
5) D. Tagliazucchi and A. Bellesia, *Amino Acids.*, **47**, 1077 (2015) #11
6) F. J. Morales, V. Somoza, *Amino Acids.*, **42**, 1097 (2012) #13
7) http://www.if.csic.es/proyectos/COST919
8) M. Hellwig *et al.*, *Angew. Chem. Int. Ed.*, **53**, 10316 (2014)
9) A. S. P. Moreira *et al.*, *Food Func.*, **3**, 903 (2012)
10) 本間清一, 澱粉科学, **38 (1)**, 73 (1991)
11) V. Fogliano and F. J. Morales, *Food Func.*, **2**, 117 (2011)
12) 本間清一, 日本栄養・食糧学会誌, **58 (2)**, 85 (2005)
13) 橋場 弘長, 日本農芸化学会誌, **47 (11)**, 727 (1973)
14) P. A. Finot and E. Magnenat, *Prog. Food Nutr. Sci.*, **5**, 193 (1981)
15) V. Somoza, E. Wenzel, *et al.*, *Mol. Nutr. Food Res.*, **50**, 833 (2006)
16) F. J. Tessier and I. Birlouez-Aragon, *Amino Acids.*, **42**, 1119 (2012)
17) N. V. Chuyen, *Mol. Nutr. Food Res.*, **50**, 1140 (2006)
18) M. Hellwig, D. Bunzel, *et al.*, *J. Agric. Food Chem.*, **63**, 6723 (2015)
19) L. Goya, C. Delgado-Andrade *et al.*, *Mol. Nutr. Food Res.*, **51**, 536 (2007)
20) S. Hiramoto and K. Itoh *et al.*, *Helicobacter*, **9**, 429 (2004)

第16章　糖化と老化

本城　勝[*1]，宮田敏男[*2]

1　はじめに

　糖化（glycation）はグルコースや，グルコースの非酵素的酸化，あるいは糖代謝の過程などで生ずる活性カルボニル化合物と蛋白質が，メイラード反応により最終糖化産物（AGEs）を生成・蓄積する一連の非酵素的反応過程であり，糖化ストレスは持続的な高血糖や，酸化ストレスと相俟った活性カルボニル化合物の生成亢進，あるいは活性カルボニル化合物代謝酵素系の活性低下などで惹起・強化される（図1）。

　AGEs生成・蓄積により蛋白質は変性し，組織の機能低下を来たすが，さらにAGEsをリガンドとする受容体経由のシグナル伝達により，病態形成に関与する炎症性サイトカインの産生，アポトーシスの誘起などの細胞応答を誘発することが糖化ストレスに特徴的である（表1）。

　老化は加齢に伴うゲノムレベルの構造・機能変化に基づく心身の衰えに加え，さまざまなスト

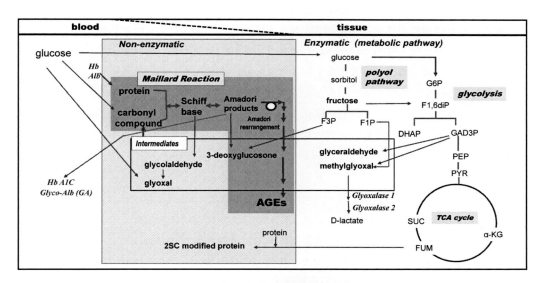

図1　糖代謝と非酵素的糖化反応
Hb：hemoglobin．Alb：albumin．2SC：S-(2-succinyl)cystein

---

*1　Masaru Honjo　東北大学　大学院医学系研究科　分子病態治療学分野　非常勤講師
*2　Toshio Miyata　東北大学　大学院医学系研究科　分子病態治療学分野　教授

表1 糖化, 酸化, 光ストレスの生体への影響

		光ストレス	酸化ストレス	糖化ストレス
ストレス因子		紫外線	活性酸素	活性カルボニル化合物
	代表的分子種		O_2^-, OH radical など	glucose, glyoxal, glycolaldehyde, methylglyoxal, 3-deoxyglucosone など
	消去・防禦系		SOD, peroxidase, catalase など	ALDH, aldehyde oxidase, glyoxalase など
ストレス因子が遺伝子レベルで及ぼす影響例		チミン二量体の生成, 修復エラーによる遺伝子変異	ホスホジエステル結合切断, 修復エラーによる遺伝子変異	DNA構成塩基および, ヒストンの異常糖化修飾による転写・翻訳エラー誘発
ストレス因子が蛋白レベルで及ぼす影響例		構成アミノ酸の反転 (D-体生成) による変性	Met酸化, Cys酸化, Arg・Proカルボニル化による変性	シッフ塩基生成後アマドリ転移と連鎖的・不可逆的酸化, 脱水, 縮合, 架橋反応等による変性
最終生成物				AGEs
最終生成物受容体				AGEs受容体 (RAGEなど)
受容体経由応答				炎症性サイトカイン産生, アポトーシスなど
ストレス低減生体成分例		melanin	glutathione, vitamin C vitamin E	pyridoxamine

レスによる経時累積的な蛋白質の修飾・変性に起因する生体の退行的変化と捉えることが出来る。加齢に伴う耐糖能の低下は, 糖化ストレスを強め, 老化促進・生活慣習病発症のリスクを高める。糖尿病患者では, 健常人に比べ加齢に伴う諸症状の早期発現・進展が認められることからも, 糖化は老化の進行に関わる大きな要因と考えられ, 糖化ストレスの制御によるアンチエイジングに強い関心が向けられるようになった。

本稿では, 糖化が病態形成に関わる疾患との関わりから, 老化と糖化を概観するとともに, 糖化の抑制によるエイジング制御の可能性についても言及する。

2 老化と糖化ストレス

加齢に伴う耐糖能低下については, 健常人における大規模な解析の結果, インスリンの分泌量の減少とともにインスリン抵抗性の増大が関与することが報告されている[1,2]。その要因として, 内分泌機能変化などに起因する体組成および代謝の変化が挙げられる。加齢に伴い分泌量が変化するホルモンとして, テストステロン, エストロゲンなどの性ホルモンや成長ホルモン (GH) が挙げられるが, いずれも体組成の変化に強い関連を有する。GHの分泌量減少とそれによるIGF-1レベルの低下は, 骨格筋量の減少, 基礎代謝の低下と身体活動の退行を亢進する。一方, 摂取カロリーは消費量を超過する場合が多く, 過剰となったエネルギーは脂肪合成に向けられる。GHは脂肪細胞に作用し, 脂肪分解を誘発する働きをもつため[3], その分泌低下は内臓脂肪

第16章 糖化と老化

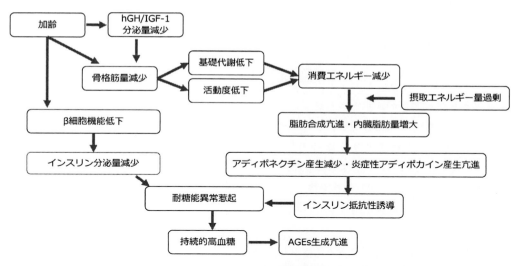

図2 加齢に伴う体成分変化と耐糖能異常惹起，AGEs生成亢進

の蓄積を増大する。それに伴い，脂肪細胞からのアディポネクチンの産生分泌が低下するとともに，TNF-α，IL-6などの炎症性アディポカインの産生が亢進し，インスリン抵抗性を誘発することで耐糖能低下を惹起する[4,5]。その結果，糖化ストレスが増大し，AGEs生成・蓄積による組織蛋白の構造劣化や機能低下が進むことで，老化の諸症状発現を促進する（図2）。

3　加齢性疾患とAGEsとの関連

加齢に伴う皮膚老化や加齢性黄斑変性，白内障，変形性関節炎，アルツハイマー病では，病変部位へのAGEsの凝集，沈着が認められる。いずれも半減期の長い蛋白質が，長期に亘って糖化や酸化のストレスに曝露されることでAGEsによる修飾・変性を受けるとともに，AGEsの受容体経由細胞応答により二次的損傷が誘発されることが病態形成に関連していると考えられる。糖化と老化を考える上で重要な，AGEsによる蛋白質の構造・機能劣化と疾患との関わりを以下に概観する。

【皮膚老化】

皮膚老化は皺，たるみの増加で認識されるが，これらは真皮の構造変化と密接に関係する。真皮は半減期の長いコラーゲンやエラスチンなどで構成され，経年的な日光暴露とAGEsの生成・蓄積の影響が現れ易い。コラーゲンおよびエラスチンは線維構造の形成においてリジン，ヒドロキシリジン残基を介する架橋を形成し強固な繊維構造を形成するが，活性カルボニル化合物で修飾されたNε-(カルボキシメチル)リジン（CML）は架橋の形成を阻害し，線維構造の安定性，弾力性を低下させる。ペントシジン，メチルグリオキサールーリジン二量体（MOLD）などによる異常架橋形成は，線維構造の可動性の低下を招く。このような真皮におけるAGEs修飾に

より，線維蛋白は変性し皮膚の老化や黄色化などを亢進する。さらにAGEsをリガンドとする受容体経由のシグナル伝達により，炎症性サイトカインの産生やアポトーシスを誘発することも皮膚の退行性変化の要因となる。

【加齢黄斑変性】

加齢黄斑変性は黄斑の網膜色素上皮細胞，ブルッフ膜，脈絡膜の加齢変化で発症し，初期（加齢黄斑変性症）段階で黄褐色沈着物ドルーゼンが網膜色素上皮下に沈着する。ドルーゼンは補体成分，ヒストン，クリスタリンなどの多くの蛋白質で構成されたAGEs化蛋白凝集物で，RAGE，CD36などのAGEs受容体に結合，アポトーシス誘導や血管新生などを惹起する。加齢黄斑変性症ではRAGEは網膜色素上皮，ブルッフ膜脈絡膜毛細血管板および視細胞に広く分布し，AGEsによる病態形成に関与している。

【加齢性白内障】

加齢に伴い水晶体の構成蛋白質であるクリスタリンが凝集，不溶化などで変性し黄白色ないし白色に濁ることで発症する。クリスタリンの変性，白濁はAGEs蓄積による高次構造変化が強く関与し，糖尿病合併症として発症し易い。糖尿病患者の白内障の進行は健常人に比べ早く，高血糖はAGEs生成を亢進し，加齢性白内障でも主要な増悪因子である。

【変形性関節炎】

加齢に伴う軟骨基質の変性で発症する。関節軟骨の主要成分であるⅡ型コラーゲンは3本鎖構造により強固な構造を形成しているが，AGEsはコラーゲン分子間をランダム・過度に結合する異常架橋を形成し，コラーゲン線維を脆弱化する。糖尿病患者においては，AGEs蓄積レベルと変形性関節炎の発症率・重症度に正の相関があることが知られている。

さらにAGEsをリガンドとする受容体を発現している軟骨細胞では，炎症性サイトカインやマトリクスメタロプロテアーゼの産生・分泌を亢進し病態の形成を促進する。変形性関節炎患者では，健常人と比べ，AGEs受容体のひとつであるガレクチン-3の軟骨細胞での発現亢進が認められる[6]。

【骨粗鬆症】

加齢や閉経に伴う，骨吸収亢進と骨形成低下による骨密度低下に起因すると考えられていたが，骨基質の主要成分であるコラーゲンのAGEs化による強度低下も強く関与している。骨基質の強度は，コラーゲン分子間に形成される架橋構造に依存し，酵素的に形成される生理的架橋は強度の発現に重要である。非酵素的に形成される異常架橋であるAGEs架橋は，骨基質の剛直性増加を招き，応力緩衝能減少・脆弱性増大に起因する骨質劣化型骨粗鬆症を惹起する。高齢者に多いビタミンB6，B12，葉酸不足になると，メチオニン代謝異常により血中ホモシステイン濃度上昇を引き起こすが，高ホモシステイン血症ではペントシジンによるコラーゲンのAGEs化が亢進し骨折リスクを増大することが明らかにされている[7]。

【アルツハイマー病】

高齢者の認知症の60％以上を占めるアルツハイマー病の病理的特徴として大脳萎縮，老人斑

の多発，神経原線維変化が知られている。老人斑の主要構成成分である凝集アミロイドβペプチドではペントシジン，CML などによる AGEs 化が認められる。AGEs 化による蛋白間架橋は凝集，沈着を促進すると考えられ，糖尿病患者の発症リスクは健常人の2倍であることが知られている。神経原線維変化においてもタウ蛋白のペントシジン，ピラリン，CML による AGEs 化が認められ，変性したタウ蛋白の沈着を促進することが推定されている。

4　糖化ストレス抑制による病態の制御

　糖化ストレスで促進される老化に伴う諸症状の発現を制御するためには，糖化を抑制し，AGEs 蓄積による組織構造の劣化，機能退行を低減することが有効と考えられる。

　酸化ストレスに対しては，ペプチドであるグルタチオンや，ビタミンに分類されるアスコルビン酸，トコフェロールなどの生体成分が酸化抑制作用を有する物質として知られ，医薬品，医薬部外品や健康食品の分野で広く用いられている。糖化ストレスに対しては，このような生体成分に由来する物質で，ヒトにおける糖化の抑制を目的とし実用的，臨床的に用いられているものはないが，ピリドキサミンが AGEs 生成を抑制することが知られている[8]。

　ビタミン B6 ビタマーのひとつであるピリドキサミンは鶏肝臓，卵黄などに含まれ[9]，糖化の初期反応阻害および後期の AGEs 生成抑制に加え，脂質過酸化反応物生成抑制の作用を有する[8,10]。生体中では他のビタマーと相互変換し平衡的な関係にある（図3）。強いカルボニルストレスに晒されるアルコール依存症では血中のビタミン B6 欠乏が認められるが，アセトアルデヒド捕捉のためピリドキサミンが消費され，ビタマー相互分子変換によりビタミン B6 濃度の減少に繋がった可能性が示唆される。

　糖化ストレスが病態の形成・進展に関連する疾患に対するピリドキサミンの臨床的な有用性に関しては，これまでに糖尿病性腎症，カルボニルストレス性統合失調症に対する治験がなされ，その有効性が明らかにされつつある。

　糖尿病性腎症では，持続的な高血糖が糸球体細胞外マトリクスの糖化を亢進し，組織の構築異常，糸球体透過性の亢進や糸球体硬化の亢進を惹起するなど，AGEs の生成亢進・蓄積が腎機能を低下させる。米国で行われた第Ⅱ相治験では，血清クレアチニン濃度が 2 mg/dl 未満の軽度上昇を示す初期の患者において，ピリドキサミン（300 mg/day，600 mg/day）を 52 週投与した結果，両投与群で血清クレアチニン濃度の有意な改善が認められた[11]。FDA の Special Protocol Assessment に基づき，血清クレアチニン濃度改善をサロゲートエンドポイントとする第Ⅲ相治験が 2014 年から実施されている。

　統合失調症においても，多発家系の患者の遺伝子解析により反応性カルボニル化合物の代謝に関わるグリオキサラーゼに変異があることが判明し，AGEs 生成亢進が病態形成に関与することが明らかにされた[12]。304 例の統合失調症患者の末梢血を調べた結果からは，全体の 17.4% が AGEs バイオマーカーであるペントシジンの蓄積亢進とともにビタミン B6 低下を示すカルボニ

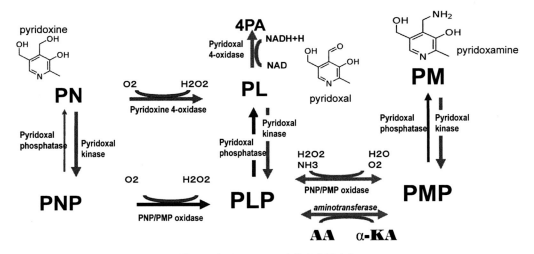

図3 ビタミンB6の生体内分子変換
PN：pyridoxine. PL：pyridoxal. PM：pyridoxamine.
PNP：pyridoxine 5'-phosphate. PLP：pyridoxal 5'-phosphate
PMP：pyridoxamine 5'-phosphate. AA：amino acid. α-KG：α-keto acid

ルストレス性であったことが報告されている[13]。2011年10月から1年間，カルボニルストレス性統合失調症患者へピリドキサミン投与を行う医師主導治験が実施され，開始時1200 mg/day投与から1800 mg/dayに増量後4週間でAGEs量の低下と病態の改善が認められた[14]。

5　おわりに―糖化制御とアンチエイジング―

上述した治験例において，ピリドキサミン投与によりAGEs生成・蓄積が抑制され病態の改善が認められたことから，加齢に伴う糖化亢進，経年累積的なAGEs蓄積に起因する諸症状に対しても，ピリドキサミンが抑制的に働き，リスクを低減させることが示唆される（図4）。

特に日本人に多い不活性型アルデヒド脱水素酵素遺伝子ALDH2*2保持者では，飲酒後のアセトアルデヒド濃度上昇に加え，内因的に生成するアルデヒドの代謝活性が低下していることで，AGEs生成蓄積が病態形成を促進する疾患のリスクを増大すると考えられる。ALDH2*2保持者では，アルツハイマー病のリスクが高まる[15]ことからも，活性カルボニルの捕捉，AGEs生成抑制の意義は大きいと考えられる。

また，加齢に伴う食習慣変化から，高齢者では，耐糖能の低下による糖化ストレスの亢進に加え，ビタミンの摂取不足に陥りやすい傾向がある。アミノ酸代謝に関わるビタミンB6の欠乏は，情動障害に関連するセロトニンやGABAの生成阻害を惹起し，ビタミンB6，B12，葉酸の欠乏はコラーゲンのAGEs化亢進に繋がる高ホモシステイン血漿を誘発する。ピリドキサミンはビタミンB6としての補酵素作用に加え，糖化・AGEs生成抑制の作用も有するため，老化に伴う

第16章 糖化と老化

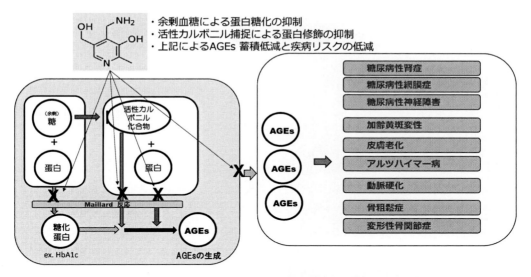

図4 ピリドキサミンの抗糖化作用による生活習慣病，加齢性疾患リスクの低減

諸症状を制御する物質としての意義が注目される。

文　　献

1) Iozzo P, Beck-Nielsen H, et al., *J. Clin. Endocrinol. Metab.* **84**, 863-868 (1999)
2) Basu R, Breda E, et al., *Diabetes* **52**：1738-1748 (2003)
3) Asada N, Takahashi Y, et al., *Hormone Research* **54**, 203-207 (2000)
4) Hivert M-F, Sullivan LM, et al., *J. Clin Endocrinol Metab.* **93**：3165-317 (2008)
5) Kwon H, Pessin JE, *Front. Endocrinol.* **4**, article71 (2013)
6) Guevremont M, Martel-Pelletier, *Ann. Rhem. Dis.* **63**, 636-643 (2004)
7) Saito M, Marumo K, *Osteoporos. Int.* **21**, 195-214 (2010)
8) Voziyan PA, Hudson BG, *Cell. Mol. Life Sci.* **62**, 1671-1681 (2005)
9) Thi Viet Do H, Ide Y, et al., *Food Nutr. Res.* **56**, 5409-5418 (2012)
10) Sadowska-Bartosz I, Bartosz G, *Molecules* **20**, 3309-3334 (2015)
11) Lewis EJ, Greene T, et al., *J. Am. Soc. Nephrol.* **23**, 131-136 (2012)
12) Arai M, Yuzawa H, et al., *Arch. Gen. Psychiatry* **67**；589-597 (2010)
13) 荒井誠，宮下光弘ほか，精神神経学雑誌 **114**, 199-208 (2012)
14) 糸川昌成「統合失調症が秘密の扉をあけるまで」星和書店刊 (2014)
15) Kamino K, Nagasaka K, et al., *Biochem. Biophys. Res. Commun.* **273**, 192-196 (2000)

第17章　有害物質の生成

柴本崇行*

1　はじめに

　西暦1912年にフランスの化学者L.C.Maillardがアミノ酸のアミノ基と砂糖のカルボニル基の加熱反応によりブラウン色素と高分子化合物が生成することを提唱しメイラード反応と命名された[1]。その反応機構などの詳しいことは他の章に詳しいが，メイラード反応によって食品中に毒性化合物を含めた多種多様な性質を持った化合物が生成されることが知られている。図1に示してある様に20世紀初頭よりメイラード反応化合物の同定が進み現在では1200以上の化合物が報告されている。特に1960年代におけるガスクロマトグラフ（ガスクロ）の発明により揮発性化合物（volatile chemicals）の同定が飛躍的に発展した。従って，本章ではメイラード反応で生成する揮発性有害化合物を中心に述べる。

　加熱に必要な火の発見は人類の歴史上最大発見の一つである。原始時代少なくとも79万年から40万年前にHomo erectusがすでに火を使用し，その後1万5千年前頃に現代人の先祖が土

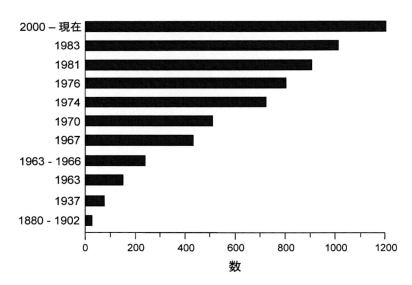

図1　年代別メイラード反応生成化合物の数

＊　Takayuki Shibamoto　University of California, Davis, Department of Environmental Toxicology　Distinguished Professor

第17章　有害物質の生成

の窯を作り調理を始めた形跡がある[2]。これ以後人類のみによる調理（cooking）の歴史が始まるのである。火の使用によって人類が得る食品加工の利益は莫大なものであり，それらは[3]：
- 有害細菌の駆除
- 好みの味と匂いを作る
- 生命維持に必要な食物を摂取するため時間が短縮され他の活動の時間が増えた
- 調理により動物の肉を食することで脳の知能が発達した

現代人が好む食品の選択は嗜好性（Palatability）が重要であり，それを決める要因は好ましさ（desirability）/受容性（acceptability）である。嗜好性の高い食品を作る要因としては色彩（Color），味（Taste），香り（Aroma），匂い（Flavor）及び質感（Texture）などが考えられるが，調理（加熱）はこれらの要因を満たす重要な手段であり，メイラード 反応（Maillard reaction）により生成した莫大な数の化合物が関わっているのである。しかし，最大の問題は熱処理（調理）によって本章の主題である有害化合物も同時に生成することである。

2　多環芳香族炭化水素 [Polycyclic Aromatic Hydrocarbons (PAHs)]

PAHs は食品中の炭水化物を 370℃以上で加熱すると生成することが知られている[4]。この化合物は直接メイラード反応とは関係していないが，アミノ化合物が触媒として関与しているという報告もあり食品中に過熱によって生成する最初に発見された発がん化合物であるので本章に加えておく。

英国で 1775 年に煙突掃除夫の間で陰嚢がんが多発することが報告され，その後の研究で煙突の煤に存在する PAHs が発がんの原因であることが解明された。これに関係した研究で，日本の山極勝三郎博士が 1915 年にウサギの耳に PAHs が多量に含まれているコールタールを塗擦し世界ではじめて化学物質による人工がんの発生に成功した[5]。その後，1932 年に PAHs の一種であるベンゾ[a]ピレンがコールタール中から分離され強発がん化合物と認定された。ベンゾ[a]ピレンは現在も重要な代表的発がん化合物として各がん研究に広く使われている[6]。図2に代表的PAHs とその相対的発がん性が示してある。また，表1に各種食品に存在するベンゾ[a]ピレンの量が示してある[7]。特に高温で加熱した食品に高濃度で存在することが分かる。一方加熱をしてないもの，例えば新鮮野菜などにも極微量に含まれているがこれは家庭ごみの焼却によって生ずる PAHs による環境汚染によるものと考えられる。

日本の国立がんセンターの研究グループが 1970 年代に，カリフォルニア大学で開発された変異原性試験法（Ames assay）を用いて，調理食品の焼け焦げ部分の強変異原性はベンゾ[a]ピレン等の PAHs だけでは説明出来ないことを発見した。たとえば，肉のバーベキューで得られた焼け焦げ部分の変異原性はベンゾ[a]ピレンの 855 倍であり，いわしの変異原性は 358 倍であった。したがって，PAHs 以外の強変異原性化合物の存在を提唱した。その後，PAHs より強い変異原性化合物である複素環アミン類が食品の加熱によって生じることを発見した[8]。

PAH	構造式	相対的発がん性
Benzo[a]pyrene ベンゾ[a]ピレン	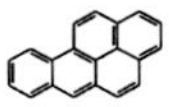	＋＋＋
5-Methylchrysene	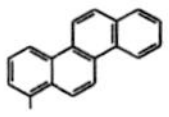	＋＋＋
Dibenzo[a,h]anthracene	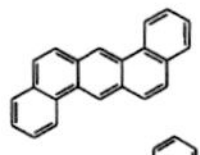	＋＋
Dibenzo[a,j]pyrene	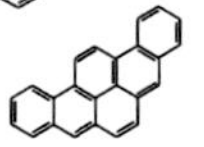	＋＋

図2　代表的PAHsとその相対的発がん性

表1　各種食品，飲み物中に存在するベンゾ[a]ピレンの濃度

食品と飲み物	ベンゾ[a]ピレン（ppb）
新鮮野菜	2.85-24.5
植物油	0.41-1.4
コーヒー	0.31-1.3
茶	3.9
調理したソーセージ	12.5-18.8
炭火焼Tボーンステーキ	57.4
バーベキューリブ	10.5
炭火焼ハンバーガー	11.2
オーブン焼マトン	107.0

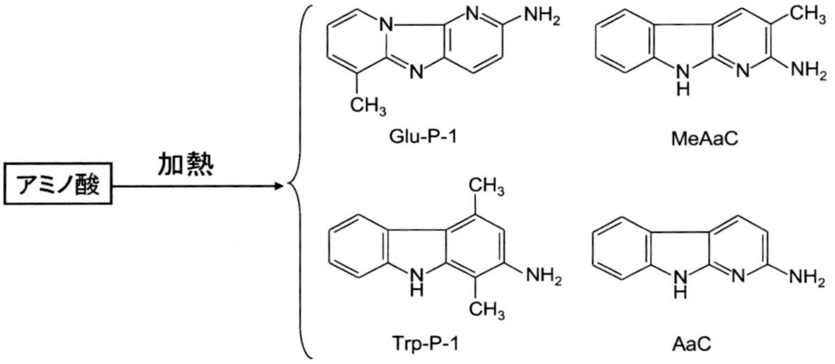

図3　アミノ酸から発生する代表的複素環アミン化合物

3　複素環アミン化合物 [Hetero Cyclic Amines（HCAs）

　食品の焼け焦げ部分にPAHsより強い変異原性化合物の存在が報告された後，その化合物の分離同定が進み，これらの強変異原性化合物は図3に示したようにアミノ酸を強熱処理することで発生することが分かった[8]。したがって，これらのHCAsはアミノ酸熱分解化合物とも呼ばれている。アミノ酸のみから生成するのであればメイラード反応とは関係ない様であるが，その後の研究により食品中でアミノ酸から加熱発生するカルボニル化合物がHCAsの生成機構において重要な役割を果たしていることが報告された。従って，HCAs生成に関してメイラード反応が関与していることは明らかであり，国際メイラード反応学会においてもHCAsに関する論文発表が多数ありHCAsはメイラード反応化合物の一種と認められている[9]。
　HCAsの化学名はかなり複雑であり，例えば，Glu-P-1の化学名は2-Amino-6-methyldipyrido[1,2-a：3',2'-d]imidazoleであるが一般に略してGlu-P-1と呼んでいる。したがって，本章でも

第 17 章　有害物質の生成

表2　各種複素環アミン化合物の標的臓器

HCAs	実験動物	飼料中投与量（%）	標的臓器
IQ	Rats	0.03	肝臓，大腸，小腸，皮膚
MeIQ	Mice	0.03	肝臓，胃，肺，大腸
	Rats	0.03	皮膚，口腔，乳腺
Trp-P-1	Mice	0.06	肝臓，肺，造血組織
	Rats	0.015	肝臓
Glu-P-1	Rats	0.05	肝臓，大腸，小腸
AaC	Mice	0.05	肝臓，血管
MeAaC	Mice	0.08	肝臓，血管

略名を使うことにする。その後，多数の HCAs がアミノ酸の加熱分解物として報告されその強変異原性も証明された。ベンゾ[a]ピレンの変異原性を1としたそれらの相対変異原性は MeIQ = 2066，IQ = 1353，Glu-P-1 = 153，Trp-P-1 = 122，AaC = 0.93，MeAaC = 0.63 であり，食品の焼け焦げ部分の強変異原性の原因がこれによって解明されたのである。

その後，実験動物，特に mouse と rat を使った発がん性試験が行われ，表2に示した様にこれら代表的 HCAs の発がん性が認められた。一般にこれら HCAs は肝臓，腸系統に対する発がん性が観測される[9]。

4　アクリルアミド

アクリルアミドは分子量 = 71.08，実験式 = C_3H_5ON，融点 = 84.5℃，沸点 = 125℃であり，有機化合物としてはごく単純な化合物である。ただし，175～300℃で分解/高分子化し易くその水溶性は常温で 2.04 kg/L でありほかの低分子揮発性化合物と比べて分析が非常に困難であった。アクリルアミドが分解発生すると考えられるポリアクリルアミド（高分子樹脂）は以下の様に広くあらゆる分野で使われている[10]。

- 水道管や製紙類の強化材
- 化粧品機材や土壌の安定材
- パイプの接着剤
- 工業排水に浮揚している固体の削除
- 除草剤の界面活性
- クロマトグラフの固定相

ポリアクリルアミドはかなり安定した高分子化合物であるが，一度環境に放置されると微生物や太陽光によってアクリルアミドに分解され環境汚染物として以前から知られていた。しかし，それによって食品及び飲料水が汚染されても微量（ppb）であり直接人体への影響は深刻なものではないので各規制局も注目していなかった。

しかし，スウェーデンの研究グループが 2002 年にメイラード反応からアクリルアミドが生成

することを発表してから事態は急変した。つまり，調理によって食品中に発がん性アクリルアミドが生成，存在するということである。アクリルアミドの現状を上げると以下の様である[11]。
- 少量でも摂取し続けると神経系統に異常を起しがんを発生させる可能性がある。
- カリフォルニア州ではADI（一日に摂取出来る量）を0.2 $\mu g/day$ と推薦している。
- 日本では劇物に指定されている。
- 国際がん研究機関［International Agency for Research on Cancer (IARC)］は人に対しておそらく発がん性であるものと分類している。(IARC, 1994)
- 現在はっきりした毒性は解明されていない。
- 現在，米国，欧州，日本等で生成メカニズム，生成抑制等の研究が進められている。
- 2002年にスエーデンの研究グループが高速液体クロマトグラフ/質量分析（LC/MS）を使って食品中のアクリルアミドの分析に成功した。

特に最後のLC/MSを使ったところが分析科学上重要である。それまで，揮発性低分子化合物，特にフレーバー化合物の分析は水試料がつかえないガスクロが主流であり，常に試料調整の段階で水溶相に入っているアクリルアミドは廃棄されていた。それが，21世紀に入り水溶液試料を直接分析できるLC/MSが手頃に入手出来る様になり，メイラード反応物の水溶液中にアクリルアミドが発見されたのである[12]。以後，食品中のアクリルアミドの分析と反応機構の研究が各研究所で鋭意進められて来た。表3に各種食品及び飲み物中のアクリルアミドの量が示してある[11]。アクリルアミドは特にポテトチップ（330〜2,300 $\mu g/g$）やフレンチフライ（330〜1,100 $\mu g/g$）の様なファーストフード中に相対的に高濃度で存在することが分かる。

アクリルアミドの生成機構を扱った論文は多数あるが，図4に一般に認められている生成機構を示した。この図ではアスパラギン酸のみを記してあるが，勿論他のアミノ酸からもメイラード反応によってアクリルアミドは生成する。

しかし，アスパラギン酸はその分子構造の中にすでにアミド基が存在しているのでアクリルアミドはアスパラギン酸から高濃度で生成することが知られている。実際，アスパラギン酸とD-グルコースを180℃で反応させると1,200 $\mu g/g$ のアクリルアミドが生成するがグルタミン酸と

表3 代表的食品と飲み物中のアクリルアミド濃度

食品	濃度（$\mu g/g$）
ポテトチップ	330〜2,300
フレンチフライ	300〜1,100
焼いたショクパン	30〜1,900
ビスケット	30〜650
焼いたトウモロコシ	120〜180
クッキー	30〜59
コーヒー	2〜6
ビール	<2〜7
ワイン	<2

第 17 章　有害物質の生成

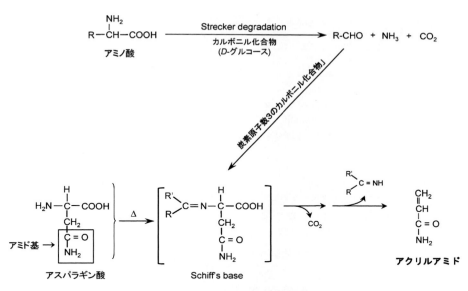

図4　アクリルアミドの生成機構

D-グルコースを同条件下で反応させると $0.17\ \mu g/g$ しか生成しなかった[13]。従って，アクリルアミドの生成を抑えるために加熱前の食品中のアスパラギン酸量の削減方法の開発が鋭意進められてきた。方法としては食品中のアスパラギン酸を加熱前に酵素を使って取り除く，低熱加工でその発生を抑えるなどの研究がなされたが，研究室のレベルで可能であっても経済的及び最終製品の嗜好性など実用化出来るものは報告されていない。

5　4(5)-メチルイミダゾール

　4(5)-メチルイミダゾールはアクリルアミドの様に加工食品中にメイラード反応物の一つとして生成する低分子化合物である。以下の図の様に二つの構造がトートマーとして存在しているので4(5)-メチルイミダゾールと呼んでいるが，本章では一般的に用いられている 4-MI の略語を使うことにする[14]。

　これらイミダゾール類は水溶性であり他のヘテロ環化合物，たとえばピロール，フラン，チアゾール，ピラジンなどに比べるとその匂いは全く興味の持てるものではなくアロマ化合物のガスクロ分析最盛期にはほとんど注目されなかった。4-MI はメイラード反応の理論が確立される前の 1905 年に D-glucose/NH_3 の反応系から生成したことが報告されている。その後，1978 年に L-rhamnose/

表4 年代別メイラード系から生じた 4-MI の分析法

メーラード系	分析法	報告年
D-glucose/ammonia	paper chromatography (PC)	1952
Invert sugar/ammonia	PC	1956
D-glucose/ammonia	PC	1962
DL-glyceraldehyde/ammonia	PC/spectrophotometry	1964
L-ascorbic acid/ammonia	PC	1975
D-glucose/ammonium formate	Gas chromatography (GC)	1988
D-glucose/glycine	GC	1988
D-glucose/ammonia	LC/MS	2011
L-rhamnose/ammonia	LC/MS	2011
D-glucose/ammonia/sulfide	LC/MS	2012

表5 相対的に高濃度の 4-MI が存在する飲み物とその濃度

清涼飲料水	濃度 ($\mu g/g$)	1摂取あたり (μg)
コーラ	0.188-0.613	120
無色ソーダ	0.0067-0.044	6
コーヒー	370-1,230	80
ビール	0-424	70
キャラメル色素	0-983	?

NH_3 系からと 1988 年に D-glucose/glycine 系からガスクロ分析で生成が報告されている[15]。最近になって，LC/MS を用いて 2011 年に D-glucose/NH_3 系からと 2012 年に D-glucose/NH_3/sulfite 系から 4-MI の生成が報告された[15,16]。4-MI はアクリルアミドと同様に低分子であるがその水溶性の為液クロの方がガスクロより分析には有効なのである。

表4にメイラード系から生じた 4-MI の報告年代別に示してある。これによると，その分析方法はガスクロが発明される前はペーパークロマトが主であり，1980 年代にはガスクロが主であり，その後 2000 年代になってからは液クロ，特に LC/MS が 4-MI 分析の主になり分析化学の進歩の様子を垣間見る様である。

4-MI の毒性に関しては発生する量が微量であるためそれほど各規制局は注目していなかったが，2007 年に National Toxicology Program (NTP) が発がん性物質であると断定したので注目を浴びる様になった。同年にカリフォルニア州が ADI を 16 μg/day と設置したが 2012 年になって 29 μg/day に修正した。現時点においては各規制局 (IARC, USEPA, USNIH) は，はっきりした規制値は決めていないが，既存の発がん性化合物に指定している。しかし，上記の様に LC/MS 分析の発達により多数の飲み物中に 4-MI の存在が報告され規制の設定が急がれている。表5に相対的に高濃度の 4-MI が存在する飲み物とその濃度が示してある[15]。

各種飲み物に使われるキャラメル色素中に 4-MI が存在することが報告されているが，その濃度はキャラメル色素作成方法によってかなり差がある。原料として砂糖とアンモニアを使用した

第17章　有害物質の生成

ものから高濃度の 4-MI の存在が観測されているが，砂糖とサルファイドを用いたものからは発見されていない。キャラメル色素は代表的メイラード反応系である D-glucose と ammonia を加熱して作るのであり，4-MI はその過程で発生する。この色素は古くからコーラ系飲料水に用いられているので最近その存在が問題視されている。表5に示してあるようにキャラメル色素を用いない飲み物である無色ソーダー中の 4-MI の濃度は非常に低いことが分かる。4-MI はコーヒー中にもかなり高濃度で存在するが，これも焙煎中にアミノ酸と糖分からメイラード反応によって生成したものと考えられる。

6　結論

以上メイラード反応によって食品及び飲み物中に生成する毒性化合物について述べてきたが，それらを摂取していて健康上大丈夫かと言うことが一番の課題である。過去，調理を含めて熱処理によって生じる毒性化合物が発見されると，その都度研究者や各規制局などがかなり活発に研究や議論の対象にするが，次第に注目度が薄れていくのが一般的経緯である。表6にカリフォルニア州における本章で述べた毒性化合物の推薦 ADI とその代表的食品中の濃度が示してある[17]。

これらの数値は技術的にも統計学的にも信頼できる多数の研究結果を元に算出したものである。しかし，これら熱加工中に生じる化合物の規制は非常に困難であり，一応規制値を設けても，最終的にはその発生する量は微量であり，その発生率を0にするのは技術的にも経済的にも不可能と言うのが現状である。

図5にメイラード反応で生成する毒性化合物とフレーバー化合物の温度による相対的生成量が示してある。これらは反応物及びその他の反応条件により生成量のばらつきはあるが，ここでは多数報告されている結果から相対的量として示してある。

これに示してある様に食品の嗜好性に深く関わっているフレーバー化合物の生成温度はアクリルアミドと 4-MI のそれらと非常によく一致しているので，温度調節によってアクリルアミドと 4-MI の生成を抑えると言うことはフレーバーの発生を犠牲にすることである。つまりアクリルアミドと 4-MI の生成を減ずる為に調理温度を調整することは食品の嗜好性を著しく低下させることである。高嗜好性の食品を選ぶか，不味いが毒性化合物の少ない食品を選ぶかは消費者に選ばせねばならないのが現状である。しかし，これらメイラード反応によって生ずる毒性化合物は人類が火を発見した時から摂取しているものであり農薬やカビ毒の様な食品汚染物などに比べれ

表6　カリフォルニア州における毒性化合物の推薦 ADI とその代表的食品中の量

発がん性化合物	ADI（μg/day）	代表的食品中の量（μg）
ベンゾ[a]ピレン	0.06	調理したソーセージ1ケ：4.0
Glu-P-1	0.1	焼いた鮭一切れ：0.8
アクリルアミド	0.2	ポテトチップ一袋：2.5
4(5)-メチルイミダゾール	29.0	コーラ一びん：120

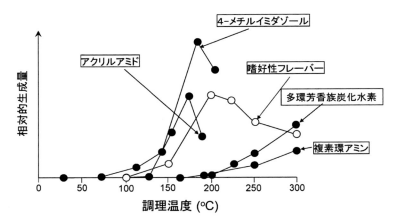

図5 各毒性化合物と嗜好性フレーバーの調理温度別生成量

ばはるかに安全である。これらメイラード反応で生じる毒性化合物は他の発がん性物質と同様動物実験で発がん性が認められたのみで人体に対する正確な活性は分かっていない。しかし，1分子の発がん性化合物でもがんを発生させる可能性があるので，人体に対する発がん性が証明されなくとも，一般人が日常口にする食品にその存在が認められた以上は無視すべき問題ではないというのが専門家及び消費者の意見であり本章の結論でもある。

文　献

1) Maillard, L. C. Formation of melanoidins in a methodical way. *Compt. Rend.*, **154**, 66. (1912)
2) http://www.ibtimes.com/when-did-man-discover-fire-ancestors-modern-humans-used-fire-350000-years-ago-new-1758607.
3) Barham, P. The Science of Cooking. Springer, Berlin. (2001)
4) Polycyclic Aromatic Hydrocarbons–Occurrence in foods, dietary exposure and health. *European Commission, Scientific Committee on Food*. December 4, 2002.
5) http://museum.umic.jp/yamagiwa/works01-1.html.
6) Levin, W.; Wood, A. W.; Yagi, H.; Dansette, P. M.; Jerina, D. M.; Connery, A. H. Carcinogenicity of benzo[a]pyrene 4,5-,7,8-, and 9,10-oxides on mouse skin. *Proc. Natl. Acad. Sci. USA.*, **73**, 243. (1976)
7) Agency for Toxic Substances and Disease Registry (ATSDR). Case Studies in Environmental Medicine Toxicity of Polycyclic Aromatic Hydrocarbons (PAHs). U. S. Department of Health and Human Services Agency for Toxic Substances and Disease

第 17 章　有害物質の生成

Registry Division of Toxicology and Environmental Medicine, Environmental Medicine and Educational Services Branch.
8) Sugimura, T. Overview of carcinogenic heterocyclic amines. *Mut. Res.*, **376**, 211. (1997)
9) Fujimaki, M.; Namiki, M.; Kato, H. Amino-carbonyl reactions in food and biological systems. Proceedings of the 3rd International Symposium on the Maillard Reaction, Susono, Shizuoka, Japan (1985)
10) Green, V. S.; Stott, D. E. Rolyacrylamide: A review of the use, effectiveness, and cost of a soil erosion control amendment. In sustaining the global farm. Stott, D. E., Mohtar, R. H., Steinhardt, G. C. (Eds.), 10th International Soil Conservation Organization Meeting, Purdue University,, 384 (1999)
11) Friedman, M. Chemistry, biochemistry, and safety or acrylamide. A Review. *J. Agric. Food Chem.*, **51**, 4504 (2003)
12) Stadler, R. H.; Blank, I.; Varga, N.; Robert, F.; Hau, J; Guy, P. A.; Robert, M. C.; Reidiker, S. Acrylamide from Maillard reaction products. *Nature*, **419**, 449 (2002)
13) Yasuhara, A.; Tanaka, Y.; Hengel, M.; Shibamoto, T. Gas chromatographic investigation of acrylamide formation in browning model systems. *J. Agric. Food Chem.*, **51**, 3999. (2003)
14) Toyama, A.; Ono, K.; Hashimoto, S.; Takeuchi, H. Raman spectra and normal coordinate analysis of the N1-H and N3-H tautomers of 4-methylimidazole: vibrational modes of histidine tautomer markers. *J. Phys. Chem. A*, **106**, 3403. (2002)
15) Hengel, M.; Shibamoto, T. Carcinogenic 4(5)-Methylimidazole found in beverages, sauces, and caramel colors: Chemical properties, analysis, and biological activities. *J. Agric. Food Chem.,*, **61**, 780. (2013)
16) Lee,K.-G.; Jang, H.-W.; Shibamoto, T.Formation of carcinogenic 4(5)-methylimidazole in caramel model systems: A role of sulphite. *Food Chem.*, **136**, 1165. (2012)
17) http://www.oehha.ca.gov/prop65/prop65_list/files/P65single120415.pdf

第18章　メイラード反応の阻害（抗糖化）

白河潤一[*1]，永井竜児[*2]

1　はじめに

　生体内で起こるメイラード反応によって生成する Advanced Glycation End-products（AGEs）は，酵素の活性やタンパク質構造に変化を及ぼし，様々な病態と関連することが明らかとなっている。さらに，AGEs は受容体と結合することによって炎症反応を惹起することも報告されており，メイラード反応の阻害によって生体中で生成・蓄積される AGEs を低減することは病態の予防や進展の抑制において有効であると考えられている。しかしながら，AGEs は多くの構造体の総称であって，それぞれの構造体が多数の異なる経路から生成するため，複数の構造体に対し同時に作用する阻害剤の開発は困難である。また，近年では質量分析装置やエピトープの明らかなモノクローナル抗体を用いた AGEs の検出が行われるようになってきてはいるものの，依然としてエピトープが不明な抗 AGEs 抗体や，特異性の低い蛍光性による検出など，AGEs 構造が特定されない測定法も多く行われている。構造の不確定な検出手法が多用されることは，AGEs 構造と生成経路の正確な情報の蓄積を減少させ，しいては阻害経路の探索や阻害剤の開発を難しくする要因になると考えらえる。以上のように，困難な点も多いが，近年大きな社会問題となっている生活習慣病や老化関連疾患を含む様々な疾患と AGEs との関連が多くの報告によって明らかとなってきていることから，AGEs 阻害剤の開発も活発に行われるようになってきている。本項では，これまでに報告されてきた AGEs の生成を阻害する物質やその作用機序の一部を紹介する。

2　AGEs 阻害化合物の探索

　AGEs の生成を阻害する主な手法としては，(1) AGEs の生成を抑制する，(2)生成した AGEs の分解を促進する等の手法が考えられており，これらの機序に基づいた阻害化合物の探索が進められている（図1）。特に，AGEs の生成経路に作用し生成を阻害する AGEs 生成阻害化合物は 1980 年代より報告されている。初期に報告され，現在でも最もよく知られているものの一つにアミノグアニジンがあるが，本化合物はこの時期より研究が行われてきた[1]（図2）。初期のAGEs 生成阻害化合物の探索は AGEs 前駆物質を除去することによる直接的な作用を有するも

---

*1　Jun-ichi Shirakawa　東海大学大学院　生物科学研究科　食品生体調節学研究室
*2　Ryoji Nagai　東海大学大学院　生物科学研究科　食品生体調節学研究室　准教授

第18章 メイラード反応の阻害（抗糖化）

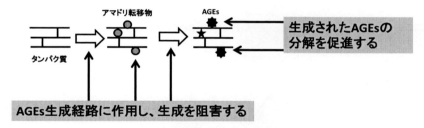

図1 AGEs 生成の阻害様式

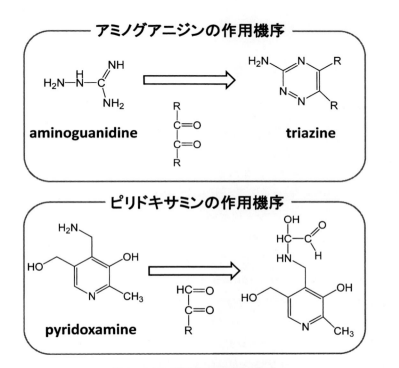

図2 AGEs 阻害化合物の作用機序

のを対象としており，アミノグアニジンもメイラード反応や代謝経路より生成するカルボニル化合物を捕捉する「カルボニルトラップ型」とよばれるメカニズムで AGEs の生成を阻害する。本物質は現在では生体に対して毒性を示すことが明らかとなり，臨床的な研究を含め生体では利用されていないが，過去には積極的に研究が進められていた。研究の一例をあげると，糖尿病のモデル動物を用いた実験において糖尿病性腎症，網膜症の発症が抑制されることが報告されたほか[2]，米国では糖尿病性腎症患者に対する臨床試験が行われ，血中クレアチニン値では有意な差が認められなかったものの，尿蛋白を減少させる効果が認められた。現在では，アミノグアニジンは AGEs 生成阻害物質の探索を行う際にコントロールとしてもしばしば使用されている。

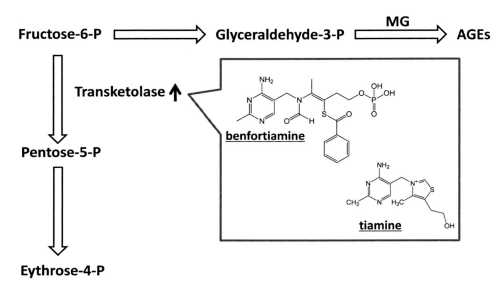

図3 チアミン・ベンフォチアミンの作用機序

2000年代に入るとAGEsに対する抗体の普及などによって多くのAGEs生成阻害化合物が報告されるようになり，天然物に由来する化合物等から生体に対する毒性の少ない阻害化合物も多数発見されている。アミノグアニジンと同様のカルボニルトラップ型のAGEs生成阻害化合物として，食品にも含まれるビタミン誘導体であるピリドキサミンが報告された。本化合物は水溶性ビタミンであるビタミンB_6のひとつとして知られているが，アミノ基によってアルデヒド基を捕捉する作用や脂質過酸化由来のカルボニル化合物をトラップする作用を有し[3]，ストレプトゾトシン誘発糖尿病ラットに対する投与試験では腎症[4]および網膜症[5]の進行が有意に遅延されることが明らかとなっている。さらに，現在では2型糖尿病患者に対する臨床試験等が行われており，ヒトにおける効果の検証が進められている。水溶性ビタミンにはピリドキサミン以外にもビタミンB_1として知られているチアミンがAGEs生成阻害剤としての効果を有することが報告されている。チアミンは豆類や豚肉などの食品にも多く含まれることで知られるが，トランスケトラーゼの活性を上昇させ，赤血球内のトリオースリン酸濃度を減少させることによってAGEsの前駆物質であるメチルグリオキサール（MG）や3-デオキシグルコソン（3-DG）の細胞濃度を低下させるというメカニズムを示すと考えられている[6]（図3）。チアミンには疎水性を高めた誘導体としてベンフォチアミンが存在し，神経痛などの治療だけでなくサプリメントとしても利用されている。これらは，糖尿病ラットにおける投与実験で，腎メサンギウム細胞のトランスケトラーゼ発現上昇や細胞内AGEs含量の減少，微量アルブミン尿の発生抑制を示すことが明らかとなっており[7]糖尿病患者に対する臨床試験が行われている[8]。

チアミンの例などのように，近年ではAGEs阻害化合物はカルボニルトラップ型のような直接的な作用をもつもの以外にも，様々なメカニズムを介したAGEsの生成を阻害する化合物が

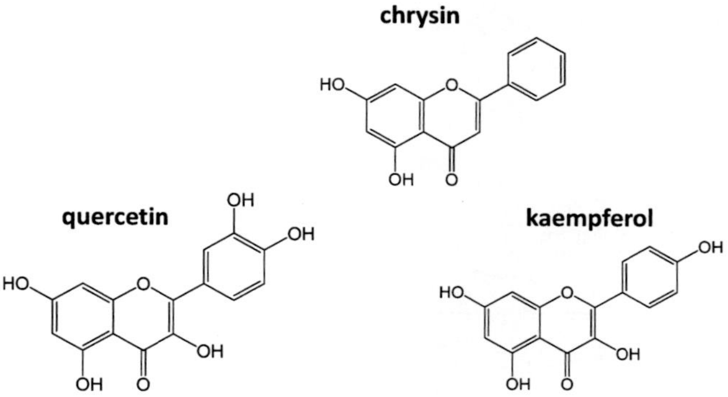

第18章　メイラード反応の阻害（抗糖化）

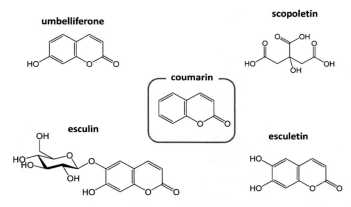

図4　AGEs 生成抑制効果が認められているフラボノイドの例

図5　AGEs 生成抑制効果が認められているクマリン化合物の例

報告されるようになっている。特に，生体内の酸化ストレスが AGEs の増加に関連していると考えられることから，抗酸化能を有する物質が AGEs 生成阻害化合物として多数報告されている。抗酸化能を有する物質は植物の抽出物を中心とした天然物において多くの報告があり一例を紹介すると，お茶として日常的に摂取されるチャノキ（Camellia sinensis）やルイボス（Aspalathus linearis）の葉[9]，それらに含まれるエピカテキンや没食子酸を始め，多くの植物分類群に含まれるフラボノイドであるクリシンやケルセチン，ケンペロールなどにおいて AGEs 生成阻害効果が認められている[10,11]（図4）。また，マメ科のキバナオウギ（Astragalus membranaceus）の根に含まれるアストラガロシドのようなサポニン化合物[12]やキク科のヨモギ属（Artemisia）などで報告されているようなクマリン化合物においても AGEs 生成を阻害するという報告がある[13,14]（図5）。しかし，カテキンなどのポリフェノールは高濃度に存在する条件下では構造中に含まれるカテコール骨格から過酸化水素が産生され，酸化反応を促進することで酸化反応由来の AGEs 構造である N^{ε}-(carboxymethyl)lysine(CML) の生成を促進してしまうことも報告され

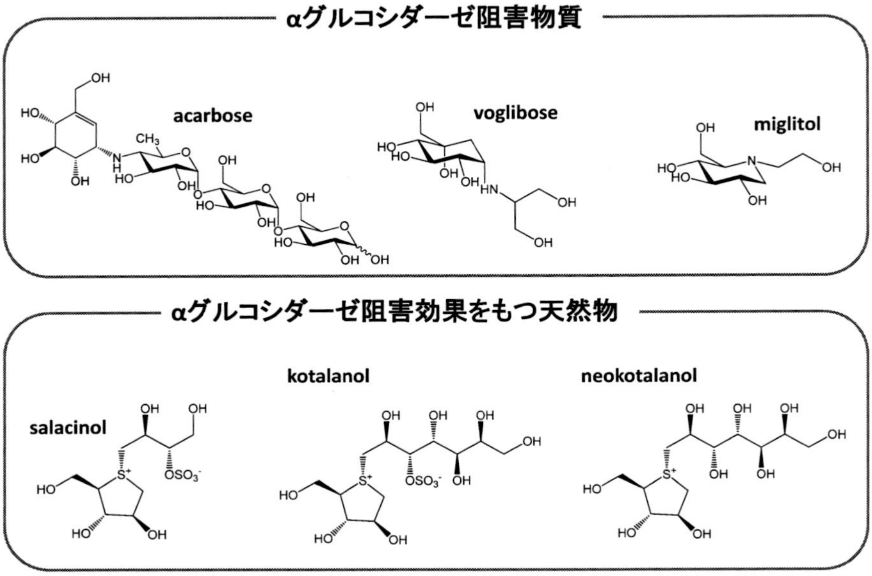

図6 αグルコシダーゼ阻害作用をもつ化合物の例

ていることから[15]，摂取量には注意する必要がある。天然物由来のAGEs生成阻害化合物では，糖とタンパク質の混合溶液を用いた試験のようなin vitro試験によって効果が明らかとなっているものの，動物実験やヒト介入試験などのin vivo試験を行っていない例も多くみられる。そのため，実用的な阻害剤として使用する際には生体中における効果の検証を行うことが必要となっている。

抗酸化能を有する物質以外にも，生体中における糖化反応の進行に影響を与えると考えられる血糖値の変動に関与してAGEsの生成量を減少させるという機序による阻害物質も報告されている。このような機序をもつ阻害物質は特に糖尿病における高血糖状態に対して増加するAGEsに対しての効果が検討されており，血糖値の急激な上昇を抑えることでAGEsの生成量増加を抑制する効果をもつ物質として，アカルボースなどのαグルコシダーゼ阻害剤が糖尿病患者の試験において報告されている[16]。αグルコシダーゼ阻害効果を示す物質は天然物においても報告されており，ニシキギ科（Celastraceae）のSalacia属植物の数種では，αグルコシダーゼ阻害効果を示す化合物が多数含まれることが知られ[17]，糖尿病条件下におけるAGEs生成を抑制する効果が期待されている（図6）。αグルコシダーゼ阻害物質以外にも糖尿病の改善によってAGEs生成阻害効果が認められる物質としてメトホルミンやチアゾリジンジオンなどの糖尿病治療薬が報告されており[18]，生体環境を正常な状態に近づけることでAGEsの生成を抑制するという形で作用すると考えられている。

これまでAGEsの生成を阻害することで，生体内におけるメイラード反応の影響を軽減する

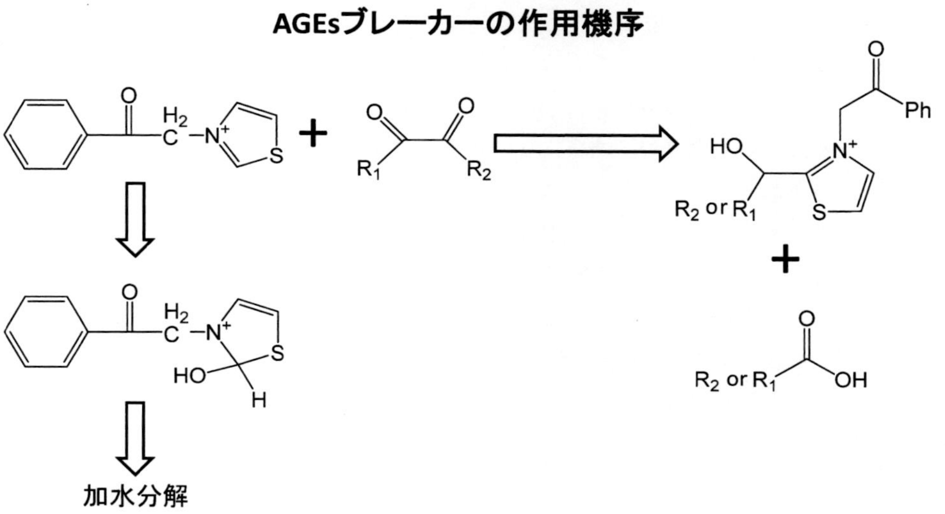

第18章　メイラード反応の阻害（抗糖化）

AGEsブレーカーの作用機序

図7　AGEs ブレーカーの作用機序

化合物について述べてきたが，すでに生成された AGEs の分解を促進するというメカニズムによって糖化の影響を軽減する物質もいくつか報告されている。このような機序を有する物質は AGEs ブレイカーと呼ばれ，ジカルボニル構造体を切断する化合物である N-phenacylthiazolium bromide（PTB）が知られている（図7）。また，PTB の安定誘導体である Alagebrium も AGEs による非酵素的架橋を分解する AGEs クロスリンクブレイカーとして報告されており，動脈硬化や心不全等の血管疾患罹病患者に対する臨床試験が行われている[19]。しかし，PTB は溶液中で加水分解しやすいこと[20,21]や，モデル化合物は分解するが AGEs 由来の架橋構造を分解する活性が認められないことが指摘され[21]，生体内における作用は疑問視されている。PTB 分解物の金属キレート能が高いため，PTB による AGEs の減少は AGEs を分解したのではなく，酸化反応の抑制によって AGEs 生成を阻害している可能性も提唱されている[22]。金属キレート能は，先に述べたアミノグアニジンやピリドキサミンにも認められており[23]，カルノシン[23]やアスピリン（アセチルサリチル酸）[24]なども同様の効果による AGEs 阻害効果をもつと考えられているため，AGEs 生成阻害物質の探索には金属キレート能を有する物質も考慮する必要があると考えられる。

3　おわりに

以上のように，現在では様々なメカニズムによって AGEs の生成を阻害する化合物の探索が多くの物質を対象に行われている。利用方法も薬剤としてのみではなく，サプリメント等への応用も行われるようになっており，今後も様々な抗糖化作用を有する物質が報告されると考えられ

る。以前は，蛍光やエピトープ不明な抗 AGEs 抗体などによる測定構造が不明瞭な測定手法によって阻害効果を評価しなければならない状況も多かったが，近年では各 AGEs 構造に特異的な抗体や質量分析装置による解析などの測定手法の確立・普及によって AGEs 構造毎の生体内における動態が明らかになりつつある。各種病態や生体環境の変化とそれぞれの AGEs 構造との関連性が解明されることにより，生体における AGEs 生成阻害化合物の探索も効率的に行えるようになると考えられる。また，これまでの多くの AGEs 生成阻害化合物は，多数の AGEs 生成を同時に阻害するというものであったが，対象とする病態や生体環境の変化に合わせて特定の AGEs 構造や生成経路にターゲットを絞り阻害を行うことで，より生体で有効な阻害化合物を得ることができるようになる可能性が高い。病態の治療や健康の維持において，糖化反応の場所によって異なる影響を軽減するという戦略を利用していくために生体中 AGEs のさらなる研究を行っていくことが必要である。

文　　献

1) M. Brownlee *et al.*, *Science*, **232 (4758)**, 1629 (1986)
2) H. P. Hammes *et al.*, *Proc Natl Acad Sci U S A.*, **88 (24)**, 11555 (1991)
3) J. M. Onorato *et al.*, *J. Biol. Chem.*, **275 (28)**, 21177 (2000)
4) T. P. Degenhardt *et al.*, *Kidney Int.*, **61 (3)**, 939 (2002)
5) A. Stitt *et al.*, *Diabetes*, **51**, 2826 (2002)
6) P. J. Thornalley *et al.*, *J Biochem.*, **129 (4)**, 543 (2001)
7) R. Babaei-Jadidi *et al.*, *Diabetes*, **52 (8)**, 2110 (2003)
8) A. Alkhalaf *et al.*, *PLoS One.* **7 (7)**, e40427 (2012)
9) N. Kinae *et al.*, Food and Health. Eds., by TP. Labuza, 369 (1994)
10) H. M. El-Bassossy *et al.*, *Phytother Res.*, **27 (11)**, 1678 (2013)
11) H. Shimoda *et al.*, *Phytother Res.*, **25 (9)**, 1328 (2011)
12) K. Motomura *et al.*, *J Agric Food Chem.*, **57 (17)**, 7666 (2009)
13) H. A. Jung *et al.*, *Arch Pharm Res.*, **35 (6)**, 1021 (2012)
14) W. C. Chang *et al.*, *Molecules.*, **20 (2)**, 2786 (2015)
15) Y. Fujiwara *et al.*, *Free Radic Biol Med.*, **50 (7)**, 883 (2011)
16) M. Tsunosue *et al.*, *Clin Exp Med.*, **10 (2)**, 139 (2010)
17) T. Morikawa *et al.*, *Nutrients*, **7 (3)**, 1480 (2015)
18) S. Rahbar *et al.*, *Clin Chim Acta*, **301 (1-2)**, 65 (2000)
19) G. L. Bakris *et al.*, *Am J Hypertens.*, **17 (12 Pt 2)**, 23S (2004)
20) P. J. Thornalley *et al.*, *Biochem Pharmacol.*, **57 (3)**, 303 (1999)
21) S. Yang *et al.*, *Arch Biochem Biophys.*, **412 (1)**, 42 (2003)
22) J. Baynes, *IMARS Highlights*, **3**, 13 (2008)
23) D. L. Price *et al.*, *J Biol Chem.*, **276 (52)**, 48967 (2001)
24) P. Urios *et al.*, *Diabetes Res Clin Pract.*, **77 (2)**, 337 (2007)

第Ⅲ編　食　品

第19章　味噌・醬油の特有香気成分の生成と
　　　　　メイラード反応

菅原悦子[*1], 孟　琦[*2]

1　味噌・醬油のおいしさはメイラード反応と微生物によってつくられる

　味噌や醬油は古代中国から伝わるが，その後，日本で独自に発展した大豆発酵食品であり，日本の食文化にとって欠くことができない。近年，その品質の高さから世界の人々にも愛される食品となっている。味噌や醬油は塩味に加え，旨味，甘味，酸味などが調和した複雑な味と，特有な芳香を付与することができる。さらに，各種の加熱調理等に用いることによって，より複雑で豊かな香りが生成される。味噌や醬油は「香りの調味料」であり，その香りの多様性が日本の料理はもちろん，世界の様々な料理に用いられ，よくマッチングし，よりおいしい調理へと変化させ，世界の調味料へと進化させた要因である。

　日本人が毎日のように食べている味噌は，特別な味や香りをもたない大豆，米または麦と，食塩を原料としている。米や麦を吸水させ蒸煮し，麹カビを接種して麹にし，蒸煮した大豆と食塩を加え，容器に入れ発酵熟成させて味噌ができあがる。醬油は大豆と小麦を原料とし，蒸した大豆と焙煎した小麦を麹にし，食塩水を加えて醸造タンクに移送し，発酵熟成させる。麹と塩水の混合物は諸味と呼ばれ，熟成後，諸味は圧搾布に入れ圧搾し，液体の生揚げ醬油が出来上がる。生揚げ醬油は微生物や酵素を失活させ，味や色，香りを整えるために，火入れ加熱され，市販の醬油となる。2010年，火入れ加熱ではなく，精密濾過により除菌した生揚げ醬油が生醬油として開発販売された。火入れをしないしぼりたての生醬油は穏やかな香りと，鮮やかな澄んだ色が特徴である。さらに不安定な香りや色の品質劣化を防止するため，空気が入らないように工夫された密閉のラスチック容器が開発され，世界の市場や人々のライフスタイルの変化に合わせた商品となっている。

　味噌や醬油の醸造は麹かび，酵母，乳酸菌の3種の微生物が巧みなバランスで働くように設計されており，極めて優れた技術に基づいている。味噌・醬油の醸造過程では，麹カビは酵素をつくり，大豆の蛋白質を旨味成分のアミノ酸やペプチドに，米や麦のデンプンを甘味成分のブドウ糖に変え，できたブドウ糖を栄養源として酵母や乳酸菌がさらに発酵を進行させる。一方，微生物が生産したアミノ酸や糖類は室温で長時間という穏やか条件下でメイラード反応をおこす。このように，味噌・醬油の特有の味や香りは，微生物の働きとメイラード反応の共同作業によって

[*1]　Etsuko Sugawara　岩手大学　理事・副学長
[*2]　Meng Qi　岩手大学　教育学部　学術研究員

生まれる。また，この過程で抗酸化作用などの優れた生理的な機能性成分も多数生成されることが明らかになっている[1]。

2　味噌・醤油に共通する特有香気成分の生成とメイラード反応

味噌の香りは200種以上の成分から構成されているが，その中でも発酵熟成中に酵母がつくる香気成分がおいしさに大きく影響する。昔から醤油の香りは精力的に研究され，特有な香気成分が明らかにされるなど格段に進展していた[2,3]。均一な水溶液である醤油と比較して，味噌は，水分が重量比で約半分の半固形状で，水を加えてもゲル状または懸濁液となり，微量な香気成分の抽出はかなり困難であった。筆者らは各種の香気濃縮物調製方法を比較した結果，ポーラスポリマー（香気成分などの吸着による捕集を目的として開発された有機樹脂で，Tenax TA や Porapack Q などがある）を用いたカラム濃縮法が，味噌本来の香気をよく再現し，重要な香気成分も抽出でき，最も優れていることを確認した[4]。この方法を用いて，市販されている味噌の約80％を占めている赤色系辛口米味噌の香気成分を分析し，初めてHEMF(4-hydroxy-2(or 5)-ethyl-5(or 2)-methyl-3(2H)-furanone, 図1) の存在を確認した[5]。HEMFは強く甘いカラメル様香気を示し，水溶液中の閾値は 20 μg/L 以下と非常に低く，濃度によって醤油様の芳香を強く感じる醤油の特香成分であり，酵母の関与によって生成されることが明らかになっていた[2]。そこで，HEMF濃度の低い味噌懸濁液にこの化合物を添加し，無添加のものと官能検査で比較したところ，味噌様の香気が強くなることを確認した[5]。さらに，全国味噌鑑評会に出品された米味噌34点を試料とし，カラム濃縮法で調製された香気濃縮物を分析した。算出された各香気成分の濃度と，検査員による官能検査スコアーの相関を求め，1％以下の危険率で，HEMFの濃度が高いと官能評価も有意に高くなるという結果を得た[6]。これらの結果から，HEMFは味噌と醤油に共通する特有香気成分であると明らかにした。近年，HEMFはチーズ[7]やビール[8]，

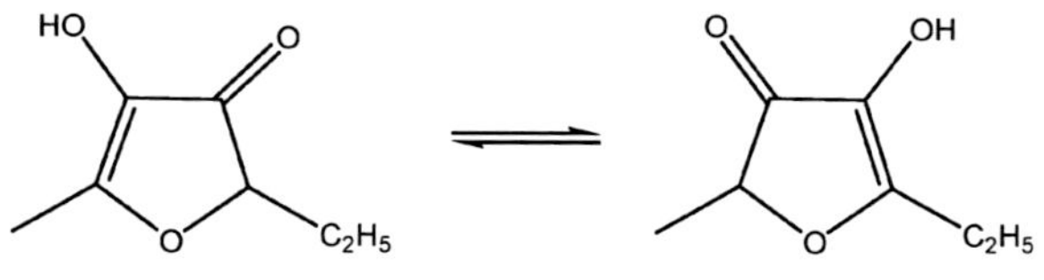

4-hydroxy-2(or 5)-ethyl-5(or 2)-methyl-3(2H)-furanone (HEMF)

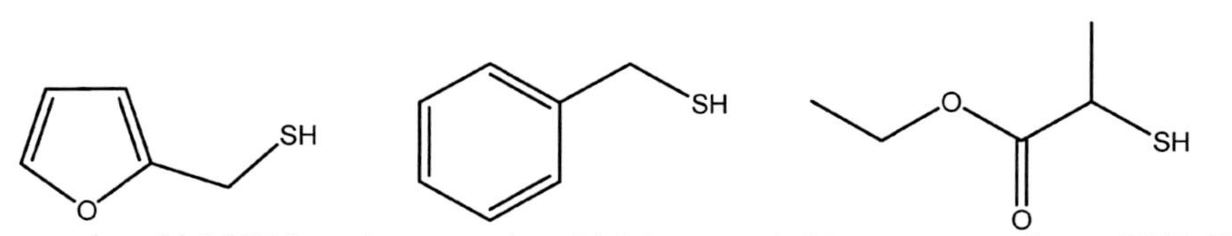

2-furanmethanethiol (2FM)　　benzenmethanethiol (BM)　　ethyl 2-mercaptopropionate (ET2MP)

図1　味噌・醤油に含まれる特有香気成分 HEMF，2FM，BM 及び ET2MP の構造式

第 19 章　味噌・醤油の特有香気成分の生成とメイラード反応

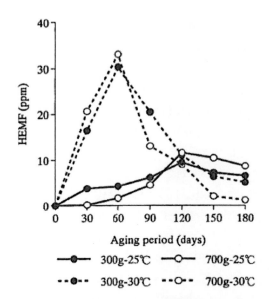

図2　味噌熟成中の HEMF 生成に対する蒸煮大豆の硬度と熟成温度の影響
300 g：柔らかい蒸煮大豆，700 g：硬い蒸煮大豆

　ワイン[9]からも少量検出されたが，味噌や醤油のレベルには及ばない。HEMF は香気成分としての役割に加えて，強い抗酸化性を示し，胃がん発生の抑制や放射線被害の予防など，優れた生理作用があることも判明し[1]，味噌や醤油の機能性成分として注目されている。
　味噌は様々な工程を経て製造されるので，各工程の条件が品質や香気成分生成に重大な影響を及ぼす。工業的に赤色系辛口米味噌を仕込む際には，純粋培養された主発酵酵母である *Zygosaccharomyces rouxii* が添加されるが，HEMF をはじめとする味噌の特有香気成分も，発酵熟成の過程でこれらの酵母によって形成される。そこで，特有香気成分の生成とメイラード反応と酵母の関係を検討するために，大豆蒸熟による硬度と発酵熟成温度条件に着目し，研究を進めた。その結果，熟成中の HEMF の濃度変化は大豆硬度には影響されなかったが，熟成温度に大きく影響された（図2）。30℃区では HEMF 濃度は 30 日目でかなり高くなり，60 日目に最高値を示し，それ以降は急激に低下した。25℃区では仕込み後緩やかに上昇し，120 日目に濃度のピークを迎え，ピーク時の濃度は 30℃区の 3 分の 1 であったが，その濃度は緩やかに保持された。これらの結果から，HEMF の生成には酵母の代謝のみではなく，メイラード反応の関与もあると示唆された。

3　HEMF は酵母がメイラード反応物から生成する

　Blank ら[10]は，アミノ酸のアラニンと五炭糖を加熱した際のメイラード反応による HEMF の

生成機構を提案し，メイラード反応初期に生成した炭素数5個の1-デオキシジケトースと，アラニンのストレッカー分解によって生成したアセトアルデヒドが結合し，環化，還元されてHEMFが生成すると報告している。しかし，このような加熱によるHEMFの形成量はきわめて少なく，味噌や醤油で検出されるレベルには達しない。筆者らは，酵母によるHEMFの生成機構を解明する目的で，炭素源や窒素源の種類を変えた液体培地で酵母 Z. rouxii を培養し，これらの成分がHEMF形成に及ぼす影響を検討した。HEMFの生成には，培地中に炭素源としては五炭糖が必要であり，実験ではリボースが最も効果的であった。窒素源としてはアミノ酸，特にアラニン，セリンやグルタミン酸が有効であったが，五炭糖とアミノ酸は同時に加熱殺菌される必要があり，このような培地では約 100 mg/L の HEMF が生成されることを明かにした[11]。従って，HEMFは，熟成中に大豆から分解生成するキシロースなどのペントースとアミノ酸のメイラード反応によって生成される第一の炭素数5個の前駆物質と，酵母のグルコース代謝によって形成される第二の炭素数2個の前駆物質から形成されると推定した。そこで，HEMF生成のモデル実験として安定同位素で標記したリボースやグリシンなどの前駆物質を用いて酵母の培養を行った。その結果，HEMFのフラン環及び側鎖のメチル基は，リボースとアミノ酸のメイラード反応によって生成された炭素数5個の前駆物質から形成されること，HEMFの側鎖のエチル基は酵母のグルコース代謝によって生成された炭素数2個の前駆物質から形成されることが明らかとなった。特に炭素数2個の前駆物質としてアセトアルデヒドが効果的であり，炭素数5個の前駆物質と炭素数2個の前駆物質は酵母の酵素反応によって結合すると考えられた（図3）。

　上原ら[12]は Z. rouxii においてアルコールデヒドロゲナーゼ（ADH）遺伝子の破壊によるアセトアルデヒドの蓄積によって，酵母のHEMF生産性が飛躍的に向上したことを報告している。また，アセトアルデヒドを含むHEMF生成培地を用いたプレートアッセイの結果では，酵母の生育は遅れる傾向が示唆された[12]。アセトアルデヒドはメイラード反応物と共存することでさらに酵母への毒性が増すものと考えられている。味噌や醤油では，原料中に豊富な糖類とアミノ酸が含まれているため，長い発酵熟成期間中にメイラード反応の産物が緩慢に生成している。一方，発酵中に酵母は糖類からエタノールを生成すると共にアセトアルデヒドも生成する。このような状況では，酵母はメイラード反応の産物とアセトアルデヒドに曝されることになり，

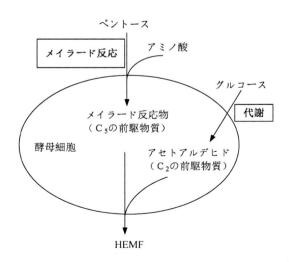

図3　メイラード反応と酵母代謝の共同作用によるHEMFの生成機構

第 19 章　味噌・醤油の特有香気成分の生成とメイラード反応

生育には不利である。そこで，酵母はメイラード反応の産物とアセトアルデヒドから HEMF を生成し，生育に有利な環境を作りだしているのではないかと上原らは提唱している。

4　味噌・醤油の香気に寄与するチオール化合物の生成とメイラード反応

　味噌や醤油を加熱調理に用いると食欲をそそる香ばしい香りが生成される。筆者ら[13]は味噌を分析し，初めて 2-furanmethanthiol（2FM）を同定し，濃度を特定するとともに味噌の甘い香ばしい香気に有意に寄与することを官能評価で明らかにした。この化合物は最初にコーヒー豆から同定されたが，ng/L レベルの閾値であり，コーヒー様の香ばしい香りを持つ。筆者らはさらに醤油中にも 2FM が存在すると推測し，異なるメーカーにより製造された 4 種類の濃口本醸造生揚げ醤油と火入れ醤油を分析した。その結果，2FM に加え，トロピカルフルーツ様の ethyl 2-mercaptopropionate（ET2MP）と燻製様の benzenmethanethiol（BM）計 3 種類のチオール化合物を同定した[14]（図 1）。ET2MP は閾値 500 ng/L，BM の閾値も 0.3 ng/L と極めて低い[15]。また，これらチオール化合物を定量したところ，生揚げ醤油と火入れ醤油中にそれぞれの閾値を遥かに超えている濃度で存在すること，火入れ醤油中のチオール化合物の濃度は生揚げ醤油より高いことを明らかにした。官能評価では，2FM，BM と ET2MP を生揚げ醤油と火入れ醤油中の濃度差で生揚げ醤油に添加すると，識別可能であった火入れ醤油と生揚げ醤油は識別不能となった。従って，生揚げ醤油の火入れ加熱によって，これら化合物の濃度が上昇し，火入れ醤油の香ばしく燻製様の香りに大きく寄与することが明らかになった。

　2FM は典型的なメイラード反応の産物であり，糖類と含硫アミノ酸の加熱によって生成されると報告されている[16]。醤油は豊富な糖類とアミノ酸を含んでいるため，2FM は火入れ加熱によるメイラード反応産物として大量に生成したと考えられた。しかし，糖類とアミノ酸による 2FM の生成には約 150 ℃，20 分間の高温の加熱が必要と報告されていたが[17]，醤油の火入れ温度は最大で 90 ℃までで，報告されている 2FM の生成に必要な加熱温度条件には達しない。さらに，生揚げ醤油においても 2FM は検出されるため，2FM は醤油の発酵熟成中に微生物の関与で生成されると考えられた。

　筆者らは醤油の発酵熟成中に酵母の関与によって 2FM が生成されることを証明するために麹中の微生物を滅菌失活させた後，発酵に必須な酵素を添加したモデル醤油を仕込んだ。モデル醤油では，酵母添加の有無による発酵熟成期間中に 2FM の生成量を測定した。酵母無添加のモデル醤油中においても 2FM は痕跡程度で検出されたが，発酵熟成期間中に濃度は変化しなかった。一方，酵母添加のモデル醤油では発酵の進行に伴い，2FM の濃度が緩慢に上昇し，その後の火入れ加熱によって急激に上昇することを明らかにした。この結果は，生揚げ醤油及び火入れ醤油の 2FM 濃度とよく一致しており，醤油の発酵熟成期間中に酵母が関与し 2FM，およびその前駆物質が生成されると推察された。

5　2FM の生成にもメイラード反応と酵母が関与する

　筆者らは，醤油中の酵母による 2FM の生成機構を解明する目的で，炭素源と窒素源前駆物質を添加した液体培地で酵母 *Z. rouxii* を培養し，これらの成分が 2FM 形成に及ぼす影響を検討した。2FM の生成の前駆物質として，糖由来のメイラード反応生成物であるフルフラール（FL）と，窒素源としてアミノ酸のシステイン（Cys）とメチオニンを想定し，これらを添加した培地を用いて酵母を培養した。その結果，FL と Cys が有効な前駆物質であること，酵母の増殖と伴い，2FM の濃度は上昇したが，酵母無添加培地ではほとんど検出されないこと，さらに，2FM の生成量は酵母の菌数が増加すると多くなることが明らかにした（図4）。Hofman ら[16]はペントースやヘキソースの加熱分解産物であるヒドロキシアセトアルデヒドと 2-オキシプロパナールがアルドール反応によって 3-デオキシペントソンが生成され，環化，脱水後フルフラールが生成されると報告している。醤油の発酵熟成中の 2FM の生成は，グルコースの加熱によって生成されたフルフラールと酵母のシステイン代謝によって生成したチオール基との反応によると推測された。

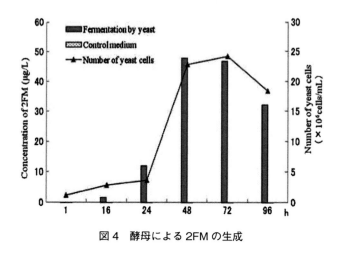

図4　酵母による 2FM の生成

文　献

1) 海老根英雄, 味噌の生体調節機能, 味噌の科学と技術, **43**, 339-361 (1995)
2) 横塚保, 佐々木正興, 布村伸武, 浅尾保夫, 醤油の香り(1)(2), 醸協, **75**, 516-522, 717-728 (1980)

第 19 章　味噌・醤油の特有香気成分の生成とメイラード反応

3) 佐々木正興, 森修三, 醤油の香り, 醸協, **86**, 913-922 (1991)
4) 菅原悦子, 伊東哲雄, 小田切敏, 久保田紀久枝, 小林彰夫, 異なる調製法による味噌香気成分の比較, 農化, **64**, 171-176 (1990)
5) 菅原悦子, みそ香気成分としての HEMF(4-hydroxy-2(or 5)-ethyl-5(or 2)-methyl-3(2H)-furanone) の単離, 日食工誌, **38**, 491-493 (1991)
6) E. Sugawara, S. Saiga and A. Kobayashi, Multiple regression analysis of aroma components and sensory evaluation of miso, *Nppon Shokuhin Kogyo Gakkaishi*, **41**, 844-846 (1994)
7) M. Preiniger and W. Grosch, Evaluation of key odorants of the neutral volatiles of emmentaler cheese by calculation of odour activity values, *Lebenshe.-Wiss. Technol.*, **27**, 237-244 (1994)
8) S. Sakuma, K. Kobayashi, T. Tayama and H. Yokoyama, Formation of sweet flavour compounds during fermentation, *J. Am. Soc. Brew. Chew.*, **54**, 37-40 (1996)
9) Y. Kotseridis and R. Baumes, Identification of impact odorants in bordeaux red grape juice, in the commercial yeast used for its fermentation, and in the produced wine. *J. Agric. Food Chem.*, **48**, 400-406 (2000)
10) I. Blank and L. B. Fay, Formation of 4-hydroxy-2,5-dimethyl-3(2H)-furanone and 4-hydroxy-2(or 5)-ethyl-5(or 2)-methyl-3(2H)-furanone through maillard reaction based on pentose sugars, *J. Agric. Food Chem.*, **44**, 531-536 (1996)
11) E. Sugawara and Y. Sakurai, Effect of media constituents on the formation by halophilic yeast of the 2(or 5)-ethyl-5(or 2)-methyl-4-hydroxy-3(2H)-furanone aroma component specific to Miso. *Biosci. Biotechnol. Biochem.*, **63**. 749-752 (1999)
12) K. Uehara, J. Watanabe, T. Akao, D. Watanabe, Y. Mogi and H. Shimoi, Screening of high-level 4-hydroxy-2(or 5)-ethyl-5(or 2)-methyl-3(2H)-furanone-producing strains from a collection of gene deletion mutants of *Saccharomyces cerevisiae*. *Appl. Environ. Microbiol.*, **81**, 453-460 (2015)
13) M. Ohata, T, Tominaga, D. Dubourdieu, K. Kubota and E. Sugawara, Quantification and odor contribution of 2-furanmethanethiol in different types of fermented soybean paste miso. *J. Agric. Food Chem.* **57**, 2481-2485 (2009)
14) Q. Meng, T. Kakuta and E. Sugawara, Quantification and odor contribution of volatile thiols in japanese soy sauce. *Food Sci. and Tech. Research*. **18**, 429-436 (2012)
15) T. Tominaga, L. Blanchard, P. Darriet and D. Dubourdieu, A powerful aromatic volatile thiol, 2-furanmethanethiol, exhibiting roast coffee aroma in wine made from several vitis vinifera grape varieties. *J. Agric. Food Chem.* **48**, 1799-1802 (2000)
16) T. Hofmann and P. Schieberle, Quantitative model studies on the effectiveness of different precursor systems in the formation of the intense food odorants 2-furfurythiol and 2-methyl-3-furanthiol. *J. Agric. Food Chem.* **46**, 235-241 (1998)
17) M. Jennifer, Ames, C. E. G. Robin and Kipping. Gary J, Effect of pH and temperature on the formation of volatile compounds in cysteine/reducing sugar/starch mixtures during extrusion cooking. *J. Agric. Food Chem.* **49**, 1885-1894 (2001)

第 20 章　鶏卵とメイラード反応

早川　茂*

1　はじめに

　鶏卵に含まれる糖は比較的少なく，卵黄中では1％，卵白中では0.9％である。糖は卵の中では遊離型とタンパク質や脂肪と結合する結合型がある。遊離型の炭水化物のほとんどはグルコースであり，結合型はマンノースやガラクトースが主である。

　卵黄中には0.7％の結合型の糖と0.3％の遊離型の糖があり，卵白中には0.5％の結合型の糖と0.4％の遊離型の糖がある。遊離型の糖のほとんどは還元糖である。この還元糖を含んだ状態で全卵粉末や卵白粉末を製造すると時間の経過とともにメイラード反応と呼ばれるアミノカルボニル反応（褐変化）が起きる。その結果，溶解性と風味の劣化を招くことになる。このアミノカルボニル反応はアルカリ性において起こりやすく，弱アルカリ性を示す卵白の乾燥粉末を製造する際には，細菌，酵母あるいは酵素（グルコースオキシダーゼとカタラーゼ）を加えてグルコースを消費させる脱糖処理を行っている。

　鶏卵のメイラード反応は食品加工保蔵において重要な現象であり，食品加工において不利な点もある。しかしながら，メイラード反応によるタンパク質の糖化はフレーバー形成，外観，テクスチャー等の機能特性を改善するなど，優れた特性をもたらす[1]。

　HandaとKurodaは噴霧乾燥卵白の機能特性におけるメイラード反応の効果について検証し，加熱ゲル形成性の向上などが見られることを報告している[2]。多くの場合には噴霧乾燥とは異なる方法すなわち加温温度，相対湿度，加温期間などコントロールされた条件で行われている。このような方法を用いて，幾人かの研究者がメイラード反応を用いて卵白タンパク質に単糖および多糖分子を付加した糖化タンパク質を作製し，機能特性の改善を図っている。それぞれの機能特性の改善についてここに述べる。

2　卵白タンパク質の機能特性におけるメイラード反応の影響

　良くコントロールされたマイルドな非変性条件下での加熱処理により糖分子のタンパク質への共有結合が生じ，球状タンパク質の熱安定性が増加する[1,3~5]。糖は熱変性によるタンパク質分子間の会合の増大を防ぎ，糖分子によってもたらされる親水性の増加により機能特性が向上する。

---

　　*　Shigeru Hayakawa　香川大学名誉教授；農学部　特命教授

3 溶解性

卵白タンパク質は噴霧乾燥により処理された後でも可溶性を保っている。乾燥加温（50℃，0-5 days，65％相対湿度）により，グルコースやグルコース-6-リン酸を用いてタンパク質に付加させると，糖化タンパク質の熱安定性が改善される[3]。5％程度の高いタンパク質濃度でもタンパク質は溶解したままであり，その後の高い温度での加熱処理でも透明な溶液を保っている。糖を付加していないオボアルブミンでは同じ加熱処理をすると劇的に溶解度の減少が生じる。他の研究者も同様な報告をしており，多糖類を付加した卵白タンパク質は安定な可溶性の性状に変わる。メイラード反応は加熱変性球状タンパク質溶解性の点では良い効果を与えると考えられる。この原因としては，糖分子を共有結合として付加されたタンパク質は親水性を増し，その結果，全体的な疎水性が減じるためである。タンパク質の表面により極性の高い分子が存在することにより，溶解したタンパク質における水との親和性が増すということになる。

4 加熱ゲル形成性

多くの研究者が示しているように，還元糖を付加した糖化タンパク質は食品加工における機能特性が向上する。加熱ゲル化はこれらの特性の一つである。HandaとKurodaは乾燥卵白とグルコースのメイラード反応を介しての相互作用を調べ，きちんと管理された条件下で糖が付加した

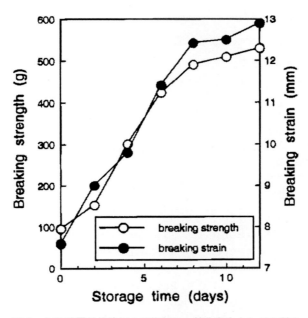

図1 加熱噴霧乾燥法により調製した糖化卵白タンパク質の加熱形成ゲルの破断強度と破断ひずみ

乾燥卵白では加熱ゲル形成が著しく向上することを見出している[2]。糖を含む噴霧乾燥卵白を55℃，相対湿度35％，0〜12日間保温することにより調製した糖化卵白は優れた加熱ゲル特性を示す（図1）。また，加温時間の増加とともに表面露出SH基量は増加するものの，加熱形成ゲルからの硫化水素の生成は抑えられ，全SH基量は減少する。加温時間の増加とともにα-ヘリックス量も減少する。糖化卵白の加熱形成ゲルのゲル破断強度，破断ひずみ，保水力および硫化水素量は有意に表面SH基および全SH基と相関する。メイラード反応はタンパク質の部分的変性と重合を促し，その結果，あるコントロールされた条件下では乾燥卵白のゲル特性が向上すると考えられる。

5 乳化性

オボアルブミンの乾燥保温（50℃，65％相対湿度）によるメイラード反応を利用してグルクロン酸を付加することにより，未処理のものと比べて乳化活性が3.2倍向上する[6]。ガラクトマンナンの加水分解オリゴマンノースを乾燥加温により卵白に付加すると乳化活性ならびにエマルション安定性がかなり良くなる。このオリゴマンノースによる糖化タンパク質の乳化性の向上は市販の乳化剤と比べても良いものである。そして，高い乳化活性は0.2 Mの食塩存在下においても，また，酸性条件や高温下においても維持されており，産業的にも利用可能である。また，複合体の安全性については培養細胞CV-1を用いて確認されている。多糖付加卵白は新規な高分子食品素材として有益な生産物であると考えられる[7]。キサンタンガムを付加した糖化リゾチームは酸性pHや様々な温度において高い溶解性を示し，熱安定性が増加し，乳化特性が向上する[8]。ペクチンを付加した糖化卵白タンパク質は良いエマルション安定性を示し，平均容積直径は0.29〜1.2と小さいものである。また，糖化卵白タンパク質は糖化していないものよりも高い乳化活性と乳化安定性を示す[9]。トラガカントガム（TRG）の水可溶性成分（アラビノガラクタン）を卵白リゾチームに穏やかなメイラード反応を利用して付加すると1分子のリゾチームにほぼ2分

表1 乾燥保温により調製した多糖トラガカントガムにより糖化したリゾチームの乳化特性および起泡特性[10]

試料	乳化特性		起泡特性	
	乳化活性	乳化安定性（分）	起泡性（％）	泡安定性（％）
LZM	0.117 ± 0.011^{g}	0.67 ± 0.03^{e}	17.23 ± 1.03^{g}	21.58 ± 3.03^{f}
LZM-TRG 0 日	0.351 ± 0.031^{f}	3.42 ± 0.07^{d}	26.94 ± 1.41^{f}	43.84 ± 2.05^{e}
LZM-TRG 1 日	0.524 ± 0.042^{e}	4.67 ± 0.11^{c}	37.94 ± 2.01^{e}	52.92 ± 2.23^{d}
LZM-TRG 2 日	0.588 ± 0.024^{d}	5.61 ± 0.04^{a}	45.88 ± 1.98^{d}	59.71 ± 1.58^{c}
LZM-TRG 6 日	0.654 ± 0.021^{c}	5.54 ± 0.18^{a}	55.97 ± 2.27^{c}	67.51 ± 2.57^{b}
LZM-TRG 8 日	0.772 ± 0.007^{b}	5.12 ± 0.02^{b}	62.95 ± 2.59^{b}	75.38 ± 2.91^{a}
LZM-TRG 10 日	0.791 ± 0.010^{a}	4.96 ± 0.05^{b}	69.48 ± 1.54^{a}	79.81 ± 1.84^{a}

数値は3回の測定の平均値±標準偏差。$^{a-g}$異なる記号は有意差を示す（$P<0.05$）

子の TRG が結合する。こうして得られる糖化リゾチーム複合体は高い溶解性を有し，乳化特性と起泡特性が向上する。表1に見られるように，糖化リゾチームは，もとのリゾチームよりも2倍ほど高い乳化活性と1.5倍ほど高い乳化安定性を示す[10]。単糖や多糖などの親水性分子をタンパク質に付加することは生産物の乳化性を向上させるものである。両親媒性の化合物は油水界面において疎水的サイドを油のほうに，親水的サイドを水のほうに配向し，乳化性を向上させていると考えられる。

6　起泡性

表1に示すように，トラガカントガムを卵白リゾチームに付加した糖化リゾチームは起泡性と泡安定性の著しい向上を示す。起泡性および泡安定性いずれも糖化リゾチームは保温0日に比べて高く，保温日数の増加とともに増加する[10]。また，キサンタンガムを付加した糖化リゾチームおよびペクチンを付加した糖化卵白タンパク質においても泡容積や泡安定性に大きな効果をもたらす[8,9]。乳清タンパク質に乾燥加温によりいくつかの単糖（アラビノース，ガラクトース，グルコース，ラムノース，リボース）を付加しても起泡性の向上が見られる[11]。乾燥保温によりメイラード反応を利用して単糖であるケトヘキソースを付加した糖化卵白タンパク質においても同様に起泡特性の著しい向上が見られる[12]。この詳細については第Ⅲ編24章希少糖とメイラード反応の項で記載する。

7　抗菌性

卵白リゾチームに多糖を付加した糖化リゾチームにおいてグラム陰性菌に対する抗菌性が大きく増大することが知られている。コントロールされたメイラード反応を利用して調製されたガラクトマンナン糖化リゾチームはもとのリゾチームの80％の溶菌活性を維持し，種々のグラム陰性菌に対して致死的な抗菌効果を示す[13]。表2に見られるように *E. coli*, *K. pneumoniae* については生菌数が大幅に減少し，*A. hydrophilia*, *V. parahaemolyticus*, *P. mirabilis* にについては残存生菌数0と致死的な抗菌効果を示している。同様にガラクトマンナン糖化リゾチームは魚類のグラム陰性病原菌である *Edwardsiella tarda* の抗菌性に大きな効果を発揮する[14]。キサンタンガムにより糖化したリゾチームは *S. aureus* や *E. coli* の生育をかなり抑制する[8]。トラガカントガムにより糖化したリゾチームは *S. aureus*, *B. cereus*, *E. coli*, *S. typhi* に対し，それぞれ90％，80％，50％，40％と著しい生育阻害活性を示す[10]。これらの糖化リゾチームは乳化特性や起泡特性も向上し，高品質の乳化剤，起泡剤，天然の抗菌剤としての幅広い利用性を示すものである。

表2 ガラクトマンナンにより糖化したリゾチーム複合体の種々のグラム陰性菌に対する抗菌性[13]

グラム陰性菌	共存物質	生存指数[a]
A.hydrophilia IFO 13286	コントロール[b]	-3.95
	糖化リゾチーム[c]	生存0
	リゾチーム[d]	生存0
V.parahaemolyticus IFO 12711	コントロール[b]	-1.14
	糖化リゾチーム[c]	生存0
	リゾチーム[d]	-2.84
E.coli IFO 12713	コントロール[b]	-0.82
	糖化リゾチーム[c]	-2.48
	リゾチーム[d]	-0.79
P.mirabilis IFO 13300	コントロール[b]	-2.05
	糖化リゾチーム[c]	生存0
	リゾチーム[d]	-2.15
K.pneumoniae IFO 14438	コントロール[b]	-0.59
	糖化リゾチーム[c]	-2.89
	リゾチーム[d]	-0.44

[a]50℃,30分間保温後の生菌数を保温前の生菌数で割った値の対数,[b]溶媒のみ,[c,d]共存物質濃度0.05%

8 免疫原性

多糖付加によるタンパク質の糖化がIgGおよびIgE産生に効果を示すことを調べるため,遺伝子組換えを用いて糖化卵白リゾチーム(Lyz-G49N, Lyz-R21T)ならびにメイラード反応を利用して多糖ガラクトマンナンを卵白リゾチームに付加した糖化リゾチーム(LGC)が作製され,糖化リゾチームをマウスに免疫してIgGおよびIgE産生が調べられた。図2に見られるように,Lyz-G49N, Lyz-R21TおよびLGCで免疫したマウスにおいてはIgEの生産量が生のリゾチームに比べて40%,70%,60%に低減する。また,LGCにおけるIgEの低減はIgGの低減よりも著しいものである。ガラクトマンナンおよびマンノースはマクロファージを活性化し,Th1特異的免疫応答を誘導する。その誘導はIgG産生を刺激し,IgE産生を刺激するTh2特異的免疫応答を低減化すると考えられる。その結果としてIgE産生量の著しい抑制となったと考えられる。メイラード反応を利用して調製される糖化タンパク質はアレルゲン性を低減化するために効果的である[15]。

第20章 鶏卵とメイラード反応

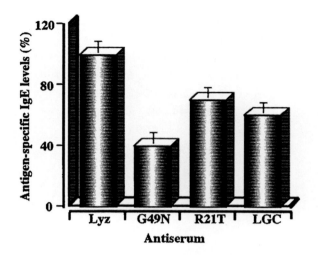

図2 遺伝子組換え糖化リゾチーム（G49N, R21T）およびガラクトマンナン糖化リゾチーム（LGC）のIgE産生量における効果[15]
固相抗原としてビオチン化リゾチームを使用。
数値は9回の測定の平均値（Lyzに対する相対値%）と標準偏差。

9 おわりに

卵白タンパク質は多くの機能特性を有しているため，食品加工に幅広く用いられている。食品産業における卵白タンパク質の機能性は加工の間に生じる物理化学的変化によってもたらされる。それぞれの加工法は卵白タンパク質の構造に異なる影響を与え，異なる機能特性を与える。糖化タンパク質はゲル形成性，乳化特性，起泡特性，抗菌性など様々な効果を示す。したがって，糖化卵白タンパク質の分子構造と諸性質については今後とも広範に解析する必要がある。

文　献

1) L. Campbell, *Nahrung/Food* **47**, 369 (2003)
2) A. Handa and N. Kuroda, *J. Agric. Food Chem.*, **47**, 1845 (1999)
3) Y. Kato et al., *J. Agric. Food Chem.*, **43**, 301 (1995)
4) M. M. Hashemi et al., *LWT-Food Sci. Technol.*, **57** 594 (2014)
5) R. Koshani et. al., *Food Hydrocolloids*, **47**, 69 (2015)
6) T. Aoki et al., *Food Res. Int.*, **32**, 129 (1999)
7) A. Kato et al., *J. Agric. Food Chem.*, **41**, 540 (1993)
8) M. M. Hashemi et al., *LWT-Food Sci. Technol.*, **57** 594 (2014)

9) J. Al-Hakkak and F. Al-Hakkak, *J. Food Eng.*, **100**, 152 (2010)
10) R. Koshani *et. al.*, *Food Hydrocolloids*, **47**, 69 (2015)
11) Chevalier *et al.*, *Int. Dairy J.*, **11**, 145 (2001)
12) S. O'Charoen *et al.*, *Int. J. Food Sci. Technol.*, **50**, 194 (2015)
13) S. Nakamura *et al.*, *J. Agric. Food Chem.*, **40**, 735 (1992)
14) S. Nakamura and A. Kato, *Nahrung* **44**, 201 (2000)
15) K. Arita *et al.*, *J. Agric. Food Chem.*, **49**, 2030 (2001)

第21章　食肉とメイラード反応

松石昌典[*]

1　はじめに

　食肉には，遊離アミノ酸とタンパク質および還元糖（リボースやグルコースなど）が含まれている。したがって，食肉を加熱したときには，これらの成分間でメイラード反応が起こり，下記の3つが生成することが知られている。
1) 香気成分
2) コク味物質
3) タンパク質と糖の反応物

　これらのうち，1) は食肉のおいしさに関わるため古くから研究がなされてきた。2) も食肉のおいしさに関わるが，比較的最近研究が進んだ。3) は摂取した人間の健康に関わる可能性があり，現在活発に研究が進められている。

2　香気成分

　食肉の加熱香気は食肉を100℃以下の温度で水煮したときに生成するボイル肉香気と食肉を100℃を超える温度でローストしたときに生成するロースト肉香気に分類される。さらに，前者は肉様香気，水煮臭，脂肪臭で構成され，後者は肉様香気，ロースト臭，脂肪臭で構成される。これらのうち，特に肉様香気とロースト臭にメイラード反応で生成する香気成分が寄与している。

　これまでに加熱した食肉で検出された肉様香気物質を図1に示した[1]。それらのほとんどが酸素，窒素，あるいは硫黄などを含み，5ないし6員環構造を持っていることがわかる。これらのうち，2-メチル-3-フランチオール（図1の7）とその二量体であるビス（2-メチル-3-フリル）ジスルフィド（図1の9）は牛肉の肉様香気に重要な貢献をしているとされている[2]。これらの化合物の閾値は，空気中で7が0.0025-0.01 ng/L，9が0.0007-0.0028 ng/Lであり[3]，この世の中にある香気物質の中で最も低いものの一つであるとされている。このような肉様香気物質はアミノ酸やチアミンの熱分解でも生じる（図1の7，9，14，17，19）[4〜6]他に，メイラード反応中期段階産物の1-デオキシオソンから生じる各種のジカルボニル化合物が絡む反応でも生じる。そ

---

[*]　Masanori Matsuishi　日本獣医生命科学大学　応用生命科学部　食品科学科
　　食品化学教室　教授

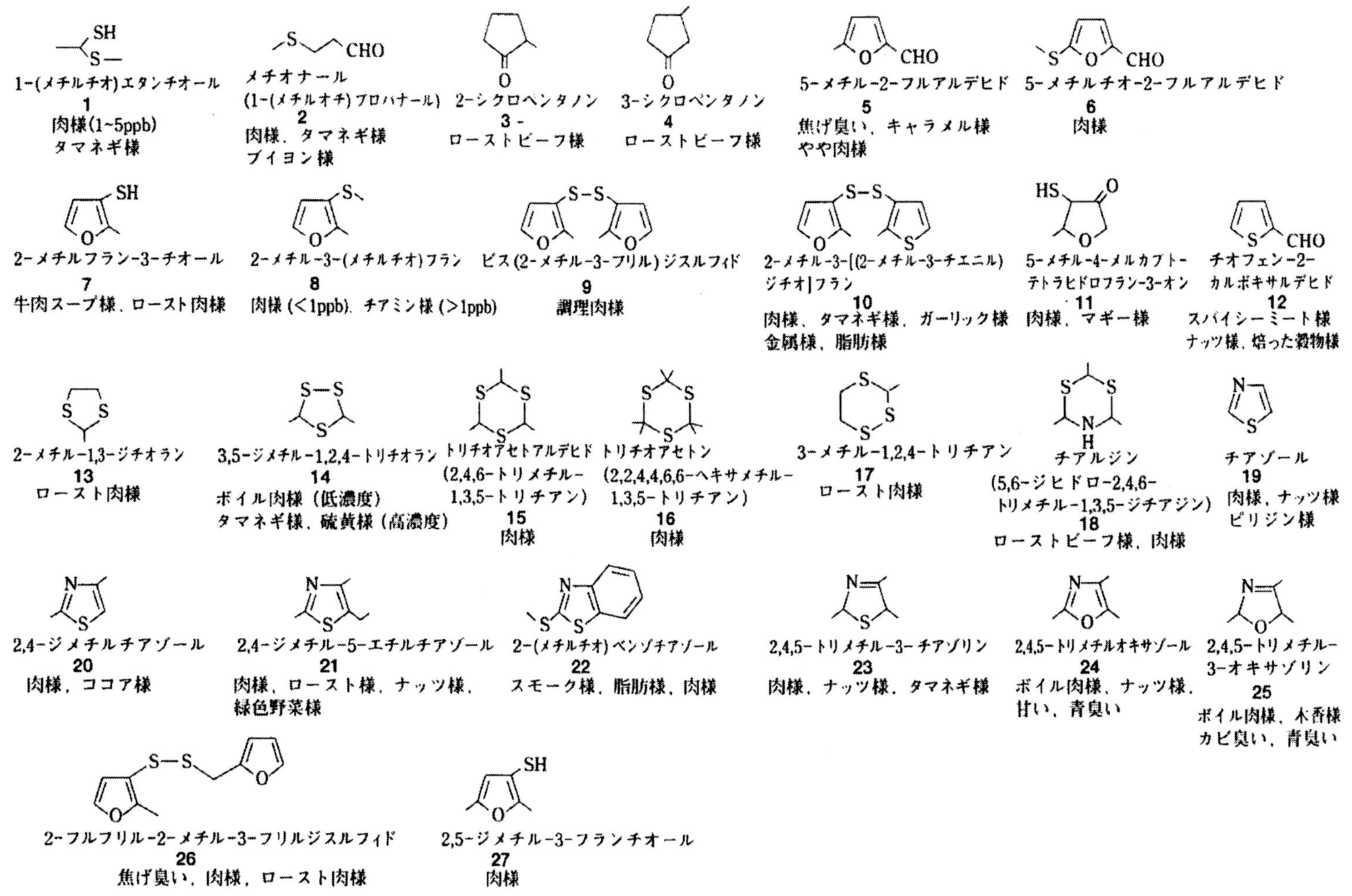

1-(メチルチオ)エタンチオール
1
肉様(1~5ppb)
タマネギ様
メチオナール
(1-(メチルオチ)プロパナール)
2
肉様, タマネギ様
ブイヨン様
2-シクロペンタノン
3
ローストビーフ様
3-シクロペンタノン
4
ローストビーフ様
5-メチル-2-フルアルデヒド
5
焦げ臭い, キャラメル様
やや肉様
5-メチルチオ-2-フルアルデヒド
6
肉様
2-メチルフラン-3-チオール
7
牛肉スープ様, ロースト肉様
2-メチル-3-(メチルチオ)フラン
8
肉様(<1ppb), チアミン様(>1ppb)
ビス(2-メチル-3-フリル)ジスルフィド
9
調理肉様
2-メチル-3-[(2-メチル-3-チエニル)ジチオ]フラン
10
肉様, タマネギ様, ガーリック様
金属様, 脂肪様
5-メチル-4-メルカプト-テトラヒドロフラン-3-オン
11
肉様, マギー様
チオフェン-2-カルボキサルデヒド
12
スパイシーミート様
ナッツ様, 焙った穀物様
2-メチル-1,3-ジチオラン
13
ロースト肉様
3,5-ジメチル-1,2,4-トリチオラン
14
ボイル肉様(低濃度)
タマネギ様, 硫黄様(高濃度)
トリチオアセトアルデヒド
(2,4,6-トリメチル-1,3,5-トリチアン)
15
肉様
トリチオアセトン
(2,2,4,4,6,6-ヘキサメチル-1,3,5-トリチアン)
16
肉様
3-メチル-1,2,4-トリチアン
17
ロースト肉様
チアルジン
(5,6-ジヒドロ-2,4,6-トリメチル-1,3,5-ジチアジン)
18
ローストビーフ様, 肉様
チアゾール
19
肉様, ナッツ様
ピリジン様
2,4-ジメチルチアゾール
20
肉様, ココア様
2,4-ジメチル-5-エチルチアゾール
21
肉様, ロースト様, ナッツ様,
緑色野菜様
2-(メチルチオ)ベンゾチアゾール
22
スモーク様, 脂肪様, 肉様
2,4,5-トリメチル-3-チアゾリン
23
肉様, ナッツ様, タマネギ様
2,4,5-トリメチルオキサゾール
24
ボイル肉様, ナッツ様,
甘い, 青臭い
2,4,5-トリメチル-3-オキサゾリン
25
ボイル肉様, 木香様
カビ臭い, 青臭い
2-フルフリル-2-メチル-3-フリルジスルフィド
26
焦げ臭い, 肉様, ロースト肉様
2,5-ジメチル-3-フランチオール
27
肉様

図1　肉様香気物質[1)]

第21章 食肉とメイラード反応

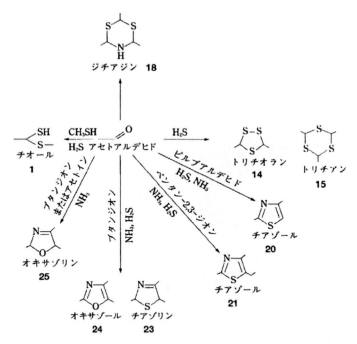

図2 硫化水素，アンモニア，アセトアルデヒド，α-ジカルボニル化合物などの反応による肉様香気物質の生成
図中の1～25の番号は図1のものと同じ。番号のついた名称はグループ名を示す。個々の化合物名は図1に示した。

こでは，α-ジカルボニルとアミノ酸のシステインとのストレッカー分解で生じるアセトアルデヒド，硫化水素，アンモニア（図2）が反応して肉様香気物質（図1の 1, 14, 15, 18, 20, 21, 23, 24, 25）が生じる[7]。このときのアセトアルデヒドの代わりに脂質酸化生成物の長鎖アルデヒドが参加すると長鎖アルキル基で置換されたオキサゾール，トリチオラン，チアゾール，チアゾリンが生ずると考えられている[8]。また，同じく1-デオキシオソンから生じる4-ヒドロキシ-5-メチル-3-(2H)-フラノンと4-ヒドロキシ-2,5-ジメチル-3-(2H)-フラノン（通称 フラネオール）は甘い香気を持ち，牛肉の加熱香気前駆体としても重要である[9]。前者はリボースから，後者はグルコースやフラクトースから生じる。これらが硫化水素と反応すると図1の7や11のような化合物が生じると推定されている[9~11]。

ロースト臭には，主にピラジン，アルキルピラジンが寄与している[9]。これらの化合物は，ジカルボニル化合物とアミノ酸によるストレッカー分解で生じる。食肉の熟成中にはタンパク質の分解により遊離アミノ酸が増え，ATPの分解によりリボースが増える。このため，熟成によって加熱肉にはピラジン類，チオフェン類，チアゾール類などが増えてロースト臭が強くなることが知られている[12, 13]。

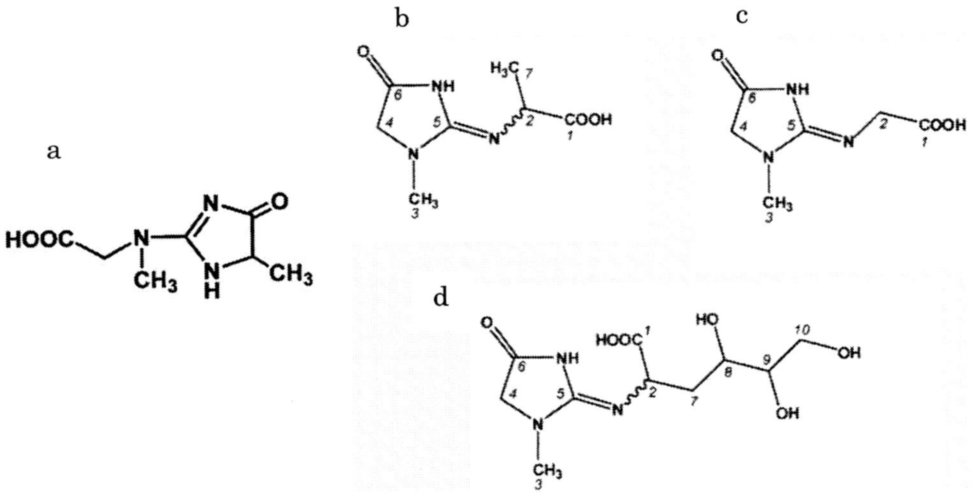

図3 コク味化合物[16, 18)]

3 コク味物質

　食肉の呈味物質としては糖，ミネラル，各種アミノ酸，ペプチド，核酸関連物質などが知られていたが，食肉を加熱した時に生成するメイラード反応産物の中に，コク味をもたらす物質があることが明らかになってきた。コク味はうま味溶液に，持続性（continuity），ボディ感（mouthfulness），厚み（thickness）が感じられることをいう[14)]。Shima ら[15)]は，牛肉の加熱抽出物から，A8と呼ばれる化合物を単離した。これは，単独では無味であるにもかかわらず，糖，ミネラル，各種アミノ酸，ペプチド，核酸関連物質などからなる肉の合成エキスに添加すると，「牛肉エキス様」あるは「厚みのある酸味」を賦与した。その構造を詳細に解析した結果，図に示したような N-(4-methyl-5-oxo-1-imidazolin-2-yl)sarcosine であることを見出した（図3a)[16)]。この化合物はクレアチンとメイラード反応産物であるメチルグリオキサールの反応で生ずると推定されている。牛肉の加熱抽出物からは，同じく合成エキスに厚みのある酸味やボディ感をもたらす N-(1-methyl-4-oxoimidazolidin-2-ylidene)aminopropionic acid（図3b），N-(1-methyl-4-oxoimidazolidin-2-ylidene)aminoacetic acid（図3c），N-(1-methyl-4-oxoimidazolidin-2-ylidene)amino-4,5,6-trihydroxyhexanoic acid（図3d）が単離されている[17)]。これらはグルコースとクレアチニンの加熱反応で生成することが確認されている。また，合成エキスの甘味とうま味を強め，酸味を抑えるアラピリダイン（N-(1-carboxyethyl)-6-(hydroxymethyl)pyridinium-3-ol）という化合物も取られている[18)]。これもヘキソースとアラニンの加熱反応物に検出されている。

第 21 章 食肉とメイラード反応

4 タンパク質と糖の反応物

　メイラード反応の後期反応産物（AGE）の生体への影響については，はじめは糖尿病などの内因性疾患によって生じるものが問題となった。しかし，その後，食事から摂取する AGE が体内に吸収されインスリン抵抗性をもたらしたり，血中の炎症性マーカーの増大を招いたり，内皮機能不全を引き起こしたりする可能性が示され，ヒトの健康への懸念が広まっていた。そこで，AGE のヒトに対する暴露量や生理的役割を明らかするために，UPLC-MS/MS を用いて 190 種の食品についてカルボキシメチルリジン（CML），カルボキシエチルリジン（CEL），（5-ヒドロ-5-メチル-4-イミダゾロ-2-イル)-オルニチン（MG-H1）が定量された[19]。その結果，46 種の食肉・食肉製品にも検出され，中でも，缶詰のビーフステーキに多く，CML，CEL，MG-H1 はそれぞれ 1.07，5.63，11.96（mg/100g）であった。

　家庭調理の条件で加熱した牛肉中のメイラード反応産物量が測定されている[20]。グリルあるいはフライされた牛肉パティでは，内部温度が 80℃ に達したときにメイラード反応の初期産物であるフロシンが最も多く生成し，100℃ では減少した。300℃ でグリルした試料ではフロシン生成量はグリルあるいはフライの約半分であった。フロシンの減少に伴い蛍光物質が増加した。また，AGE である CML は，最も厳しい加熱条件である 300℃ のグリルでのみ微量（0.8 mg/100g）生成した。他方，アクリルアミドはグリル，フライ，ベイクのいずれでも検出されたが，その量は 32-61 μg/kg と微量であった。ボイルではメイラード反応産物は極めて少なかった。

　ボイルした牛肉から水溶性タンパク質画分と水不溶性タンパク質画分が取られ，それぞれのメイラード反応による付加物がプロテオーム解析により調べられている[21]。それによれば，水不溶性タンパク質のミオシンのリジン残基とアルギニン残基にヘキソースが付加したり，それらがカルボキシメチル化したりしていることが分かっている。また，加熱による蛍光強度の増加からメイラード反応による AGE の生成が示唆されている。

　豚肉の筋原線維タンパク質を 0.5 M 還元糖，10 μM Cu^{2+} 存在下で加熱したときリジン由来と考えられる α-アミノアジピン酸セミアルデヒドが生じ，アルギニンとプロリン由来と考えられる γ-グルタミン酸セミアルデヒドが生じることが示されている[22]。これらが生じたのは，Fenton 反応で生じたヒドロキシラジカルのアミノ酸側鎖への直接攻撃ではなく，次の反応によると考えられている。還元糖がタンパク質中のリジンに ε-アミノ基付加して，シッフ塩基，アマドリ生成物を経て，α-ジカルボニルを生じ，これが再度リジンの ε-アミノ基と反応して酸化的脱アミノ反応を引き起こしカルボニル化が起きるという経路である。リボースの濃度をと畜後の筋肉に存在する全還元糖と同じ濃度（0.02 M）にして，タンパク質と加熱したときにもこれらのセミアルデヒドが生じたことから，実際の肉を加熱したときにも同様の反応が起こると推定されている。

　この他，ラム肉にフレーバー強化液としてグルコース，リボース，システイン，チアミンの混合物を添加して真空調理したときにフロシンは増加したが CML は増加しなかったという報告が

ある[23]。また，5％ショ糖と1％食塩を加えた牛肉ハンバーガーをフライパンで200℃加熱，オーブンで170℃加熱あるいはフライにして140℃加熱した結果，いずれの加熱でもフロシン含量と蛍光強度が増加したと報告されている[24]。

他方，直接の糖付加物などの反応産物ではなく，反応したタンパク質の構造変化と物性を調べた報告がある[25]。それによれば，魚肉タンパク質は単糖（リボースとグルコース）との反応でグルコシル化して水溶性になるが，その原因はミオシンのロッド部分の可溶性の増加とミオシンフィラメントの解離によってもたらされるとしている。

文　献

1) 松石昌典と沖谷明紘，最新香料の事典，pp.301，朝倉書店（2000）
2) U. Gasser and W. Grosch, *Z. Lebensm. Unters. Forsch.*, **186**, 489 (1988)
3) U. Gasser and W. Grosch, *Z. Lebensm. Unters. Forsch.*, **190**, 3 (1990)
4) R. Tressl *et al.*, Colloque International sur les Aromes Alimentaires, p.207, Tech. Dos. Lav. (1983)
5) C.-K. Shu *et al.*, *J. Agric. Food Chem.*, **33**, 442 (1985)
6) Y. Zhang *et al.*, *J. Agric. Food Chem.*, **36**, 992 (1988)
7) G. Macleod, Flavor of Meat and Meat Products, p.4, Blackie Academic and Professional (1994)
8) D. S. Mottram, Flavor of Meat and Meat Products, p.210, Blackie Academic and Professional (1994)
9) 松石昌典，食肉の科学，**36**, 183 (1995)
10) F. B. Whitfield *et al.*, *J. Sci. Food Agric.*, **42**, 261 (1988)
11) L. J. Farmer *et al.*, *J. Sci. Food Agric.*, **49**, 347 (1989)
12) B. M. Coppock and G. Macleod, *J. Sci. Food Agric.*, **28**, 206 (1977)
13) Watanabe *et al.*, *Meat Sci.*, **107**, 12 (2015)
14) Ueda *et al.*, *Biosci. Biotech. Biochem.*, **61**, 1977 (1997)
15) Shima *et al.*, *J. Agric. Food Chem.*, **46**, 1465 (1998)
16) 島 圭吾，食肉の科学，**43**, 1 (2002)
17) Sonntag *et al.*, *J. Agric. Food Chem.*, **58**, 6341 (2010)
18) Ottinger and Hofmann, *J. Agric. Food Chem.*, **51**, 6791 (2003)
19) J. L. J. M. Scheijen *et al.*, *Food Chem.*, **190**, 1145 (2016)
20) A. J. B. Trevisan *et al*, *Food Chem.*, **196**, 161 (2016)
21) S. Deb-Choudhury *et al.*, *J. Agric. Food Chem.*, **62**, 8187 (2014)
22) A. Villaverde and M. Estévez, *J. Agric. Food Chem.*, **61**, 3140 (2013)
23) M. Roldan *et al.*, *Food Chem.*, **168**, 487 (2015)
24) K. Yamaguchi *et al.*, *Food Sci. Technol. Res.*, **18**, 67 (2012)
25) M. Tanabe and H. Saeki, *J. Agric. Food Chem.*, **49**, 3403 (2001)

第22章　牛乳のメイラード反応

島村智子*

1　牛乳の加熱殺菌

　牛乳の規格基準は乳等省令（乳及び乳製品の成分規格等に関する省令）において定められており，細菌数 50,000 /mL 以下，かつ大腸菌群陰性でなくてはならない。この基準を満たし衛生的品質を確保するために殺菌が行われる。この殺菌方法についても乳等省令において「保持式により 63 ℃で 30 分間加熱殺菌するか，又はこれと同等以上の殺菌効果を有する方法で加熱殺菌すること」と定められている。これにより現在は，63～65 ℃で 30 分間の殺菌を行う低温長時間（low temperature long time：LTLT）殺菌法，72～75 ℃で 15 秒間の殺菌を行う高温短時間（high temperature short time：HTST）殺菌法，120～150 ℃で 1～3 秒間の殺菌を行う超高温加熱処理（ultra-high temperature treatment：UHT）法によって殺菌された牛乳が市販されている。現在，市乳の 91.5 % を UHT 乳が占めており，次いで HTST 乳が 5.8 %，LTLT 乳が 2.7 % となっている[1]。

　一般的に要冷蔵品の UHT 乳の賞味期限は 7～11 日程度であるが，原料から製品に至るまでの製造工程において高度な技術を駆使し，徹底した衛生管理体制を整備した Extend Shelf Life（ESL）システム下で製造された牛乳の賞味期限は 14～20 日程度である。また，UHT（140 ℃以上）で無菌操作し，かつ無菌化した容器に充填したものはロングライフ（LL）牛乳と呼ばれ，常温で 60～90 日間の保存が可能である[2]。

2　メイラード反応と牛乳の品質

2.1　風味への影響

　牛乳には炭水化物（主にラクトース）が約 4.8 %，タンパク質が約 3.3 % と豊富に含まれているため，加熱殺菌に伴い，これらの成分間でメイラード反応が生じる。特別牛乳を除き，牛乳は加熱殺菌が義務付けられているため，当然その風味もメイラード反応による影響を受けている。生乳本来の香気は新鮮牛乳臭，あるいはかすかな乳牛臭と表現される。また，呈味としてはかすかな甘味を感じる。これは生乳に含まれる乳糖に起因するものである。一般的に消費者が思い描く牛乳の風味は生乳とは異なり，クックドフレーバーと呼ばれる加熱臭の影響を受けた風味を牛乳として捉えている[3]。

　＊　Tomoko Shimamura　高知大学　農学部　准教授

専門家パネルを用いて加熱殺菌温度の異なる LTLT 乳，HTST 乳，130℃で加熱殺菌した UHT130 乳，140℃で加熱殺菌した UHT140 乳に対する嗜好性と風味に関する調査を行った研究では，UHT130 乳＞UHT140 乳＞HTST 乳＞LTLT 乳の順番で美味しいと評価され，UHT130 乳と UHT140 乳はミルク臭，甘味，ミルク味，脂肪感，コクが強い濃厚感のある牛乳，HTST 乳と LTLT 乳はミルク臭，甘味，ミルク味，脂肪感，コクが弱いさっぱりとした牛乳と評価されている[4]。この評価は一般の消費者パネルでも同様であったことから，日本では全般的に UHT 乳を好ましいと判断する傾向にあると言える。この傾向には，日頃の食習慣が反映されていると考察されている[4]。UHT 乳の濃厚感には加熱により生じた香気成分が寄与しており，その代表的なものとして 2,6-dimethylpyrazine，2-ethylpyrazine などが挙げられている[3]。このようなピラジン類は，ラクトース-カゼインから成る加熱モデル溶液でも同定されている代表的なメイラード反応生成物である[5]。従って，UHT 乳の特徴的な風味は，メイラード反応に起因するところが大きいと言える。

2.2 タンパク質への影響

牛乳中のメイラード反応は，主にラクトースと乳タンパク質（カゼイン，α-ラクトアルブミン，β-ラクトグロブリン等）の間で生じる。特に，必須アミノ酸のリジン残基のε-アミノ基とラクトース間でメイラード反応が生じるため，結果として栄養価の低下を引き起こす。有効リジンの損失は，LTLT 乳で 0〜2％，UHT 乳で 0〜10％，無糖練乳で 15〜20％，脱脂粉乳で 10〜15％，調製粉乳で 8〜10，あるいは 26〜34％程度であると報告されている[6]。また，乳タンパク質への糖の修飾は消化性の低下の原因にもなる。加えて，メイラード反応の進行はメラノイジンの生成，すなわち褐変に繋がり，牛乳，ならびに乳製品の品質を損ねる原因にもなり得る。

3 牛乳のメイラード反応のモニタリング

3.1 従来法

前述の通り，牛乳の加熱殺菌によるメイラード反応の進行は牛乳の品質と密接に関連している。従って，牛乳に施された熱履歴（熱処理の程度），すなわちメイラード反応の進行度を把握することは品質管理上，重要な意味を持つ。牛乳の熱履歴の指標としては，様々な方法が報告されてきている[7]。その中でも特に，ラクチュロースの定量とフロシンの定量が汎用されている[8]。牛乳中のラクトースの一部は高温加熱によりラクチュロースに変化し，その変化量は加熱殺菌条件に依存する。国際酪農連盟（IDF）より，HPLC による定量法がスタンダードとして発行されている。フロシンは，メイラード反応初期生成物のアマドリ転移物を酸加水分解することで得られる物質であり，アミノ酸分析計，GC，逆相 HPLC などで定量される。先のラクチュロースと同様，牛乳の熱履歴をよく反映する。しかし，いずれも前処理として長時間の酸加水分解や酵素的分解の作業を要することから，簡便・迅速な分析法とは言い難かった。

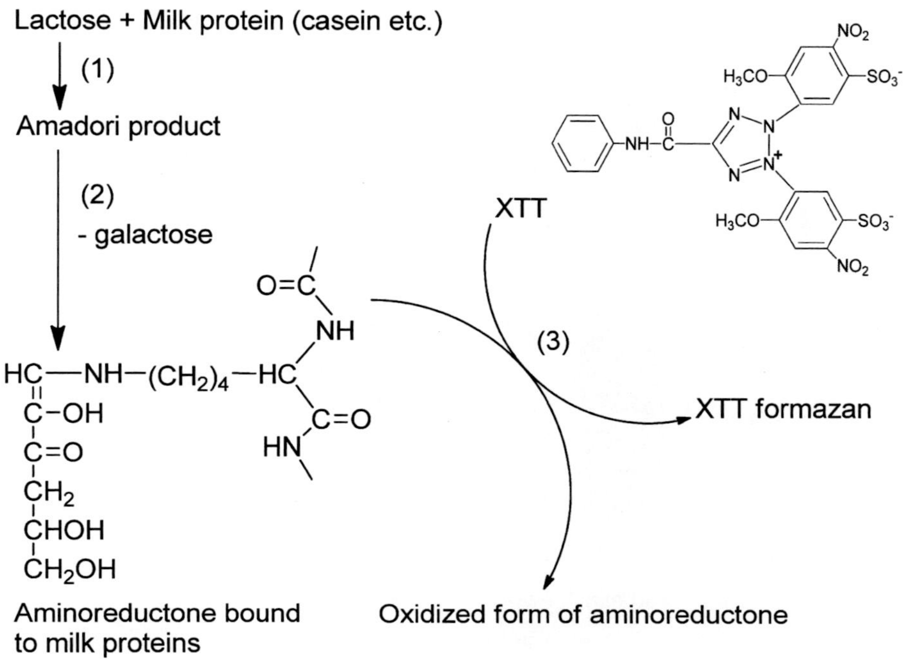

第22章　牛乳のメイラード反応

図1　XTT法原理

3.2　XTT法[9]

　上記の問題を解決すべく，著者らはテトラゾリウム塩 XTT（3'-[1-[(phenylamino)-carbonyl]-3,4-tetrazolium]-bis(methoxy-6-nitro)benzenesulfonic acid hydrate）を利用した牛乳の簡易・迅速な熱履歴評価法（XTT法：図1）を開発した。XTT法の原理は，①牛乳の加熱殺菌中にラクトースと乳タンパク質の遊離アミノ基の間でメイラード反応が生じ，アマドリ転移物が生成する。②アマドリ転移物からガラクトースが脱離し，4-deoxyglucosone の生成を経て，アミノレダクトン構造が乳タンパク質上に形成される。③XTT の添加により，アミノレダクトンが酸化される。その一方で，XTT は還元されて還元型ホルマザンへと変化し，オレンジ色を呈する。①と②の反応は牛乳の加熱殺菌の温度と時間に依存して進行することから，XTT法による熱履歴評価が可能となる。

　XTT法の測定には96穴マイクロプレートを利用し，各ウェルに牛乳 40 μL と 0.5 mM XTT 溶液（メナジオンを飽和させた pH 7.0 の 0.2 M リン酸カリウム緩衝液で調製）60 μL を添加し，反応時間 0 分と 20 分の吸光度をマイクロプレートリーダー（測定波長 492 nm，リファレンス波長 600 nm）で測定する。この際の 20 分間の吸光度変化を各測定試料の XTT 還元性として評価する。XTT法では，従来の熱履歴評価法では欠かすことができなかった試料の前処理を一切必要とせず，20 分という短時間で多検体の測定を可能とした点が特徴である。実際に LTLT 乳（加熱殺菌条件：65℃，30 分間），UHT 乳（130℃，2 秒間），LL 牛乳（140℃，3 秒間）の XTT

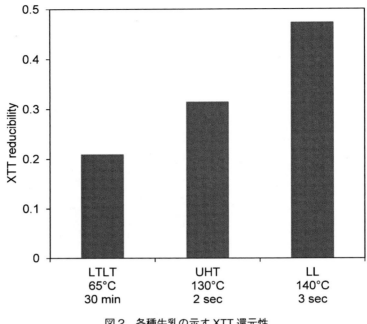

図2 各種牛乳の示す XTT 還元性

還元性を測定したところ,図2に示すように XTT 還元性は加熱殺菌温度に依存して上昇し,XTT 法が牛乳の熱履歴評価法として実用的に利用可能であることが示された。

また,図3には UHT 乳(130℃,2秒間)と LL 牛乳(140℃,3秒間)を4℃,または 37℃で貯蔵した際の XTT 還元性の変化を示した。UHT 乳と LL 牛乳の XTT 還元性は貯蔵日数の経過に伴い徐々に低下した。また,XTT 還元性の低下速度は貯蔵温度が高いほど早かった。このことから,XTT 法を用いることで牛乳の貯蔵条件の推定も可能であることが示唆された。従来の熱履歴評価法であるラクチュロース量,フロシン量には,貯蔵期間中の大きな変化は認められない。また,同じく牛乳の熱履歴評価法の一つであるフェリシアナイド還元法の評価指標であるタンパク還元価にも貯蔵期間中での減少傾向が認められなかった。従って,メイラード反応生成物であるアミノレダクトンを特異的に検出する XTT 法は,従来法とは異なるユニークな指標であると考えられた。

4-Deoxyglucosone を介するアマドリ転移物の分解経路は二糖類に特徴的なものであるが,アルカリ条件下で顕著に進行が見られる経路であったことから,牛乳中で生じるメイラード反応経路としては重要視されていなかった[7]。しかし,著者らは一連の研究の中で,牛乳中でのアミノレダクトンの存在を証明するともに,アミノレダクトンのリボフラビン(ビタミン B_2)光酸化保護効果,抗ピロリ菌活性,抗 MRSA 活性など有用な機能性を見出してきた。

第 22 章　牛乳のメイラード反応

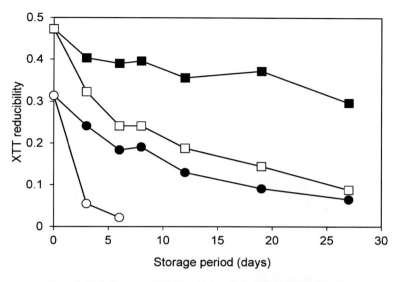

図3　各種牛乳の XTT 還元性に対する貯蔵日数，貯蔵温度の影響
■：LL 牛乳（貯蔵温度：4℃），□：LL 牛乳（37℃），●：UHT 乳（4℃），○：UHT 乳（37℃）

4　牛乳中の溶存酸素とメイラード反応

　牛乳は生乳のみを原料としたもので，無脂乳固形分 8.0 ％以上，乳脂肪分 3.0 ％以上の成分を満たすものである。生乳から乳脂肪分やその他の成分の一部を除去した場合，成分調整牛乳と定義される。また，生乳以外の乳原料（脱脂粉乳など）を添加した場合は加工乳，乳原料以外の原料（甘味料など）を添加した場合は乳飲料と定義される。従って，成分調整乳，加工乳，乳飲料などは，成分組成を変えることにより他製品との差別化を図ることができるが，牛乳の場合は成分組成による差別化はほぼ不可能である。このような背景の下で牛乳については，加熱殺菌工程，均質化工程，包装容器の改良により他製品との風味の差別化を図ってきた。その中でも，前述の通り加熱殺菌工程は大きく牛乳の風味に影響を与えることから，様々な工夫が施されてきた。
　UHT 処理には，直接加熱法と間接加熱法が用いられている。一般的に，同じ UHT 条件の場合でも，直接加熱法が間接加熱法よりも牛乳成分に対する影響が少ないとされている。メイラード反応の観点からも同様の傾向が認められ，アマドリ転移物の指標であるフロシン含量は，直接加熱法で殺菌された UHT 乳の方が間接加熱法で殺菌された UHT 乳と比較して明らかに少ない[10]。UHT 処理の主流はプレート式の間接加熱法であるが，他社製品との差別化を目的に，高圧加熱蒸気の充満したタンクに牛乳を噴霧して熱交換を行うスチームインフュージョン式直接加熱法で殺菌された牛乳も販売されている。
　プレート式の間接加熱法を用いる UHT 乳の場合，殺菌前に牛乳中の溶存酸素を極力低減させることで加熱殺菌時の牛乳成分と酸素の間の反応を防ぎ，風味の劣化を抑制する製法が近年実用

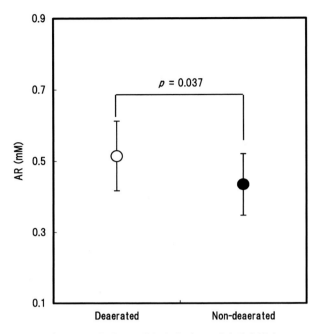

図4 パイロットプラントで製造した脱気牛乳（○：溶存酸素濃度 0.28-1.48 ppm）と非脱気牛乳（●：9.54-10.60 ppm）のUHT処理後のアミノレダクトン量

化されている。しかし，牛乳中の溶存酸素量とメイラード反応の関係に関する知見は乏しい状態であったため，著者ら[11]は，XTT法を用いてUHT処理後の脱気牛乳（加熱前の溶存酸素濃度 0.28～1.48 ppm）と非脱気牛乳（加熱前の溶存酸素濃度 9.54～10.60 ppm）中のアミノレダクトン量を測定した（図4）。その結果，脱気牛乳中のアミノレダクトン量が有意に高かった。一見すると，加熱殺菌前の溶存酸素濃度が低い方がメイラード反応がより進行することを示すように見えたが，その後，加熱処理時における酸素濃度低下量と加熱殺菌後のアミノレダクトン量が反比例の関係にあること，ならびに，アミノレダクトン生成の際に脱離するガラクトース量（図1参照）は脱気牛乳と非脱気牛乳で同程度であることが判明した。すなわち，脱気牛乳と非脱気牛乳では加熱殺菌時に同等量のアミノレダクトンが生成するが，溶存酸素が豊富にある場合，アミノレダクトンは酸化的反応により速やかに減少することが判明した。従って，UHT処理前に溶存酸素を極力低下させることは，メイラード反応の進行の抑制，ならびにメイラード反応に伴う風味変化やタンパク質の機能変化の抑制に有効であると考えられた。

第 22 章 牛乳のメイラード反応

文　　献

1) 平成 26 年度　厚生労働省 衛生行政業務報告例
2) 阿久澤良造, 液状乳の製造とその技術〈3〉, 乳肉卵の機能と利用, 阿久澤良造, 坂田亮一, 島崎敬一, 服部昭仁 編著, アイケイコーポレーション, p.21 (2007)
3) 岩附ら, ミルクサイエンス, **49**, 1 (2000)
4) 岩附ら, 食科工, **46**, 535 (1999)
5) Ferretti *et al.*, *J. Agric. Food Chem.*, **18**, 13 (1970)
6) Mehta and Deeth, *Compr. Rev. Food Sci. Food Saf.*, **15**, 206 (2016)
7) van Boekel, *Food Chem.*, **62**, 403 (1998)
8) Pellegrino *et al.*, *Int. Dairy J.*, **5**, 647 (1995)
9) Shimamura and Ukeda, Maillard reaction in milk-effect of heat treatment-, edited by Hurley WL, Milk Protein, In Tech. p. 147 (2012)
10) Birlouez-Aragon *et al.*, *Int. Dairy J.*, **8**, 771 (1998)
11) Katsuno *et al.*, *Int. Dairy J.*, **33**, 34 (2013)

第23章　水産食品とメイラード反応

菅原達也*

1　はじめに

　水産食品もまた他の食品と同様に，貯蔵中や加工処理において，しばしば着色（褐変）が問題となる。特に褐変は，外観を損ねるのみならず，風味の劣化や栄養価の減少にもつながる。その主な原因は，メイラード反応をはじめとして，油焼け，糖のカラメル反応といった非酵素的反応と酵素的酸化反応に分けられる。例えば，冷凍エビの解凍過程で生じる黒変現象は，酵素的反応によるメラニン産生である。血リンパ中の顆粒球に存在するフェノールオキシダーゼやヘモシアニンの関与が指摘されてきたが，最近，新規フェノールオキシダーゼが原因酵素の候補として同定されている[1,2]。一方，魚肉を中心とした水産食品の褐変の場合，主にメイラード反応と油焼けが関与するといわれている。油焼けは，脂質の酸化反応によって生じる酸化生成物が関わるいくつかの反応が原因として示されているが，低分子カルボニル化合物とアミノ化合物のいわゆるアミノ-カルボニル反応がとくに重要である。メイラード反応を還元糖とアミノ化合物の反応と限定するならば，狭義にはメイラード反応の定義から外れるかもしれないが，脂質含有量の高い魚類の乾燥品などの褐変現象に深くかかわる。

2　魚介肉

　貯蔵や加工中にメイラード反応により魚肉の変色が起こり，しばしば問題となってきた。魚肉の場合，植物性食品などとは異なり，グルコース以外の糖が深く関与することが特徴の一つである。また脂質含有量の多い魚肉では，脂質酸化反応によって生じる油焼けも問題となる。なお，鮮魚の褐変については，畜肉と同様にミオグロビンのメト化が重要である[1]。

　白身のタラ肉の加熱による褐変が，還元糖とアミノ酸の減少からメイラード反応によることが明らかにされている。この場合，還元糖としては，グルコースよりも核酸関連物質の分解に由来するリボースが主体であることが示されている[3〜5]。死後，筋肉中のATPはADP，AMPを経由して，イノシン5'-リン酸（イノシン酸，IMP），イノシン，ヒポキサンチンへと分解される（図1）。イノシンからヒポキサンチンへの分解速度は魚種によって異なるが，この過程でリボースとリボースリン酸が生成する。例えば，冷蔵タラ肉に含まれる還元糖は，初期には主としてグル

---

　*　Tatsuya Sugawara　京都大学　大学院農学研究科　応用生物科学専攻　海洋生物生産利用学分野　教授

第23章 水産食品とメイラード反応

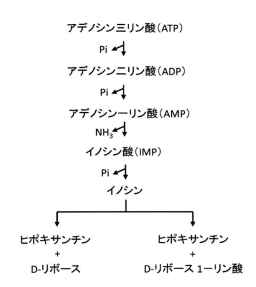

図1 筋肉中ATPの分解によるリボースとリボースリン酸の生成

コースとヘキソースリン酸であるが，4～10日にはリボースとリボースリン酸が増加することが報告されている[6]。五炭糖は六炭糖よりも褐変しやすく，リボースは他の糖に比べてメイラード反応を起こしやすい。

　赤身のカツオ肉の場合，蒸煮および殺菌加熱後の缶詰や製造工程の煮熟や焙乾時の鰹節に肉質がオレンジ色の着色を帯びることがあり，昭和40年代後半から大きな問題となった。オレンジミートと呼ばれるものであり，その色調以外に，独特の焦げ臭も生じる。遠洋カツオ漁船にブライン凍結装置が普及し始めてから，このオレンジミートが多発するようになったことから，グリコーゲンやATPの高い極めて鮮度のよいカツオを急速凍結した場合に発生しやすいことが指摘されている。その生成については詳細に調べられており，メイラード反応であることが明らかにされている[7～9]。急速凍結されたカツオの解凍時には筋肉中のグリコーゲンの分解が進むが，その際に生じたグルコース6-リン酸（G6P）の解糖系での分解が，ATPやNADの減少のために進まず，フルクトース6-リン酸（F6P）を分解することができない（図2）。そのために蓄積したG6PとF6Pが加熱によって，アミノ化合物と反応して褐変する。緩慢凍結するか，凍結前に海水氷で6～12時間予冷することで，カツオのオレンジミートを防止できるといわれている。また，ホタテガイ加工品の加熱工程での褐変も同様に，グリコーゲンの分解によって生じたG6PとF6Pが深くかかわることが示されている[10]。ホタテガイにはグリコーゲンが多く含まれており，急速凍結した貝柱を解凍するとG6PとF6Pは約2倍に増えるという。

　一方，メイラード反応に関与するアミノ化合物についても，鮮度によって異なることが知られており，新鮮タラ肉ではアンセリンやタウリンであるが，鮮度低下したものでは1-メチルヒスチジン，β-アラニン，リジンが関与している。ホタテガイではタウリンとアラニン，カニ肉で

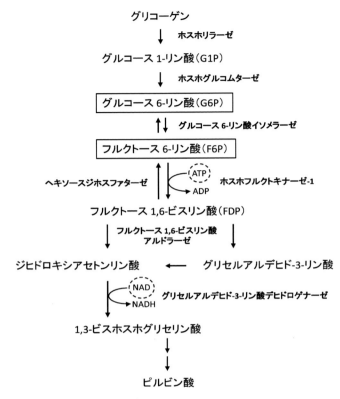

図2 カツオ死後ATPとNADの枯渇によってG6PとF6Pが蓄積する機構

はアルギニンやヒスチジンが関与している。カツオではヒスチジンやアンセリン，クレアチンなどがメイラード反応の原因となることがわかっている。また，必ずしも遊離アミノ酸やペプチドである必要はない。例えばタラ肉では，タンパク質のアミノ基の場合にも非タンパク質のアミノ基と同程度で還元糖と結合することが報告されており，タンパク質の関与も無視できないものと考えられている[5]。

3 ねり製品

高温加熱でかまぼこが着色するのは，かまぼこ中のタンパク質や調味料のグルタミン酸などのアミノ酸と糖のメイラード反応である[11]。原料となるすり身に冷凍変性防止剤が使われるが，着色を防ぐためにソルビトールやトレハロースが使用される。逆にキシロースを加えてあぶり焼きすることで，表面にメイラード反応による焼き色を加えることもある。また，ねり製品を常温に放置しておくと，メイラード反応を促進する細菌（*Achromobacter brunificans*）が発生することも報告されている[12]。

第 23 章　水産食品とメイラード反応

4　魚介類乾燥品

　イワシやサバなどの脂質含有量の多い魚類の乾製品，塩蔵品，煮干などで，乾燥中および貯蔵中に脂質酸化が進行し，黄色や赤褐色に変化する現象を油焼けという[5, 13]。脂質の自動酸化により生じたカルボニル化合物が原因物質とされている。油焼けした乾燥品は，色調の劣化のみならず味や香りなど風味の劣化も著しい。魚類にはエイコサペンタエン酸（EPA）やドコサヘキサエン酸（DHA）などの高度不飽和脂肪酸が多く含まれており，その健康機能が注目されているが，他の脂肪酸に比べて極めて酸化されやすい欠点も持つ。そのため，乾燥品の製造工程および貯蔵中に，これらの脂肪酸が酸化反応を受けやすい。しかしながら，酸化されただけでは脂質は変色しない。脂質の酸化反応では，活性メチレン基と呼ばれる二重結合に挟まれたメチレン基から，水素が引き抜かれ，分子上の酸素が付加することで，酸化一次生成物であるヒドロペルオキシドを生じる。ヒドロペルオキシドは容易に分解され，生成したラジカルが他の脂肪酸を連鎖的に酸化させるが，一方で酸化二次性生物である低分子のカルボニル化合物やアルコールにも分解される（図 3，表 1）[14, 15]。油焼けは，このような脂肪酸酸化によって生じた各種カルボニル化合

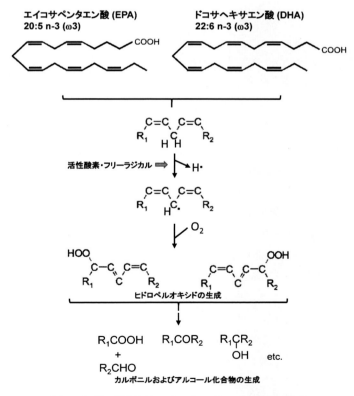

図 3　脂質の酸化反応によるカルボニル化合物の生成

表1 EPA, DHA およびタラ肝油の自動酸化物から同定されたモノカルボニル化合物[15]

		EPA	DHA	タラ肝油
アルカナール	C3	314	578	357
	C4	46	68	19
	C5	37	78	33
	C6		32	18
	C7		38	21
	C8		29	15
	C9		16	21
2-アルケナール	C4			9
	C5	67	118	20
	C6	178	143	33
	C7	36	92	27
	C8	38	51	7
2,4-アルカジエナール	C7			57
	C8			04
	C9			4
	C10			6

(nmol/g lipid)

物がアンモニア，トリメチルアミン，アミノ酸，タンパク質などのアミノ化合物と反応することで生じることが確認されている。しかしながら，アゼライン酸やセバシン酸のようなジカルボン酸のセミアルデヒド（カルボン酸の片方がアルデヒドに還元されたもの）とアンモニアなどの揮発性塩基の反応[16]，2-ヘキセナールなどの不飽和アルデヒドとアンモニア，トリメチルアミンなどの揮発性塩基とのアルドール縮合[17]，アセトアルデヒドやクロトンアルデヒド（2-ブテナール）などの短鎖アルデヒドとタンパク質との反応[18]など，いくつかの異なる反応機構が提唱されており，その詳細は不明である。乾燥品はよく乾燥したものほど，脂質が酸化されやすく，塩干品は食塩が酸化を促進するため，特に油焼けしやすい。油焼けを防ぐためには酸化を防ぐことが有効であり，抗酸化剤を使用して酸化反応を抑えることや，酸素との接触を避けるため，ガス置換や真空包装あるいは脱酸素剤を使用することが有効である。

ソフトさきいかの貯蔵中や流通中にも茶褐色ないし赤褐色に変色する現象がしばしば起こる。イカ類は死後変化が速く，ATP関連化合物の分解が急速に進行することが知られている。その分解過程でイノシンからヒポキサンチンへの分解反応によってリボースが生成すると考えられるが，無脊椎動物ではATPの分解過程で，AMPをイノシン酸に分解しないことが知られており，リボースの供給源がATPによるのかは不明である。しかしながら，死後リボース含有量が増加し，褐変に寄与していることは確認されている[19]。さきいかの原料は，アカイカ，スルメイカ，ヤリイカなどであるが，とくにアカイカはメイラード反応性の高いアルギニンおよびプロリン含有量が高く，褐変しやすいと考えられる[20]。

第 23 章 水産食品とメイラード反応

　乾のりは，そのまま流通するよりも焼のりの原料としてその比重を高めており，焙焼したときの鮮やかな焼き色の発現と保持，あるいは色戻りの防止などが品質上の重要な問題である。焼き色は，焙焼によって熱に不安定なフィコビリン系色素（主にフィコエリスリン）が退色することで，比較的熱に安定なカロテノイド類やクロロフィルが示す色と考えられている[13]。一方，塩分の多い乾のりや保蔵中に湿気にさらされた乾のりは，焙焼の際に鮮やかな焼き色が出にくいことが経験的に知られている。乾のりにおいて，水分と温度に依存する褐変現象が認められており，メイラード反応が生じている可能性も示されている[21]。

文　　献

1) 平田孝, 菅原達也編, 水産物の色素-嗜好性と機能性-, 恒星社厚生閣（2008）
2) T. Masuda, R. Otomo et al., *Fish Shellfish Immunol.*, **32**, 61 (2012)
3) H. L. A. Tarr, *Nature*, **171**, 345 (1953)
4) 豊水正道, 日本水産学会誌, **33**, 894, (1967)
5) 鴻巣章二, 橋本周久編, 水産利用化学, 恒星社厚生閣（1992）
6) J. R. Burt, *J. Food Sci.*, **26**, 462 (1961)
7) 山中英明, 尾藤方通他, 日本水産学会誌, **39**, 1293 (1973)
8) 清水泰幸, 尾藤方通, 日本水産学会誌, **39**, 543 (1973)
9) 山中英明, 冷凍, **52**, 999 (1977)
10) 山中英明, 日本水産学会誌, **68**, 5 (2002)
11) 岡田稔, 新訂かまぼこの科学, 成山堂書店（2008）
12) 小川博望, 小名木躬他, 食衛誌, **11**, 352 (1970)
13) 滝口明秀, 川﨑賢一編, 干物の機能と科学, 朝倉書店（2014）
14) 宮澤陽夫, 柳田晃良他編, 脂質栄養と健康, 建帛社（2005）
15) D. L. Crawfore, T. C. Yu, *et al.*, *J. Agric. Food Chem.*, **14**, 182 (1966)
16) 野中順三九, 油化学, **7**, 317 (1958)
17) 藤本健四郎, 日本水産学会誌, **36**, 850 (1970)
18) 小泉千秋, 黒部宗市他, 日本水産学会誌, **25**, 368 (1959)
19) 大村裕治, 岡崎恵美子他, 日水学会誌, **70**, 187 (2004)
20) 須山三千三, 小林博文, 日本水産学会誌, **46**, 1261 (1980)
21) 小川廣男, 荒木繁他, 日本水産学会誌, **51**, 433 (1985)

第24章　希少糖とメイラード反応

早川　茂[*]

1　希少糖の特徴

　希少糖は「自然界に存在量が少ない単糖とその誘導体」であると，国際希少糖学会は定義している。糖はその構造や性質で定義されるが，希少糖は構造や性質ではなく自然界の存在量によって決められる。炭素数6のアルドヘキソースではD，Lそれぞれ8種合計16種が存在し，ケトヘキソースではD，Lそれぞれ4種合計8種が存在する。アルドヘキソースでは，D-グルコース，D-マンノース，D-ガラクトースおよびケトヘキソースではD-フルクトースが自然界に多く存在する。したがって，アルドヘキソースでは13種が希少糖，ケトヘキソースでは7種が希少糖である。

　数多くの希少糖を生産する研究の中で，単糖を酵素反応で結びつけて，すべての希少糖を生産する戦略イズモリングが作成された[1]。用いる酵素は，D-タガトース3-エピメラーゼ，アルドースイソメラーゼ，およびポリオール脱水素酵素の3種類である。これらの酵素を用いることで，全てのアルドヘキソース，ケトヘキソース，ヘキシトールを結合することができる。ポリオール脱水素酵素およびD-タガトース3-エピメラーゼによって，8種のケトースがポリオールを中間体とすることで全てを生産することができる。

　D-プシコースはD-タガトース3-エピメラーゼをD-フルクトースに作用させ，C3位をエピ化して生産する。D-フルクトースを原料とし，固定化D-タガトース3-エピメラーゼを用いてD-プシコースを大量生産する[2]。

　D-プシコースは血糖値の一過的な上昇を抑えるノンカロリーシュガーであり[3,4]，砂糖の70％の甘さと高い溶解性を示す糖である。そのため，食品加工に適する性質を持つ。天然にはほとんど存在しない糖であるため，これまで食品加工に用いられることはなかった。現在では，D-プシコースは大量に生産されるようになり[2]，米国FDAにおいてGRAS認証（2014）を受け，D-プシコースの食品への応用研究が進んできている。

2　食品タンパク質の希少糖による糖化

　D-プシコースは還元糖であり，この特性を生かした利用がこれまで研究されてきた。還元糖と食品成分であるアミノ酸，ペプチド，タンパク質の間でメイラード反応が起きる。初期段階で

---

　[*]　Shigeru Hayakawa　香川大学名誉教授；農学部　特命教授

第24章　希少糖とメイラード反応

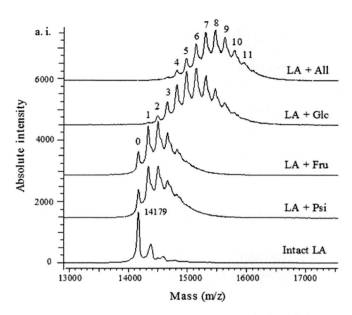

図1　メイラード反応による糖化α-ラクトアルブミン（LA）質量分析パターン[10]
Psi；D-psicose, Fru；D-fructose, All；D-allose, Glc；D-glucose

は，糖はタンパク質のアミノ基と反応し，不安定なシッフ塩基を経て，安定なアマドリ転移生成物あるいはハインズ転移生成物を形成する。中期・終期段階では多くのさまざまな化学反応が進行し，メラノイジンを形成する[5]。

メイラード反応によるタンパク質の糖化は食品加工に供する機能性素材を作り出し，食品に多くの機能性を付与する。食品に芳香，アロマ，色調を与える食品添加物に抗酸化性や酸化安定性を与える。食品保存中の酸化や微生物汚染を防ぐ。化学発ガン性や変異原性を抑え，DNA損傷を防ぐ[6~9]。

乳タンパク質のうち比較的分子量の小さいα-ラクトアルブミン（α-LA）にD-プシコース（Psi）とD-アロース（All）およびそれらの3-エピマーであるD-フルクトース（Fru）とD-グルコース（Glc）を対照糖として加え，凍結乾燥後に相対湿度55％，50℃で24～48時間乾燥加温し，メイラード反応により糖化α-LAを作製した。図1に示すように，α-LAへの糖の結合数をマススペクトルにより確認したところ，タンパク質1分子あたり，ケトヘキソース（Psi, Fru）はいずれも1～3分子結合している。ペプチドマッピングとマススペクトルを組み合わせて，α-LA分子上の糖化位置を解析し，3ヶ所が確認されている。また，アルドヘキソースではD-アロースは5～10分子結合し，D-グルコースよりも2分子ほど多く結合している。両者ともα-LA分子上の糖化位置6ヶ所が確認されている[10]。

203

3　希少糖による糖化タンパク質の抗酸化性

4種の糖化α-LAの抗酸化性をDPPH（1,1-Diphenyl-2-picrylhydrazyl）を用いたラジカル消去活性により調べると，D-プシコースとD-アロース糖化α-LAはD-フルクトースやD-グルコース糖化α-LAよりも2倍ほど高い抗酸化性を示す。また，糖化α-LAをペプシンにより加水分解した糖化α-LAペプチドにおいても，D-プシコース，D-アロース糖化α-LAペプチドはD-フルクトース，D-グルコース糖化α-LAペプチドより高い抗酸化性を示す（図2）。アルドース，ケトースともに糖化量と糖化位置に差があまりないにもかかわらず，抗酸化性に関しては希少糖糖化α-LAおよびα-LAペプチドにおいて高い値を示す[10, 11]。

7種類のD-アルドヘキソースおよび4種類のD-ケトヘキソースにより得られる糖化タンパク質の抗酸化性について検討した。7種D-アルドヘキソースとオボアルブミン（OVA）を乾燥加温（相対湿度65%，55℃，48時間）し，作製された糖化オボアルブミンの褐変化度，重合度，蛍光強度およびABTSラジカル消去活性，DPPHラジカル消去活性などの抗酸化活性を調べた。褐変化度はD-アルトロース（Alt），D-アロース（All），D-タロース（Tal），D-ガラクトース（Gal）が高く，D-グルコース（Glc），D-マンノース（Man）が低い値を示す。D-グロース（Gul）はそれらの中間の値である。糖化OVAの褐変化度は抗酸化性と高い相関を示す[12]。いくつかの糖-アミノ酸を用いたモデル系や食品において抗酸化性と褐変化度との間に正の相関があることが示され[13~15]，アルドヘキソースによる糖化においても同様な結果となっている。

表1に示すように，抗酸化性についてはTEAC，EC_{50}いずれの測定においても4グループに分けられ，高い順にAlt/All，Tal/Gal，Gul，Man/Glcである。図3に示す8種アルドヘキソースのFisher投影式の水酸基の位置をもとに以下のように考察される。C2位におけるエピマー間では抗酸化性には差は見られない。C3位におけるエピマー間（Glc/All，Man/Alt，Gul/Gal）では大きな差が見られる。C4位におけるエピマー間（Glc/Gal，Man/Tal，Gul/All）でも大き

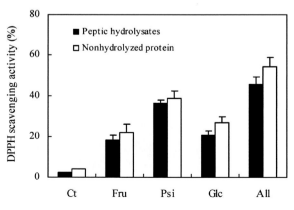

図2　糖化α-LAのDPPHラジカル消去活性
Ctは非糖化α-LA[10]

第 24 章　希少糖とメイラード反応

表 1　7 種アルドヘキソースによる糖化オボアルブミン（OVA）の抗酸化性[12]

試料	TEAC*	EC_{50}** (mg/ml)
Native	0.088 ± 0.003^a	$>2^a$
Ct-OVA	0.091 ± 0.004^a	$>2^a$
Glc-OVA	0.119 ± 0.005^b	1.36^b
Man-OVA	0.122 ± 0.002^b	1.32^b
Gul-OVA	0.141 ± 0.009^c	1.06^c
Gal-OVA	0.190 ± 0.007^d	0.86^d
Tal-OVA	0.195 ± 0.009^d	0.80^d
All-OVA	0.224 ± 0.009^e	0.69^e
Alt-OVA	0.228 ± 0.010^e	0.67^e

TEAC*, Trolox 相当抗酸化値　糖化 OVA mg あたりの mM Trolox. EC_{50}**, 50 % DPPH ラジカル消去作用を示す糖化 OVA 濃度

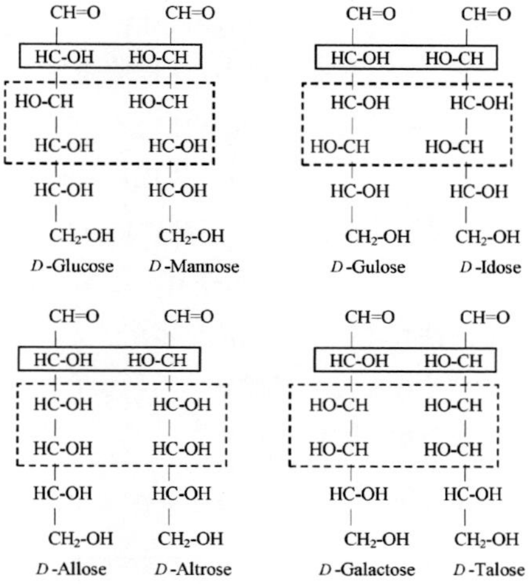

図 3　8 種 D-アルドヘキソースの Fisher 投影式[12]

な差が見られる。C3 位と C4 位の水酸基の配置が Fisher の投影式で同方向であり，特にこれらが C5 位と同方向の糖により糖化されたタンパク質の抗酸化性が高い[12]。

　D-アルドヘキソースと同様に 4 種の D-ケトヘキソースすなわち D-フルクトース（Fru），D-ソルボース（Sor），D-タガトース（Tag），D-プシコース（Psi）により糖化した卵白タンパク質（EWP）の抗酸化性を見ると，Psi-EWP と Tag-EWP の抗酸化活性はそれぞれ 43.4 μmol TE g^{-1}，43.3 μmol TE g^{-1} であり，Sor-EWP と Fru-EWP の抗酸化活性の 38.9 μmol TE g^{-1} および 38.4 μmol TE g^{-1} よりも高い値を示す[16]。D-プシコースと D-タガトースは C3 位と C4 位の水酸基の配置が Fisher の投影式で同方向であり，これらの糖により糖化されたタンパク質の抗酸化性が高いことが示される。これらの結果はアルドヘキソースと同様であり，糖の水酸基の配置が糖化タンパク質の抗酸化性に大きな影響を与える。

4　希少糖による糖化タンパク質の加工特性

　Psi, Glc, Fru と卵白タンパク質（EWP）あるいはオボアルブミン（OVA）を混合し，乾燥加温することにより糖化 EWP および糖化 OVA を作製し，糖化 EWP および糖化 OVA の加熱形成ゲル（80 ℃，30 分間，8 ％濃度）の弾性率，粘性率，破断応力，保水力を調べた。糖化 EWP および糖化 OVA いずれも D-プシコースにより糖化したものは高い粘弾性を示す。図 4 には破断応力と破断ひずみの結果を示す。いずれの糖においても，糖化 OVA は非糖化 OVA よりもかなり高い値を示している。特に，Psi 糖化 OVA の加熱ゲルは透明度も高く，その粘弾性，破断応力，保水性はいずれも Glc, Fru 糖化 OVA 加熱ゲルよりもかなり高い値を示す。Psi 糖化は加熱ゲル形成性の向上に極めて大きな効果をもたらす[12, 13]。

4種のD-ケトヘキソースを用いて糖化した卵白タンパク質のゲル形成性,乳化性,起泡性を調べたところ,糖化に用いる糖の種類により,加工特性に大きな効果を与える。希少糖により糖化したPsi-EWP,Tag-EWP,Sor-EWPの破断応力はそれぞれ81.1 kN m^{-2}, 80.0 kN m^{-2}, 77.8 kN m^{-2}であり,Fru-EWPの破断応力71.6 kN m^{-2}よりも高い。乳化活性と乳化安定性ではPsi-EWPとSor-EWPで高い値を示す。図5に示すように,起泡時間15分以上において,4種の糖化EWPのうちPsi-EWPとSor-EWPは高いオーバーランと少ない泡消失量を示し,良好な起泡性および泡安定性を示す。希少糖により糖化したEWPはFruにより糖化したEWPよりも加工特性をさらに改善する。また,加工特性全般を見ると,希少糖のうちでもPsi-EWPが最も優れた加工特性を示す[16]。

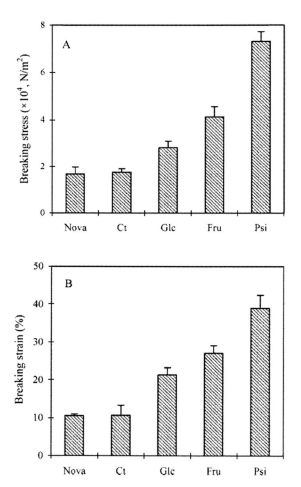

図4 D-グルコース(Glc),D-フルクトース(Fru),D-プシコース(Psi)を用いて糖化したオボアルブミンゲルの破断応力(A)および破断ひずみ(B)[20]
8%糖化OVAを80℃,30分間加熱によりゲルを形成。

第 24 章　希少糖とメイラード反応

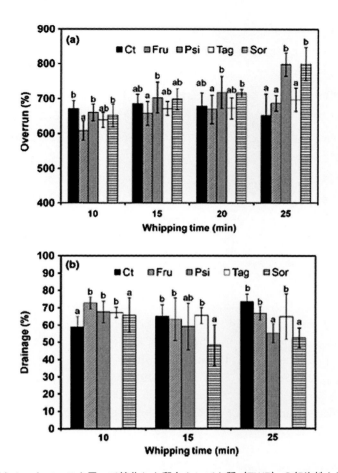

図 5　4 種ケトヘキソースを用いて糖化した卵白タンパク質（EWP）の起泡性と泡安定性[16]

　Psi 糖化乳清タンパク質をミックス材料の一部に加えると，アイスクリームの起泡性や泡安定性が増し[21]，Psi 糖化グロビンタンパク質をパン生地に加えると，パン容積が増加することが報告されている[22]。

　以上のように，希少糖を用いて調製される糖化タンパク質が良好な食品素材となることを示している。

5　食品加工における希少糖とメイラード反応

　メイラード反応により希少糖による糖化タンパク質が高い抗酸化活性を示し，粘弾性に富む保水性の高い，加熱加工食品を作製できるということが示されている。実際にスクロースの一部あるいは全部を希少糖に置換して焼成食品を試作しても，メイラード反応が生じ，抗酸化性が大き

く上昇し,加工特性が向上することが示されている。カスタードプリンにおいてはスクロースの全量をD-プシコースに置き換えると,DPPHラジカル消去活性や鉄還元性が大きく向上し,破断強度の高い,保形性の良いプリンが作製される[17,18]。バタークッキーやスポンジケーキに加えるスクロースの20％をD-プシコースに置き換えると,DPPHラジカル消去活性が増加し,柔らかい生地のスポンジケーキが形成される[14,23]。焼きメレンゲに加えるスクロースの30％を希少糖（Psi, Tag, Sor）に置き換えることにより,高い抗酸化性を有し,比容積が大きく,破断強度の高いメレンゲを作製できる。希少糖のうちPsiが最も高い効果を示す[24]。

　スクロースを希少糖に置き換えることにより,カロリーの低い,抗酸化性の高い,優れた加工特性を有する食品を作製できる。今後,様々な加工食品に利用することにより,希少糖の加工食品におけるメイラード反応による効果がさらに解析されていくであろう。

文　　献

1) K. Izumori, *J. Biotechnol.*, **124**, 717, (2006)
2) H. Itoh et al., *J. Ferment. Bioeng.*, **80**, 101 (1995)
3) T. Matsuo et al., *J. Nutr. Sci, Vitamiminol.*, **48**, 77 (2002)
4) T. Matsuo, *J. Jpn. Soc. Nutr. Food Sci.*, **59**, 191 (2006)
5) J. M. Ames, *Trend Food Sci. Technol.*, **1**, 150 (1990)
6) A. N. Wliewickreme et al., *J. Food Sci.*, **63**, 466 (1998)
7) F. Chevalier et al., *J. Agric. Food Chem.*, **49**, 5031 (2001)
8) L. M. Rich, *J. Agric. Food Chem.*, **48**, 5046 (2000)
9) F. Chevalier et al., *Int. Diary J.*, **11**, 145 (2001)
10) Y. Sun et al., *J. Agric. Food Chem.*, **53**, 10205 (2005)
11) Y. Sun et al., *Food Chem.*, **95**, 509 (2006)
12) Y. Sun et al., *Biosci. Biotechnol. Biochem.*, **70**, 598 (2006)
13) L. Manzocco et al., *Trends Food Sci. Technol.*, **11**, 340 (2001)
14) Y. Sun et al., *J. Agric. Food Chem.*, **56**, 4789 (2008)
15) Y. Zeng et al., *J. Food Sci.*, **76**, C398 (2011)
16) S. O'Charoen et al., *Int. J. Food Sc. Technol.*, **50**, 194 (2015)
17) Y. Sun et al., *Biosci. Biotechnol. Biochem.*, **70**, 2859 (2006)
18) Y. Sun et al., *Food Control*, **18**, 220 (2007)
19) Y. Sun et al., *J. Food Sci.*, **69**, C427 (2004)
20) Y. Sun et al., *J. Agric. Food Chem.*, **52**, 1293 (2004)
21) S. Puangmanee et al., *Food Sci. Technol. Res.*, **14**, 457 (2008)
22) A. Innun'et al., *Food Sci. Technol. Res.*, **13**, 332 (2007)
23) 早川　茂, 生物工学会誌, **86**, 434 (2008)
24) S. O'Charoen et al., *J. Food Sc.*, **79**, E2463 (2014)

第 25 章　抗糖化作用を有する天然物由来成分や食品について

藤原章雄[*1]，池田　剛[*2]，永井竜児[*3]

1　はじめに

　我々は，健康維持や疾病予防に有効な「機能性天然薬物」の探索研究を行なっており，これまでに抗動脈硬化作用を有する天然化合物やマクロファージの活性化制御作用を有することでガン免疫療法に有効な天然化合物を発見してきた[1~6]。

　さらに近年，この研究の一環として，糖尿病合併症や動脈硬化症，皮膚老化などの老化性疾患の発症や進展に関与する advanced glycation end-products（AGEs）の生成を阻害する天然化合物の探索を行なっている。AGEs とは還元糖とタンパク質の非酵素的な反応であるメイラード反応によって生じる最終生成物の総称であり，このメイラード反応はグルコースなどの還元糖とタンパク質のアミノ基が反応してアマドリ転位物を形成する前期反応と，アマドリ転位物が酸化，脱水，縮合，転位などの反応を経て AGEs 構造体へと変化する後期反応からなる。現在，様々な AGEs 構造体が知られており，その中でも，非蛍光性・非架橋性である様々なタンパクで生成する主要な AGEs 構造体である N^ε-(carboxymethyl)lysine(CML) は，糖尿病合併症の病変部位や動脈硬化症のみならず，肺線維症の肺胞マクロファージなどでも蓄積することが知られている[7]。また，蛍光性・架橋性 AGEs 構造体である Pentosidine は，糖尿病患者の血漿や皮膚コラーゲン中で増加することが知られている[8,9]。さらに，コラーゲン特異的に生成する AGEs としては N^ω-(carboxymethyl)arginine(CMA) が知られている[10]。

　このように AGEs が様々な病態の発症や進展を誘起することが明らかになるにつれ，AGEs はこれらの疾患の臨床マーカーのみならず，予防・治療薬のターゲット分子として注目され，近年では AGEs 阻害物質（素材や化合物）の探索が国内外で活発に行われている。AGEs が関連する疾患の予防や治療戦略としては，① AGEs 生成の抑制，② AGEs の分解（AGEs breaker），③ AGEs 受容体阻害，などが挙げられる。この中でも探索が比較的に容易な AGEs 生成阻害物質の探索に関する研究が最も多く報告されているが，多くの報告では AGEs の特徴である蛍光性を指標とした AGEs 生成阻害物質の探索が行われており，ある特定の AGEs 構造体をターゲットとした阻害物質の探索に関する報告については比較的数が少ないのが現状である。また，生体内

---

*1　Yukio Fujiwara　熊本大学　大学院生命科学研究部　細胞病理学分野　講師
*2　Tsuyoshi Ikeda　崇城大学　薬学部　教授
*3　Ryoji Nagai　東海大学大学院　生物科学研究科　食品生体調節学研究室　准教授

や食品素材中には蛍光性を示す物質が数多く存在するため蛍光のみを指標とした測定法ではAGEsを特異的に検出しているとは言い難い。ゆえに，その測定法で同定された候補物質がAGEs生成阻害物質であると断定するのは根拠として弱いと考えられる。

そこで，本稿では特定のAGEs構造体を認識する抗AGEs抗体（抗CML抗体，抗CMA抗体，抗Pentosidine抗体）を用いたELISA法により同定されたAGEs生成抑制物質について紹介する。

2 CMLの生成を抑制する物質

現在，様々なAGEs構造体が知られているが，その中でもN^{ε}-(carboxymethyl)lysine(CML)は主要な抗原性AGEs構造体の一つであり，腎症，網膜症やアテローム性動脈硬化症などの合併症を持つ糖尿病患者では，その血中濃度が増加することが知られている[7]。また，CMLはAGEs受容体であるReceptor for AGEs（RAGE）と結合し，CML-RAGEの相互作用はNF-κBなどの細胞シグナル経路を活性化することも知られている。まず，このCMLの生成を阻害する化合物の探索について紹介するが，スクリーニング法としては，PBSにて溶解したBSA（2 mg/ml）とリボース（33 mM）の混合溶液を37℃で7日間インキュベートすることでCMLが生成する条件下に300種類の天然化合物（1 mM）を添加し，それら化合物のCML生成に対する阻害効果について抗CML抗体（6D12）を用いたELISA法にて評価した。

結果を図1に示すが，Astragaloside I, Tomatine, Glycylrrhetinic acid, Kaikasaponin III, Tomatidine, Soyasaponin I, Glycylrrhizinが抑制効果を示した。Astragaloside Iは，生薬「オウギ」に含まれる成分であり，中国においては皮膚保護作用，利尿作用，活力維持作用をもつ薬草として広く使用されている。TomatineおよびTomatidineは，トマト未熟果実や茎・根・葉

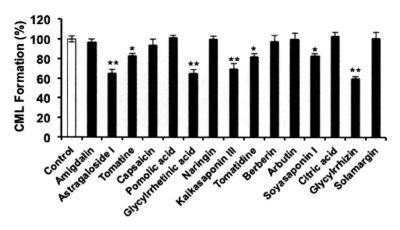

図1 CML生成を抑制する化合物のスクリーニング
*p<0.05, **p<0.01 vs. control

第 25 章　抗糖化作用を有する天然物由来成分や食品について

に含まれる化合物であり Tomatidine は Tomatine のアグリコンである。近年，Tomatidine は動脈硬化の初期病変であるマクロファージの泡沫化を抑制することで，動脈硬化モデルマウスにおいて動脈硬化の進展を抑制すると報告されている[11]。Glycylrrhetinic acid と Glycylrrhizin は生薬「甘草」に含まれる成分であり，Glycylrrhetinic acid は Glycylrrhizin のアグリコンである。Glycylrrhizinh には多くの薬効が知られており，特に消化性潰瘍や去痰薬としての作用は有名である。Kaikasaponin III は，マメ科の落葉高木エンジュの花蕾または花である生薬「槐花」に含まれる成分であり，血糖降下作用や肝保護作用等の有効作用が報告されている。また，Soyasaponin I は大豆に含まれる成分であり抗炎症作用や抗腫瘍作用が報告されている。最近の報告では，Soyasaponin が体内で変化した Soyasapogenol がマクロファージの活性化を制御することでマクロファージを介した抗腫瘍作用に関する報告もあり注目されている[12]。つまり，これら化合物が含まれる上記の生薬や，トマトならびに大豆関連食品には CML 生成抑制作用が認められるものと考えられる。

3　Pentosidine の生成を抑制する物質

Pentosidine は，ヒトの脳硬膜コラーゲン中の蛍光物質として単離され，蛋白質のリジンとアルギニン残基が五炭糖を介して，イミダゾピリジニウム環を有する架橋を形成した AGEs 構造体である。Pentosidine の生体組織中における含量は，糖尿病患者や腎不全患者の血漿や皮膚コラーゲン中で増加していることが報告されている[8,9]。また，軟骨組織中における Pentosidine の生成は組織の硬度を増大させるため，加齢による変形性関節炎等の原因になると考えられている。そこで，次に，Pentosidine の生成を阻害する化合物の探索について紹介するが，スクリーニング法としては，100 mM リン酸バッファーにて溶解した BSA（2 mg/ml）とリボース（100 mM）の混合溶液を 60℃で 7 日間インキュベートすることで Pentosidine が生成する条件下に 300 種類の天然化合物（1 mM）を添加し，それら化合物の Pentosidine 生成に対する阻害効果について抗 Pentosidine 抗体を用いた ELISA 法にて評価した。

結果を図 2 に示すが，Alisol A, Astragaloside V, Betulin, Oleanolic acid, Stevioside, Isosteviol が抑制効果を示した。Alisol A は，生薬「タクシャ」に含まれる成分であり，漢方としての用途は利尿，止渇を目的に，頻尿，下痢，胃内停水，口渇，めまいなどの症状に用いられている。Astragaloside V は，生薬「オウギ」に含まれる成分であり，前述の CML 生成阻害化合物で紹介した Astragaloside I の類似構造体である。Betulin は樺の木に含まれる活性成分であり，樺の木は長年にわたって民間療法に使用されており，Betulin の薬理活性としては，抗腫瘍作用，コレステロール低下作用やインスリン感受性増強作用などが知られている。Oleanolic acid はオリーブの葉やブドウの実の表面を白くしている成分であり，マクロファージの泡沫化抑制を介した抗動脈硬化作用やマクロファージの活性化制御を介した抗腫瘍作用に関する報告や歯周病予防作用などが知られている[2,5]。また，Stevioside および Isosteviol はステビアに含まれ

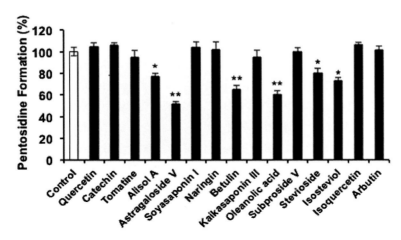

図2 Pentosidine 生成を抑制する化合物のスクリーニング
*$p<0.05$, **$p<0.01$ vs. control

る成分であり，甘味料として用いられている。つまり，これら化合物が含まれる上記の生薬やオリーブ葉，ステビア含有食品などには Pentosidine 生成抑制作用が認められるものと考えられる。

4 CMA の生成を阻害する物質

前述したように，様々な天然物質が CML や Pentosidine に対する生成阻害作用を有することを紹介したが，本項では，既存の AGEs 構造体とは性質が異なり，全てのタンパク質に同様に生成するのではなく，コラーゲン特異的に生成する構造体である $N^{\omega}-$(carboxymethyl)arginine（CMA）に着目し，その生成を阻害する化合物の探索について紹介する。

CMA は，糖化コラーゲン中に見出された AGEs 構造体の一つであり[13]，機器分析による解析から，健常人と比較して糖尿病患者では，血中濃度が有意に高いことが報告されているが[14]，生体での局在部位や惹起する病態についてはほとんど明らかにされていなかった。そこで，我々はモノクローナル抗 CMA 抗体を作製し，$in\ vitro$ での各種タンパクにおける CMA 生成量を比較する目的で，グルコースと各種タンパク（コラーゲン，ヒト血清アルブミン，イムノグロブリン，LDL）を 37℃にてインキュベートし，それらの CMA 生成量を ELISA 法により測定した。その結果，CMA の類似構造体である CML は時間依存的に各種タンパクに生成したのに対して，CMA はコラーゲンにおいて特異的に生成することを明らかにした（図3）。また，AGEs は生体において，還元糖由来のアマドリ転位物から生成する経路の他に，中間体アルデヒドとタンパク質との反応により生成する経路が知られているが（図4）[15,16]，CML および CMA 生成の主要な中間体アルデヒドであるグリオキサールとコラーゲンを反応させると，生体に近い条件であるグリオキサール低濃度領域においては，コラーゲン中の CMA 含量は CML 含量に比較して高いこ

第 25 章　抗糖化作用を有する天然物由来成分や食品について

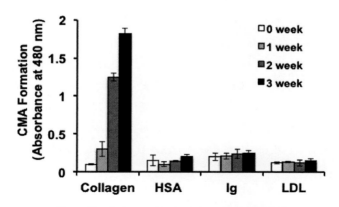

図3　様々なタンパクにおける CMA 生成の比較

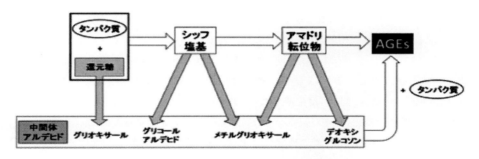

図4　中間体アルデヒドを介した AGEs の生成経路

とを明らかにした[17]。さらに，ヒト動脈硬化巣病変部位を用いて免疫染色を行ったところ，CML は浸潤したマクロファージ内および病変部位の細胞外マトリックスに蓄積していたのに対して，CMA はコラーゲンが豊富に存在する細胞外マトリックスのみに蓄積していた[17]。ゆえに，CMA は in vivo および in vitro 共に，コラーゲンに対して特異的に生成する AGEs 構造体であり，また，CMA はコラーゲンに生成する主要な AGEs 構造体であることが示唆された。コラーゲンは真皮，靭帯，腱，骨，軟骨などを構成する主要なタンパク質の一つであり，コラーゲンに生成する AGEs と，これら組織における病態との関連については，様々な報告がなされている。例えば，CML 化コラーゲンは骨を形成する骨芽細胞のアポトーシスを誘導し，骨形成を阻害することが報告されており，この現象は骨粗鬆症の原因の一つであると考えられている[18]。また，コラーゲンの CML 化は，表皮に存在するケラチノサイト（角化細胞）の遊走やコラーゲンへの接着能を低下させることから，糖尿病患者における創傷治癒の遅延には，コラーゲンの CML 化が関与していることが示唆されている[19]。つまり，これまでは CML がコラーゲンに蓄積する主要な AGEs 構造体として注目されてきたため，コラーゲンの CML 化と病態との関連についての

報告は数多く存在する。しかし，我々の研究によりCMLだけでなくCMAも，生体のコラーゲンに生成する主要なAGEs構造体であること，特にCMAはコラーゲン特異的に生成するAGEsであることが明らかとなったため，コラーゲンのAGEs化によって引き起こされる病態や老化現象には，CMAも重要な役割を果たしていると考えられる。よって，CMA生成阻害剤は骨粗鬆症や糖尿病合併症，皮膚老化など，様々な病態・老化現象に対して有効性を示すと考えられるため，我々は特に皮膚老化に注目し研究を行っている。

コラーゲンは，皮膚の真皮において線維芽細胞から産生され，真皮の70％以上を構成するタンパク質であり，このコラーゲンが線維芽細胞に引っ張られることで肌の張りが保たれている。しかし，CMLがコラーゲンに蓄積すると，CML化コラーゲンがRAGE（Receptor for AGE）を介してCaspase経路やMAP kinase経路を活性化し，線維芽細胞をアポトーシスさせることが報告されている[20, 21]。すなわち，AGEsは線維芽細胞のアポトーシスを誘導することによって肌の張りの低下といった皮膚老化を促進すると考えられる。また，線維芽細胞はコラーゲン線維を引っ張る際にコラーゲンに接着する必要があり，その際には線維芽細胞のコラーゲン受容体であるインテグリンが，コラーゲン中のアミノ酸配列であるGFOGER配列を認識し，コラーゲンがAGE化を受けると，その接着能が低下することが報告されている[19, 22]。しかし，接着に関与するRGDやGFOGER配列中にはLysine残基が存在しないことから，その配列中にはN$^{\varepsilon}$-(carboxymethyl) lysine(CML)は生成しないため，これまでの報告では，コラーゲンがCML化を受けることで，その配列の周辺タンパクの三次元構造が変化するために，接着能が低下すると推測されていた。しかし，我々の研究によりコラーゲンはCMA化も受けることが明らかになったため，接着に関与するRGDやGFOGER配列中のアルギニン残基（R）がN$^{\omega}$-(carboxymethyl)arginine(CMA)化することで，接着能が低下する可能性が示唆された。つまり，コラーゲンのCMA化は線維芽細胞の接着を低下させることでも肌の張りを低下させ，皮膚老化を促進するとも考えられる。

また，コラーゲン以外のタンパク質に生成するAGEs構造体も皮膚老化の促進に関与することが知られている。例えば，日光弾性線維症は長期間の日光曝露により皮膚の菲薄化，黄色化といった皮膚の日光老化症状が引き起こされる病態であり，組織学的には真皮に弾力を与えるタンパク質であるエラスチンの変性・小塊状変化が認められるが，近年では病変部の変性したエラスチンがCML化を受けていることが明らかとなり，日光老化においてもAGEsがエラスチンの変性を引き起こすことで皮膚老化の促進に関与すると考えられている[23]。さらに，線維芽細胞，血管内皮細胞，骨・軟骨細胞，神経鞘細胞など多様な細胞に分布する主要な細胞骨格タンパク質であるビメンチンがCML化を受けることで，線維芽細胞によるコラーゲンの収縮能が低下し，皮膚の創傷治癒などに影響を及ぼす可能性も示唆されている[24]。このように，コラーゲン以外のタンパク質に蓄積して皮膚老化を引き起こす原因物質としてもAGEsは注目されており，CMAの関与についても十分考えられるものの，大部分が未解明である。ゆえに，今後さらに，これらタンパクのCMA化についての研究が行われ，CMAと皮膚老化の関係性が詳細に解明されること

第25章　抗糖化作用を有する天然物由来成分や食品について

で，CMA生成阻害剤は，多方面からの皮膚老化改善作用が期待できると考えられる。

このように，我々が皮膚老化を引き起こす原因物質としてCMAに注目する中，近年，皮膚老化の予防法に対する社会的関心は，オゾン層の破壊による紫外線量の増大や平均寿命の伸長などといった理由から非常に高まっており，外科的手術やレーザー療法，化粧品，健康食品，ケミカルピーリング，コラーゲンの注入法など，様々な手法で皮膚老化を予防する試みがなされている。しかしながら，レーザー療法やケミカルピーリング，コラーゲン注入法では，瘢痕形成や色素沈着，皮膚の壊死などの副作用が現れる可能性もあり，特にケミカルピーリングにおいては施術後に徹底した遮光を行う必要があるなど，これらの治療法では要する手間や時間・費用がかかりリスクも高いことから，より安全性が高く，安価で手軽に行える化粧品や健康食品が最も一般的に普及している。一方で，近年の皮膚化学研究の発展に伴い，これまでの化粧品や健康食品でみられた保湿やビタミン補給といった予防改善法ではなく，より高い技術や確かな科学的根拠に基づいた有用性の高い成分を配合した機能性化粧品や機能性食品の開発が求められている。このような背景から近年では，各化粧品・医薬品会社が，機能性成分を配合した商品の開発に取り組んでいるものの，それら機能性成分の作用は，紫外線など外来刺激物質からの防御作用や，活性酸素など生体に対して無差別的に有害作用を及ぼす化学種の除去作用にとどまっており，今後より高い有効性を発揮する商品を開発するためには，特定の新規ターゲット分子に対する有効成分の開発が必要とされる。前述したように，コラーゲンに蓄積したCMAは皮膚老化を引き起こす原因物質であることが考えられ，さらにCMA生成阻害剤は，現在までにほとんど開発されていないことから，CMAは皮膚老化予防に対する新たなターゲット分子として注目されるものと考えられる。また，CMAはコラーゲンに特異的に生成するAGEsであることから，コラーゲンによって構成されている骨や血管の病態である骨粗鬆症や糖尿病合併症血管疾患の発症や進展にも関与している可能性が考えられるため，CMA生成阻害剤は，今後皮膚老化だけでなく，これら疾患の予防・治療への応用も期待できる。

そこで，我々はCMA生成を阻害する化合物の探索も行ったので紹介する。方法としては，PBSにて溶解したゼラチン（2 mg/ml）とリボース（30 mM）との混合溶液を37℃で7日間インキュベートすることでCMAが生成する条件下に，天然化合物（1 mM）を添加し，それら化合物のCMA生成に対する阻害効果について抗CMA抗体を用いたELISA法にて評価した。その結果，Luteolin, Aucubin, Caffeic acid, Sakuranin, Prunasin, Geniposidic acidが抑制効果を示した（図5）。Luteolinはブロッコリー，シソ，セロリ，ピーマン，オリーブオイルなど多くの食用植物に含まれるフラボノイド化合物である。これまでに，抗酸化作用や2型糖尿病を改善するなどの報告がある。Aucubinはアオキやオオバコなどの植物に含まれるイリドイド化合物であり抗炎症作用や抗菌作用を有するとの報告がある。Geniposidic acidもAucubinと同じくイリドイド化合物であり杜仲茶に含まれる成分である。これまでに，血圧降下作用や脂質（コレステロール・中性脂肪）低下作用等が知られている。Caffeic acidは，コーヒー豆や果実に含まれる成分であり，血圧降下作用や抗酸化作用が報告されており，Sakuraninは桜の樹皮に含まれ

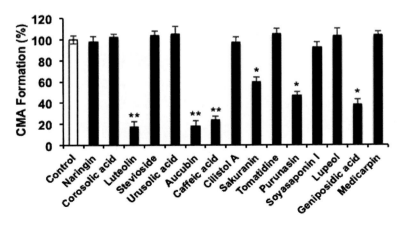

図5 CMA生成を抑制する化合物のスクリーニング
$^*p<0.01$, $^{**}p<0.001$ vs. control

る成分であり殺菌作用が知られている．また，Prunasinはアーモンドに含まれる成分であり抗腫瘍作用等の報告がある化合物である．本研究結果から，これら化合物が含まれる食品などにはCMA生成抑制作用が認められることが考えられ，皮膚老化改善を期待した機能性化粧品や機能性食品への応用が期待できると考えられる．

5 おわりに

近年我々は，当研究室が保有する天然化合物ライブラリーを用いて，健康維持や疾病予防に有効な「機能性天然薬物」の探索研究を行っており，その研究の一環として，糖尿病合併症や動脈硬化症，アルツハイマー病などの老化性疾患の発症や進展に関与するAdvanced glycation end products（AGEs）の生成を阻害する天然化合物の探索を行ってきた．以前より，糖尿病合併症や動脈硬化症，あるいはアルツハイマー病や白内障などの老化に伴うような病態においてAGEsが病変部位に蓄積していることが知られている．また，近年の研究にて，AGEsによる病態の発症や進展および，AGEsの生体組織内局在が明らかになりつつあり，さらにはAGEs生成阻害剤の開発も行われている．しかし，未だに多くのAGEs構造体については，その生体内及び病変組織における局在および，疾患との関連性やその作用機序については不明な点が多い．また，AGEs生成阻害剤についても，真にヒトにおいて有効性を示し，なおかつAGEsの生成を特異的に阻害するような化合物の発見が望まれている．本稿で紹介したように，我々は，天然物よりCML及びPentosidine両者の生成を抑制する化合物であるAstragalosideを同定した．このようなCML，Pentosidineを両者の生成を抑える化合物が発見されたことは非常に興味深く，今後これらの化合物を新規AGEs阻害剤の候補化合物として研究を進めて行く予定である．さらに，我々は，数あるAGEs構造体の中でも，コラーゲン特異的に生成するAGEs構造体である

第25章　抗糖化作用を有する天然物由来成分や食品について

N^{ω}-(carboxymethyl)arginine(CMA) に着目した研究も行っている。コラーゲンに蓄積したCMA は，骨芽細胞や線維芽細胞のアポトーシスの誘導，糖尿病患者におけるケラチノサイトの遊走・接着の低下など，様々な病態・老化の原因となる現象を引き起こすと考えられているため，CMA 生成阻害剤は骨粗鬆症や糖尿病合併症・皮膚老化などの病態や老化現象に対して有効であると考えられる。特に，CMA-collagen は皮膚老化のみならず骨粗鬆症や糖尿病合併症の原因物質とも考えられるため，今後さらに CMA の生体に及ぼす影響が明らかになることで，CMA 阻害剤の重要性が高まり，本研究で得られた知見や CMA 阻害物質の社会的利用価値が高まると期待している。

文　　献

1) Fujiwara Y, Kiyota N, Hori M, Matsushita S, Iijima Y, Aoki K, Shibata D, Takeya M, Ikeda T, Nohara T, Nagai R. *Arterioscler Thromb Vasc Biol.* **27**, 2400-2406 (2007)
2) Fujiwara Y, Hayashida A, Tsurushima K, Nagai R, Yoshitomi M, Daiguji N, Sakashita N, Takeya M Tsukamoto S, Ikeda T. *J Agric Food Chem.* **59**, 4544-4552 (2011)
3) Fujiwara Y, Kiyota N, Tsurushima K, Yoshitomi M, Horlad H, Ikeda T, Nohara T, Takeya M, Nagai R. *J Agric Food Chem.* **60**, 2472-2479 (2012)
4) Fujiwara Y, Komohara Y, Ikeda T, Takeya M, *Cancer Sci.* **102**, 206-211 (2011)
5) Fujiwara Y, Komohara Y, Kudo R, Tsurushima K, Ohnishi K, Ikeda T, Takeya M, *Oncol Rep.* **26**, 1533-1537 (2011)
6) Horlad H, Fujiwara Y, Takemura K, Ohnishi K, Ikeda T, Tsukamoto H, Mizuta H, Nishimura Y, Takeya M, Komohara Y. *Mol Nutr Food Res.* **57**, 1046-1054 (2013)
7) Matsuse T, Ohga E, Teramoto S, Fukayama M, Nagai R, Horiuchi S, Ouchi Y, *J Clin Pathol.* **51**, 515-519 (1998)
8) Sell D. R., Monnier V. M., *J. Clin. Invest.* **85**, 380-384 (1990)
9) Miyata T, Ueda Y, Shinzato T, Iida Y, Tanaka S, Kurokawa K, van Ypersele de Strihou C, Maeda K. *Kidney Int.* **53**, 416-22 (1998)
10) Shimasaki S, Kubota M, Yoshitomi M, Takagi K, Suda K, Mera K, Fujiwara Y, Nagai R, *Anti-Aging Medicine*, **8**, 82-87 (2011)
11) Fujiwara Y, Kiyota N, Tsurushima K, Yoshitomi M, Horlad H, Ikeda T, Nohara T, Takeya M, Nagai R. *J Agric Food Chem.* **60**, 2472-2479 (2012)
12) Fujiwara Y, Shiraishi D, Yoshitomi M, Ikeda T, Mizuta H, Takeya M, Komohara Y, *J Funct Foods*, **19**, 594-605 (2015)
13) Iijima K, Murata M, Takahara H, Irie S, Fujimoto D. *Biochem J.* **347**, 23-27 (2000)
14) Odani H, Iijima K, Nakata M, Miyata S, Kusunoki H, Yasuda Y, Hiki Y, Irie S, Maeda K, Fujimoto D. *Biochem Biophys Res Commun*, **285**, 1232-1236 (2001)

15) Thornalley PJ, Langborg A, Minhas HS. *Biochem J.* **344**, 109-116 (1999)
16) Jinnouchi Y, Sano H, Nagai R, Hakamata H, Kodama T, Suzuki H, Yoshida M, Ueda S, Horiuchi S. *J Biochem.* **123**, 1208-1217 (1998)
17) Mera K, Fujiwara Y, Otagiri M, Sakata N, Nagai R. *Ann N Y Acad Sci.* **1126**, 155-157 (2008)
18) Alikhani M, Alikhani Z, Boyd C, MacLellan CM, Raptis M, Liu R, Pischon N, Trackman PC, Gerstenfeld L, Graves DT. *Bone.* **40**, 345-353 (2007)
19) Morita K, Urabe K, Moroi Y, Koga T, Nagai R, Horiuchi S, Furue M. *Wound Repair Regen.* **13**, 93-101 (2005)
20) Alikhani Z, Alikhani M, Boyd CM, Nagao K, Trackman PC, Graves DT. *J Biol Chem.* **280**, 12087-12095 (2005)
21) Alikhani M, Maclellan CM, Raptis M, Vora S, Trackman PC, Graves DT. *Am J Physiol Cell Physiol.* **292**, 850-856 (2007)
22) Mineur P, Guignandon A, Lambert Ch A, Amblard M, Lapiere Ch M, Nusgens BV. *Biochim Biophys Acta.* **1746**, 28-37 (2005)
23) Mizutari K, Ono T, Ikeda K, Kayashima K, Horiuchi S. *J Invest Dermatol.* **108**, 797-802 (1997)
24) Kueper T, Grune T, Prahl S, Lenz H, Welge V, Biernoth T, Vogt Y, Muhr GM, Gaemlich A, Jung T, Boemke G, Elsasser HP, Wittern KP, Wenck H, Stab F, Blatt T. *J Biol Chem.* **282**, 23427-23436 (2007)

第26章　メイラードペプタイド

勝又忠与次[*]

1　はじめに

一説によると，料理の始まりは50万年以上前とされる記述などがあり[1]，我々の食生活，食文化の形成においてメイラード反応は非常に深く関連づいていると考えられる。弊社では，この飲食品中で広く生じているメイラード反応物に焦点を当て，様々な調味料の開発を行ってきている。

本章では，熟成食品中から見出されたメイラードペプタイドについて紹介する。メイラードペプタイドは，加熱調理や，熟成によって生じるメイラード反応によって修飾された側鎖を持つペプタイド群の総称で，特に呈味修飾効果の強い，分子量1,000 Daから5,000 Daの間にあるものを，メイラードペプタイド（Maillard Reacted Peptides 以下MRPsと略）と呼んでいる。このMRPsの最大の特徴は，その物自身は明確な呈味特性を持っていないにも関わらず，ほかの呈味成分と共存することにより，その味を強く感じさせたり，弱く感じさせたりすることである[2,3]。次節より，この呈味修飾効果のうち，特に塩味への効果に関して解析した結果を紹介する。

2　MRPsによる塩味修飾効果の評価（動物試験とヒト官能評価）

2.1　方法

NaClの呈味に対するMRPsの効果を評価する手法として，動物を用いた神経応答試験と，ヒトでの官能評価を実施した[4]。MRPsは文献5記載の方法に準じて，分離大豆蛋白質，糖を用いて，酵素分解，限外濾過，メイラード反応により調整した（調整したMRPsは，それぞれXyl-MRPs, Glc-MRPs, Fru-MRPs, GlcNH2-MRPs, GalA-MRPsと記載）。官能評価及び，神経応答での試験区を表1に示した。官能評価は，文献4および5に記載の方法に準じて，7点尺度法ならびに，等価濃度試験（恒常刺激法）により評価を行いプロビット法による解析を行った。神経応答試験は，文献4～6に記載の方法に準じて，雌のSprague-Dawleyラットを用い，常法通り麻酔下に鼓索神経を露出させ，応答電位の測定により評価を行った。

---

[*]　Tadayoshi Katsumata　MCフードスペシャリティーズ㈱　研究開発統括本部
　　　　　　　　　　　　　食品開発研究所　製品開発センター　リアクショングループ

表1 官能評価ならびに，鼓索神経応答試験区一覧

官能評価試験区	コントロール	評価溶液
NaCl 等価濃度試験（図2）	0.07M-0.09M NaCl 溶液	0.08M NaCl＋0.0005-0.1％ Xyl MRPs

神経応答試験区	リンス溶液	食塩溶液	評価溶液
0.1 M NaCl への影響（図1）	0.01 M KCl	0.1 MNaCl＋0.01 MKCl＋$5×10^{-6}$ MBz(N)	0.1 MNaCl＋0.01 MKCl＋$5×10^{-6}$ MBz(N)＋0－1％ Xyl MRPs
0.1 M NaCl への影響（図3）	0.01 M KCl	0.1 MNaCl＋0.01 MKCl＋$5×10^{-6}$ MBz(N)	0.1 MNaCl＋0.01 MKCl＋$5×10^{-6}$ MBz(N)＋0－1％（Xyl, GalA, GlcNH$_2$, Fru, Glc MRPs, 未反応ペプタイド）
0.1 M NaCl への影響（図4）	0.01 M KCl	0.1 MNaCl＋0.01 MKCl＋$5×10^{-6}$ MBz(N)	0.1 MNaCl＋0.01 MKCl＋$5×10^{-6}$ MBz(N)＋0－1％ GalA MRPs

■GalA，○GlcNH$_2$，▲Xyl，▼Fru，◇Glc-MRPs，●未反応ペプタイドを示す

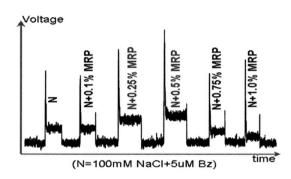

図1 濃度依存的な MRPs の添加による，NaCl に対するラット鼓索神経応答の変化

2.2 結果

食塩溶液に 0.1～1％までのキシロース（Xyl）との反応により調整した MRPs（Xyl-MRPs）を添加した時の鼓索神経応答の変化を図1に示した。食塩に対するラット鼓索神経応答は，Xyl-MRPs の添加によって，その応答強度が変化し，0.5％添加までは神経応答の増大し，それ以上の高濃度添加では，逆に神経応答の抑制が観察された。

同様の試験をヒトの官能検査で実施したところ，80 mM の食塩水に対して，MRPs を 0.01％まで添加すると塩味が増強され，それ以上では抑制された。このようにヒトでの塩味の等価濃度試験結果においても，MRPs の添加により食塩味強度を変化させることがわかった（図2）。

次に，修飾構造の違いによる効果の差異を確認する目的で，ペプタイドと反応させる糖の種類を変えた各種 MRPs を調整し，それぞれの食塩溶液に対する神経応答の測定を行った（図3）。

その結果，図3に示したように，反応させる糖の種類によって，その応答曲線は変化し，MRPs の添加濃度依存的に，応答が増減変化し，TRPV1t に対するアゴニスト（作動薬）とアン

第 26 章　メイラードペプタイド

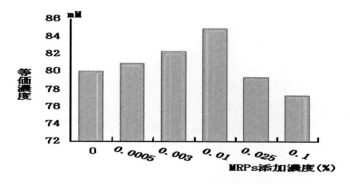

図2　MRPs 添加による NaCl 感受強度の濃度依存的な変化（n=14）

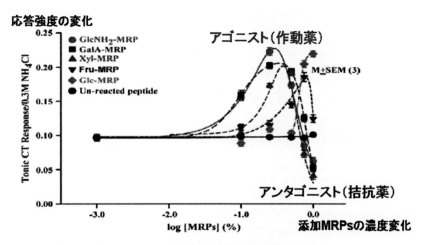

図3　各種 MRPs による鼓索神経応答強度の変化（M±SE, n=3）
（表1参照）

タゴニスト（拮抗薬）の特性と類似した性質を持っていることが示唆された。また，未反応のペプタイドでは添加しても神経応答に変化を与えることはなく，効果発現のためには，糖とのメイラード反応が必要であることが明らかとなった。

　以上のように，MRPs の塩味強度修飾の機能発現には，メイラード反応によるペプタイドの修飾が必要であり，さらには，その修飾構造の違いによって呈味修飾活性が変化することが確認された。

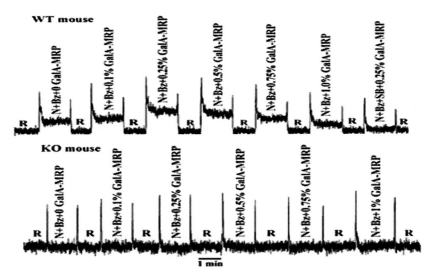

図4　TRPV1 KO マウスを用いた MRPs の鼓索神経応答の変化
野生型：WT と欠損型：KO の比較

3　MRPs の作用する塩味レセプターについて

　食塩の感受性に関与する代表的なイオンチャネルやレセプターとして，上皮性 Na チャネル（ENaC）や[7]，バニロイド受容体（TRPV1）の変異体である TRPV1t などが知られている[8~10]。
　本検討においては，これまで ENaC の阻害剤であるベンザミル（Bz）を用いることによって，ENaC が阻害された条件下での MRPs 鼓索神経応答を確認してきた。そこでこの効果が TRPV1t を介して生じている効果であることを確認する目的で，TRPV1 ノックアウトマウス（KO マウス）を用いた神経応答の測定を行った（図4）。野生型マウスを用いた試験では，これまでの結果と同様に，Bz 存在下（ENaC 阻害下）において，MRPs の濃度依存的な修飾効果が確認された。さらには，Bz，SB の両方の阻害剤存在下（TRPV1t，ENaC ともに阻害下）では，その応答がほぼ消失することが観察された。同様に，TRPV1 のノックアウトマウスでは，Bz の存在により，MRPs の添加，無添加に関わらず，その応答が消失することが明らかとなった。
　以上の結果から，この MRPs が示す塩味の修飾効果は，イオンチャネル内蔵型のレセプターである TRPV1t を介した効果であることが推測され，さらには，MRPs の種類や，量によって TRPV1t 由来の塩味の感受性を修飾できる可能性が考えられた[6]。

4 おわりに

　以上，本稿では，熟成を特徴とする伝統食品から見出されたMRPsの機能として，塩味を中心とした呈味修飾効果に関して紹介させていただいた。このMRPsの最大の特徴は，そのもの自身は明確な呈味特徴は持たないが，他の呈味成分と共存することで，その呈味修飾効果を発揮することである。世界中に存在する飲食品には，MRPsのように，そのもの自身は目立つことなく，しかし，そのおいしさ形成に重要な働きをしているメイラード反応成分が，多数存在している可能性があり，"おいしさ"の秘密を探る上でも，大変期待されるところである。

文　　献

1) リチャード・ランガム：火の賜物, p84-104, NTT出版（2010）
2) 斉藤知明：食品の「こく」と「こく味調味料」の開発, *New Food Industry* **41**, 30-35 (1999)
3) 斉藤知明：食品のこくと，こく味，日本味と匂学会誌 **11**, 165-174 (2004)
4) Katsumata T, Nakakuki H, Tokunaga C, Fujii N, Egi M, Phan THT, Mummalaneni S, DeSimone JA and Lyall V.：Effect of Maillard Reacted Peptides on Human Salt Taste and the Amiloride-Insensitive Salt Taste Receptor (TRPV1t), *Chem. Senses*, **33**, 665-680 (2008)
5) Ogasawara M, Katsumata T, Egi M：Taste properties of Maillard-reaction products prepared from 1000 to 5000 Da peptides. *Food Chem.*, **99**, 600-604 (2006)
6) Lyall V, Heck GL, Vinnikova AK, Ghosh S, Phan THT, Alam RI, Russell OF, Malik SA, Bigbee JW, DeSimone JA.：The mammalian amiloride insensitive non-specific salt taste receptor is a vanilloid receptor-1 variant. *J Physiol.* **558**, 147-159 (2004)
7) Frank ME, Contreras RJ, and Hettinger TP.：Nerve fibers sensitive to ionic taste stimuli in chorda tympani of the rat. *J Neurophysiol.*, **50**, 941-960 (1983)
8) Lyall V, Phan THT, Ren Z, Mummalaneni S, Melone P, Mahavadi S, Murthy KS. and DeSimone JA.：Regulation of the Putative TRPV1t Salt Taste Receptor by Phosphatidylinositol 4, 5-Bisphosphate, *J Neurophysiol* **103**, 1337-1349 (2010)
9) Lyall V, Phan TH, Mummalaneni S, Melone P, Mahavadi S, Murthy KS, DeSimone JA. Regulation of the benzamil-insensitive salt taste receptor byintracellular Ca^{2+}, protein kinase C and calcineurin. *J Neurophysiol* **102**, 1591-1605 (2009)
10) DeSimone JA, Lyall V. Taste receptors in the gastrointestinal tract III. Salty and sour taste：sensing of sodium and protons by the tongue. *Am J Physiol Gastrointest Liver Physiol* **291**, G1005-G1010 (2006)

第27章　D-キシロースとのメイラード反応を利用した食品加工

島田裕司*

1　はじめに

　ほどよく焼けた焼き鳥や焼き魚，きれいな色調を強調する「てり」などは，視覚に訴えて食品の美味しさを引き出している．食品に色を付けたいとき，色素の添加だけでなく，調理中に起こる化学反応を利用して自然な色をつくり出す加工方法もある．この際に用いられる反応の一つが褐変反応である．褐変反応は酵素が関与する酵素的褐変反応と非酵素的褐変反応に分類でき，非酵素的褐変反応は還元糖とアミノ基を持つ化合物が反応して褐変するメイラード反応（アミノカルボニル反応），糖類が単独で加熱褐変するカラメル反応，アスコルビン酸による褐変反応などがある．
　メイラード反応とは，還元糖とアミノ化合物を加熱することにより褐色のメラノイジン色素を生成する反応で，食品では加熱調理中に起こる糖質とタンパク質との反応である．このメイラード反応を最も強く進行させる天然の糖質はD-キシロース（キシロースと略す）であり，焼き色改善目的の食品添加物として使われている．本稿では，焼き色の改善だけでなく，風味の改善，抗酸化，抗菌などの効果も期待できるキシロースを対象とし，メイラード反応の食品加工への利用について紹介する．

2　キシロースの製造

　キシロースは天然の五単糖で，木材，ワラなど，植物に大量に含まれているキシランの構成成分である．工業的には，木材，綿実の殻（ハルブラン），トウモロコシの芯（コーンコブ），ヤシ殻などを加水分解して製造されている．当社では，1967年に綿実殻を加水分解してキシロースの製造を開始している．以下にその製造工程の概略を紹介する．
　現在，グルコースは，デンプンをα-アミラーゼで液化した後，グルコアミラーゼで糖化し，糖化液を濃縮・結晶化して製造されている．この酵素法が採用される前は，デンプンを酸で加水分解し糖化液が調製されていた．キシロースの製造方法は，基本的に酵素法が採用される前のグルコースの製造方法と同じである[1]．
　綿実殻からキシロースを製造する工程の概略を図1に示す．まず，綿実殻を硫酸で加水分解し，未分解物を除去して得た加水分解液を中和，脱色して糖化液を得る．この糖化液を濃縮・脱色し

---

　　*　Yuji Shimada　岡村製油㈱　技術部

第 27 章　D-キシロースとのメイラード反応を利用した食品加工

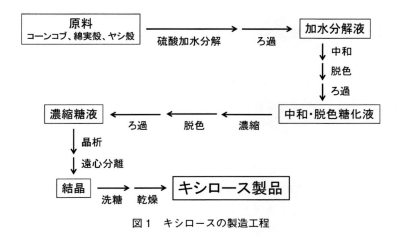

図 1　キシロースの製造工程

て得た濃縮糖液を徐冷して結晶を析出させた後，遠心分離により回収する。最後に得られた結晶を冷水で洗浄し，乾燥させてキシロース製品としている。なお現在は，綿実殻より安価で加水分解しやすく，綿実殻とほぼ同量（40-45 %）のキシロースを含んでいるコーンコブを原料とし，同様の工程を経て製造されたキシロースが主として流通している。また当社では，固化，粉立ちが起こりにくく，作業性・溶解性に優れた顆粒タイプと，粉末食品に混合しやすい粉末タイプの 2 種類を販売している。

3　メイラード反応を利用する際の注意点

食品の焼き色，揚げ色改善を目的としたキシロースの使用は，メイラード反応を利用したものである。本反応では還元力の強い糖質が必須であり，その発色効率はキシロース＞アラビノース＞ガラクトース＞グルコースの順となり，キシロースはグルコースより 10 倍以上効果的である[2]。還元糖とアミノ基から褐色のメラノイジン色素を生成するメイラード反応の詳細は本書の第Ⅰ編に譲り，ここではキシロースによるメイラード反応を利用する際の注意事項についてのみ紹介する。

メイラード反応は，食品に存在するアミノ化合物の種類と量に加え，添加するキシロースの量，調理の温度と時間，食品の pH に依存する。この中で，調理を行うに当たって最も調整しやすい因子はキシロースの量であり，その量は調理に使用する総量ではなく発色させたい部位の濃度が重要となる。したがって，キシロースの添加方法は，食品素材に練り込むのか，浸漬あるいは塗布するのかを決めてから添加量を検討するとよい。また，アミノ酸添加との併用もメイラード反応を効率よく進行させる手段として効果的である。なお，メイラード反応には水の存在が必要であるため，電子レンジを使って加熱する際にはスチーム仕様にしなければ効果的な色付けは期待できない。

4 キシロースの利用用途

キシロースは甘味目的,およびメイラード反応を利用した焼き色改善目的の食品添加物として使用されている。また,キシロースを水素添加してキシリトールに変換し,医薬品,食品添加物,繊維の冷感加工素材などの用途にも利用されている。

4.1 甘味料として利用

キシロースは上品な甘みを持ち,その甘味度は砂糖の40%である。これを摂取したとき,60-70％は小腸で吸収されるが残りはそのまま排泄されることから,低カロリー甘味料として,特に糖尿病患者向けの甘味料として使用されている。また,微生物(虫歯菌を含む)はキシロースを資化しにくいことから,虫歯予防食品への添加物としても利用されている[1]。

キシロースの毒性は低く,マウスに対する急性毒性は,経口投与でのLD_{50}が11.3 g/kg,静脈投与でのLD_{50}が23 g/kgである。また,動物に大量の糖類を与えると,白内障症状の発現が知られており,キシロースに富んだ飼料を与えても水晶体の混濁が起こるものの,この混濁は摂取の中断により回復することも報告されている[1]。ただ,甘味目的で使用する量は,次に述べる焼き色改善の目的で使用するときに比べると多い。したがって,甘味目的で使用する際には,用途名「甘味料」,物質名「D-キシロース」(または「キシロース」)を併記することが食品衛生法で義務づけられている[3,4]。

4.2 焼き色改善,フレーバー改善を目的とした利用

キシロースは糖質の中で最も強くメイラード反応を進行させて褐色の高分子化合物であるメラノイジンを形成することから,食品の焼き色改善目的で使用されている(図2)。また,食品を加熱したときに発生する焙焼香は糖とアミノ酸の反応により形成される低分子の揮発性化合物である。したがって,キシロースを食品に添加してメイラード反応を進行させることにより適度の焙焼香の付与も期待できる。また,魚臭の原因となるアミン類もキシロースとのメイラード反応による除去が期待できフレーバーの改善目的でもキシロースが使用されている。さらに当社では,青魚(サバ)をキシロース水溶液に浸漬してから焼くと,揮発性化合物(1-ペンテン-3-オール,ヘキサナール,2,3-ペンタンジオン)の発生量はキシロースなしのときの約半分まで減少することも確認している。

メイラード反応によって低分子中間体から高分子化合物に至るまで様々な化合物が形成される。メイラード反応を積極的に進行させることにより,焼き色改善やフレーバーの改善に加え,抗酸化活性,静菌・抗菌活性,腸内細菌叢の改善などの機能を食品に付与できることから,キシロースは天然由来の安全な食品添加物として利用されている[1,4]。

メイラード反応を利用した際に用いるキシロースの量は,甘味目的での使用に比べ非常に少ない。また,メイラード反応により食品中へのキシロースの残存量は減少する。したがって,焼き

第 27 章　D-キシロースとのメイラード反応を利用した食品加工

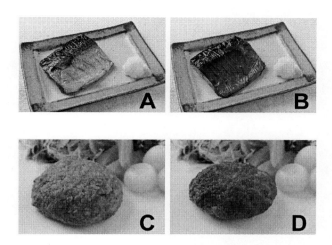

図2　キシロースとのメイラード反応を利用した焼き色改善
キシロースを添加して調理したサバの焼き物とハンバーグ。
A，キシロース無添加　B，5％キシロース水溶液に浸漬
C，キシロース無添加　D，挽肉に対し1％キシロースの練り込み
※弊社 Web サイト（http://www.cmcbooks.co.jp/）の本書籍紹介
　ページにて，カラー版の図がご覧いただけます。

色改善，フレーバー改善の目的で使用するキシロースは加工助剤扱いとなり，成分表示は免除されている[4]。

4.3　食品以外の染色に利用

メイラード反応は還元糖とアミノ基との反応である。したがって，アミノ基を有する素材をキシロース水溶液中で加熱すると素材は食品であっても，化成品であっても褐色に着色するはずである。実際，アミノ基を有する羊毛，絹，ナイロン，皮革などをキシロース水溶液中で加熱処理すると，色むらなくきれいに染色することができる。また，染色した繊維片を洗濯，洗浄しても退色は認められず，キシロースはアミノ基を持った繊維や樹脂の染色にも有効である[2]。

4.4　抗菌活性の付与に利用

羊毛片のキシロースによる染色の系を用い，メイラード反応産物の静菌，抗菌活性について興味ある結果を得ている。メラノイジン色素は羊毛に強く結合し，洗濯しても退色しない。一方，濃色染色した洗濯前の羊毛片は抗菌活性を示すが，数回洗濯すると色落ちは認められないのに抗菌活性は消滅する。これより，素材に強く結合せず，着色していないメイラード反応産物（反応中間体を含む）が抗菌活性に関与していると推定された[5]。したがって，メイラード反応を利用した食品加工で抗菌活性も期待するなら，調理後の水洗は控えた方がよい。

4.5 キシリトールの原料として利用

キシロースの水素添加産物であるキシリトールも食品添加物（甘味料）として使用され，医薬品用途での使用も認可されている。キシリトールは還元性を持たないため加熱してもメイラード反応は進行しないが，甘味度は砂糖と同等ですっきりした味質を呈し，カロリーは砂糖の75％（3 kcal/g）でインシュリンの関与を受けずに代謝されることから，糖尿病疾患の患者に対する甘味料として使われている。また，虫歯菌が資化できず抗う蝕性を示すので，チューインガムや歯磨きにも添加されている。さらに水分を吸収すると吸熱性を示すことから，繊維の冷感加工素材としても使用されている。

5 キシロースとのメイラード反応を利用した調理例

キシロースとのメイラード反応を調理に利用すると，食品に焼き色や風味の改善だけでなく，抗酸化や抗菌などの機能性も付与できる。キシロースを用いた調理方法は，ハム，焼き鳥，焼き肉，焼き魚のようにキシロースの調味液に漬けてから加熱する方法と，ハンバーグや水産練り製品のように食品素材にキシロースを練り込んでから加熱する方法が採用されている。キシロースを用いた加工食品や惣菜をつくる際の調理方法，およびメイラード反応の利用によって期待できる効果を表1にまとめる。

キシロースは，加工食品や惣菜などに対し，焼き色/揚げ色の改善，色むらの抑制，てり/つやの付与，風味やフレーバーの改善，魚臭や動物臭などの消臭，油の酸化抑制を目的として使用されている。少し変わった応用例として，鰹節から旨味エキス（だし）の抽出がある。キシロースの水溶液で鰹節を熱水抽出すると，乾燥重量で評価した抽出物量はキシロースの添加量に応じて増加し，鰹節エキスの生臭さはキシロースの添加により抑えられ鰹節本来の風味が強化された。

6 おわりに

当社がキシロースの製造販売を開始した直後，キシロースは主としてキシリトールの原料として使われていた。その後，ハムの色付け目的に使われ，最近では焼き肉，焼き鳥，焼き魚などの焼き色改善と風味改善の目的での使用量も増加してきた。メイラード反応産物は，この他に酸化抑制や抗菌活性，腸内細菌叢の改善などまだ十分に活用されていない興味深い機能も有している。加えて，食品以外の用途には全く利用されていないが，アミノ基を含む素材でありさえすれば，メイラード反応を利用することができる。安心・安全がより強く求められる産業界で，天然の糖質は安全性が保障されているといっても過言ではなく，産業界でのキシロースの利用がますます拡大することを望んでいる。その際にこの拙稿が少しでも役に立てば幸いである。

第 27 章　D-キシロースとのメイラード反応を利用した食品加工

表 1　キシロースとのメイラード反応を利用した調理例

食　品		調 理 方 法	添加量(%)	期待できる効果
冷凍食品, 惣菜				
	ハム, 焼き鳥, 照り焼き 焼き肉	キシロースを溶かした調味液（たれ）を調製 調味液に浸漬, あるいは表面に塗布 アミノ酸添加との併用も効果的	0.5-5.0	焼き色の改善, テリの付与 風味の改善
	焼き魚	キシロース水溶液に浸漬, 水溶液を塗布	0.5-5.0	焼き色の改善, 風味の改善, 矯臭
	ハンバーグ, ミートボール	原料の挽肉に添加して混練	0.1-1.0	焼き色の改善, 風味の改善 テリの付与
	春巻き, 餃子	皮生地に添加して混練	0.2-0.4	焼き色/揚げ色の改善
	コロッケ	パン粉に混合	0.2-0.5	揚げ色の改善
水産練り製品				
	蒲鉾, ちくわ	原料のすり身に添加して混練	0.1-1.0	焼き色/揚げ色の改善 色むらの防止, 風味の改善
小麦粉製品				
	天ぷら粉, 唐揚げ粉	粉に混合	0.2-1.0	揚げ色の改善, 風味の改善, 矯臭
	揚げ麺	生地に添加して混練	0.2-0.4	揚げ色の改善, 油の酸化抑制
菓子類				
	クッキー, パウンドケーキ スイートポテト	生地に添加して混練	0.3-0.8	焼き色の改善, テリの付与
	米菓	生地に添加して混練 アミノ酸添加との併用も効果的	0.3-0.8	焼き色/揚げ色の改善 色むらの防止
	あん	原料に添加	0.3-0.5	テリ, ツヤの付与
その他				
	油揚げ	豆乳に添加	0.2-0.5	揚げ色の改善, 揚げむらの防止
		水切りした豆腐をキシロース液に浸漬	1.0-4.0	揚げ時間の短縮
	鰹節エキスの抽出	キシロース水溶液を用いて抽出	0.1-0.5	矯臭, カツオ風味の向上 抽出物量の増加
	ペットフード	原料に添加	0.1-0.2	矯臭

文　　献

1) 食品添加物公定書解説書（第 6 版）, D-273, 廣川書店 (1992)
2) 大江猛ほか, 特開 2013-136863
3) 食品添加物公定書（第 8 版）, p.304, 日本食品添加物協会 (2007)
4) 日本食品化学会, 食品添加物ハンドブック, 食品添加物実用必須データ編, p.46, 産業調査会 事典出版センター (2009)
5) 大江猛ほか, 繊維学会誌, **71**, 151 (2015)

メイラード反応の機構・制御・利用

2016年4月8日　第1刷発行

監　　修	宮澤陽夫	（T1001）
発 行 者	辻　賢司	
発 行 所	株式会社シーエムシー出版	
	東京都千代田区神田錦町1-17-1	
	電話 03(3293)7066	
	大阪市中央区内平野町1-3-12	
	電話 06(4794)8234	
	http://www.cmcbooks.co.jp/	
編集担当	深澤郁恵／廣澤　文	

〔印刷　倉敷印刷株式会社〕　　　　　　Ⓒ T. Miyazawa, 2016

落丁・乱丁本はお取替えいたします。

本書の内容の一部あるいは全部を無断で複写(コピー)することは，法律で認められた場合を除き，著作者および出版社の権利の侵害になります。

ISBN978-4-7813-1154-8　C3047　¥66000E